Aufgabensammlung Mathematik für Wirtschaft und Technik

Dorothea Reimer
Wolfgang Gohout

Aufgabensammlung Mathematik für Wirtschaft und Technik

Verlag
Harri
Deutsch

Die Autoren

Dr. Dorothea Reimer
Akademische Oberrätin im Bereich Mathematik für Wirtschaftswissenschaftler der Professur für Statistik und Ökonometrie an der Justus-Liebig-Universität Gießen

Professor Dr. rer. nat. Dr. rer. pol. Wolfgang Gohout
Professor für Operations Research, Statistik und Mathematik
Studiendekan Wirtschaftsingenieurwesen an der Hochschule Pforzheim

Die Webseite zum Buch

http://www.harri-deutsch.de/1854.html

Der Verlag

Wissenschaftlicher Verlag Harri Deutsch GmbH
Gräfstraße 47
60486 Frankfurt am Main
verlag@harri-deutsch.de
www.harri-deutsch.de

Bibliografische Information der Deutschen Nationalbibliothek
Die Deutsche Nationalbibliothek verzeichnet diese Publikation in der Deutschen Nationalbibliografie; detaillierte bibliografische Daten sind im Internet über http://dnb.d-nb.de abrufbar.

ISBN 978-3-8171-1854-0

1. Auflage 2009

Druck: fgb – freiburger graphische betriebe <www.fgb.de>
Printed in Germany

Vorwort

Das Erlernen mathematischer Methoden erfordert vor allem Übung. Daher haben die Autoren die vorliegende Aufgabensammlung als Begleitmaterial ihrer Vorlesungen am Fachbereich Wirtschaftswissenschaften der Justus-Liebig-Universität in Gießen und an der Fakultät für Technik der Hochschule Pforzheim zusammengestellt. Die Aufgaben umfassen sowohl den klassischen Stoff einer einführenden Mathematik-Vorlesung als auch propädeutische Bereiche zur Wiederholung und Auffrischung von Schulkenntnissen.

Die Lösungen wurden bewusst von den Aufgaben räumlich getrennt, um ein vorzeitiges „Spicken" zu erschweren. Sie folgen den Aufgabenstellungen jeweils am Ende eines Abschnitts. Die Leser sollten nach Möglichkeit die Aufgaben so lange bearbeiten, bis sie sicher sind, dass sie sie auch in einer Klausur so abgeben würden. Danach kann man sich der Lektüre der Lösungen widmen.

Obwohl die Aufgaben dieser Sammlung schon lange in den Übungen und Tutorien der Autoren sowie zur Klausurvorbereitung unserer Studenten verwendet werden, sind wir uns durchaus bewusst, dass noch einige (hoffentlich wenige) Fehler drin stecken können. Für entsprechende Hinweise wären wir natürlich dankbar.

Nun bedanken wir uns noch bei dem Verlag Harri Deutsch und speziell Herrn Horn für die Unterstützung und wünschen den Lesern viele Erfolgserlebnisse und gute Fortschritte beim Erlernen ihrer Mathematik.

Gießen, im August 2009 | Pforzheim, im August 2009

Dorothea Reimer
Dorothea.Reimer@wirtschaft.uni-gießen.de

Wolfgang Gohout
Wolfgang.Gohout@hs-pforzheim.de

Inhaltsverzeichnis

A. Mathematische Grundlagen

A1. Mathematische Logik

Aufgabe A1.1

Welche der folgenden Sätze sind Aussagen? Geben Sie bei den Aussagen den Wahrheitswert an!

a) Die Lahn ist länger als der Rhein.
b) Mein Bruder ist dein Onkel.
c) Mathe macht Spaß.
d) Haben die Beatles „Yesterday“ gesungen?
e) Ich weiß, was eine Aussage ist.
f) Herr Ober, ein Bier!
g) Auf anderen Planeten gibt es intelligente Lebewesen.
h) Hilfe, Überfall!
i) $1+1=2$
j) $\sqrt{x^y}$

Aufgabe A1.2

Wenn $A \Rightarrow B$ gilt, gilt dann auch

a) $B \Rightarrow A$,
b) $\neg A \Rightarrow \neg B$,
c) $\neg B \Rightarrow \neg A$?

Aufgabe A1.3

Ermitteln Sie den Wahrheitswert der zusammengesetzten Aussage

$$((\neg A \vee B) \wedge \neg(B \vee \neg C)) \;\Rightarrow\; (\neg A \Rightarrow \neg C),$$

wenn A eine wahre, B und C jedoch falsche Aussagen sind!

Aufgabe A1.4

Schreiben Sie folgende Aussagen in symbolischer Form!

a) Es gibt eine Zahl x für die $x > 0$ und $x^2 - 25 = 0$ gilt.

b) Für alle natürlichen Zahlen n gilt, dass die Summe der ersten n natürlichen Zahlen gleich $n(n+1)/2$ ist.

b) $\forall n \in \mathbb{N}: 1+\ldots+n = \left(\frac{n(n+1)}{2}\right)$ a) $\exists x \in \mathbb{R}\,(x>0 \wedge x^2-25=0)$

Aufgabe A1.5

Beweisen Sie folgende Aussagen durch vollständige Induktion!

a) $1\cdot 2 + 2\cdot 3 + \ldots + n(n+1) = \dfrac{n\,(n+1)\,(n+2)}{3} \quad \forall n \in \mathbb{N}$

b) $\dfrac{1}{2} + \dfrac{1}{4} + \dfrac{1}{8} + \ldots + \dfrac{1}{2^n} = 1 - \dfrac{1}{2^n} \quad \forall n \in \mathbb{N}$

Lösungen zum Abschnitt A1

Lösung zu Aufgabe A1.1

	keine Aussage	Aussage	wahr	falsch	Wahrheitswert unbekannt
a)		×		×	
b)		×			×
c)	×				
d)	×				
e)		×			×
f)	×				
g)		×			×
h)	×				
i)		×	×		
j)	×				

Lösung zu Aufgabe A1.2

a) und b) gelten nicht, c) ist zutreffend.

Lösung zu Aufgabe A1.3

A wahr; B, C falsch $\Rightarrow D := \neg A \vee B$ ist falsch.
$\Rightarrow D\wedge$ beliebig ist falsch
$\Rightarrow$ Die Aussage, also die Implikation „$\Rightarrow$“, ist wahr.

Lösung zu Aufgabe A1.4

a) $\exists x \in \mathbb{R} : \ (x > 0 \wedge x^2 - 25 = 0)$

b) $\forall n \in \mathbb{N} : \ 1 + 2 + \ldots + n = \dfrac{n(n+1)}{2}$

Lösung zu Aufgabe A1.5

a) Induktionsanfang $n = 1$:

$$1\,(1+1) = 2 = \frac{1\,(1+1)\,(1+2)}{3} \quad \text{gilt für } n = 1$$

Induktionsvoraussetzung:

$$1 \cdot 2 + 2 \cdot 3 + \ldots + n(n+1) = \frac{n\,(n+1)\,(n+2)}{3} \qquad (*)$$

gelte für ein $n \in \mathbb{N}$

Induktionsschluss $n \longrightarrow n+1$:

$$1 \cdot 2 + 2 \cdot 3 + \ldots + n(n+1) + (n+1)(n+2) \stackrel{!}{=} \frac{(n+1)\,(n+2)\,(n+3)}{3}$$

Beweis: $1 \cdot 2 + 2 \cdot 3 + \ldots + n(n+1) + (n+1)(n+2)$

$$\underset{(*)}{=} \frac{n\,(n+1)\,(n+2)}{3} + (n+1)(n+2)$$

$$= \frac{n\,(n+1)\,(n+2)}{3} + \frac{3\,(n+1)(n+2)}{3}$$

$$= \frac{(n+1)(n+2)(n+3)}{3} \qquad \text{q.e.d.}$$

b) Induktionsanfang $n = 1$:

$$\frac{1}{2} = 1 - \frac{1}{2} \quad \text{gilt für } n = 1$$

Induktionsvoraussetzung:

$$\frac{1}{2} + \frac{1}{4} + \frac{1}{8} + \ldots + \frac{1}{2^n} = 1 - \frac{1}{2^n} \quad \text{gelte für ein } n \in \mathbb{N}. \qquad (*)$$

Induktionsschluss $n \to n+1$:

$$\frac{1}{2}+\frac{1}{4}+\frac{1}{8}+\ldots+\frac{1}{2^n}+\frac{1}{2^{n+1}} \stackrel{!}{=} 1-\frac{1}{2^{n+1}}$$

$$\begin{aligned}
\text{Beweis:}\quad \frac{1}{2}+\frac{1}{4}+\ldots+\frac{1}{2^n}+\frac{1}{2^{n+1}} &\underset{(*)}{=} 1-\frac{1}{2^n}+\frac{1}{2^{n+1}} \\
&= 1-\frac{2}{2^n 2}+\frac{1}{2^{n+1}} \\
&= 1-\frac{2}{2^{n+1}}+\frac{1}{2^{n+1}} \\
&= 1-\frac{1}{2^{n+1}} \qquad \text{q.e.d.}
\end{aligned}$$

A2. Mengenlehre

Aufgabe A2.1

Man schreibe mit Hilfe der Symbolik der Mengenlehre

a) die Menge A der ersten fünf Buchstaben des griechischen Alphabets,
b) die Menge B aller reellen Zahlen zwischen +2 und –1, die Grenzen jeweils ausgeschlossen, ohne die Null,
c) die Menge C aller natürlichen Zahlen zwischen 5 und 15 einschließlich der Grenzen.

Aufgabe A2.2

Erläutern Sie die Unterschiede zwischen $\varnothing, \{0\}, \{\varnothing\}$ und 0!

Aufgabe A2.3

Gegeben sei die Menge $A = \{4, \{6,7\}, \varnothing\}$. Welche der folgenden Aussagen sind falsch?

a) $6 \in A$;	b) $\{6,7\} \subset A$;	c) $\{4\} \in A$;	d) $\{4\} \subset A$;
e) $4 \in A$;	f) $4 \subset A$;	g) $\varnothing \subset A$;	h) $\{\varnothing\} \subset A$;
i) $\varnothing \in A$;	j) $\{\varnothing\} \in A$;	k) $\{\{6,7\}\} \subset A$.	

Aufgabe A2.4

Geben Sie zu der Menge $A = \{\alpha, \beta, \gamma\}$ die Potenzmenge an!

Aufgabe A2.5

Sei $\Omega = \{n \in \mathbb{N} : 1 \leq n \leq 10\}$ und $A = \{2,4,6,8,10\}$, $B = \{1,2,3,4\}$ sowie $C = \{1,2,3,5,7\}$.

a) Zeichnen Sie das Venn-Diagramm und tragen Sie die Elemente von Ω in die entsprechenden Teilflächen ein!

b) Geben Sie folgende Ereignisse an:
- A und B und C,
- A oder B,
- Entweder (A und B) oder (A und C), nicht beide,
- C und (A ohne B),
- A, aber weder B noch C.

Aufgabe A2.6

Wie lautet $(A \backslash B) \cup B$, wenn

a) $A \cap B = \varnothing$, b) $A \cap B \neq \varnothing$ und $A \neq A \cap B \neq B$,
c) $A \cap B = B$, d) $A \cap B = A$?

Man veranschauliche sich dies am Venn-Diagramm.

Lösungen zum Abschnitt A2

Lösung zu Aufgabe A2.1

a) $A = \{\alpha, \beta, \gamma, \delta, \varepsilon\}$
b) $B = \{x \in \mathbb{R} : -1 < x < 2, x \neq 0\}$
c) $C = \{5,6,\ldots,15\} = \{n \in \mathbb{N} : 5 \leq n \leq 15\}$

Lösung zu Aufgabe A2.2

$\varnothing$ ist die **leere Menge**, also die Menge, die kein Element enthält.

$\{0\}$ ist die **Menge** mit dem (einzigen) Element 0.

$\{\varnothing\}$ ist die **Menge** mit dem Element $\varnothing$, das selbst wieder eine Menge ist.

0 ist **keine Menge**, sondern eine Zahl.

Lösung zu Aufgabe A2.3

a) falsch	b) falsch	c) falsch	d) wahr
e) wahr	f) falsch	g) wahr	h) wahr
i) wahr	j) falsch	k) wahr	

Lösung zu Aufgabe A2.4

$\mathfrak{P}(A) = \{\varnothing, \{\alpha\}, \{\beta\}, \{\gamma\}, \{\alpha,\beta\}, \{\alpha,\gamma\}, \{\beta,\gamma\}, A\}$

Lösung zu Aufgabe A2.5

a)

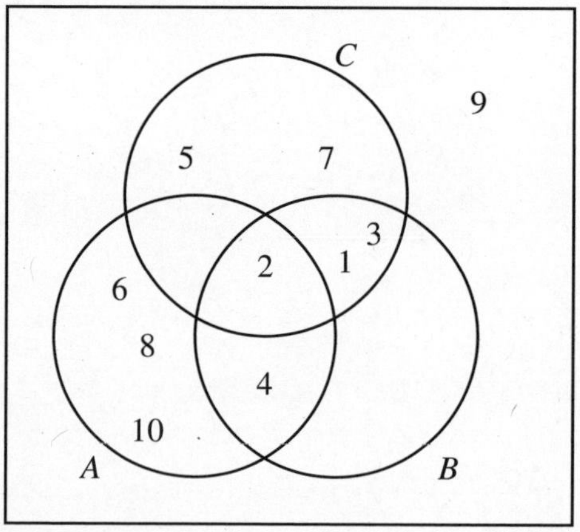

b)

- $A \cap B \cap C = \{2\}$
- $A \cup B = \{1,2,3,4,6,8,10\}$
- $(A \cap B) \triangle (A \cap C) = A \cap (B \triangle C) = \{4\}$
- $C \cap (A \setminus B) = \varnothing$
- $A \setminus (B \cup C) = \{6,8,10\}$

Lösung zu Aufgabe A2.6

a) $A \cap B = \varnothing \Rightarrow A \setminus B = A$
$\Rightarrow (A \setminus B) \cup B = A \cup B$

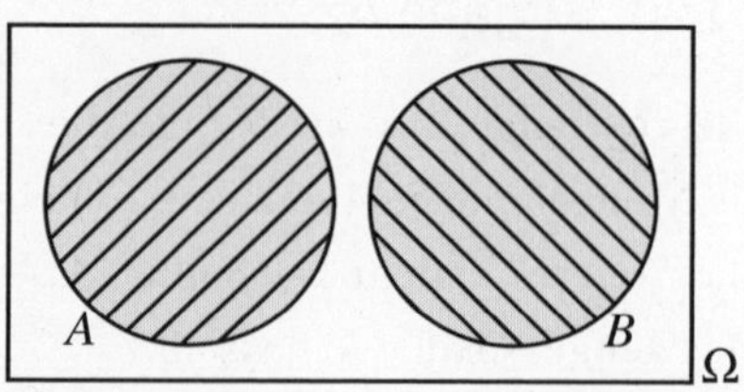

b) $(A \backslash B) \cup B = A \cup B$,
gilt übrigens **stets**!

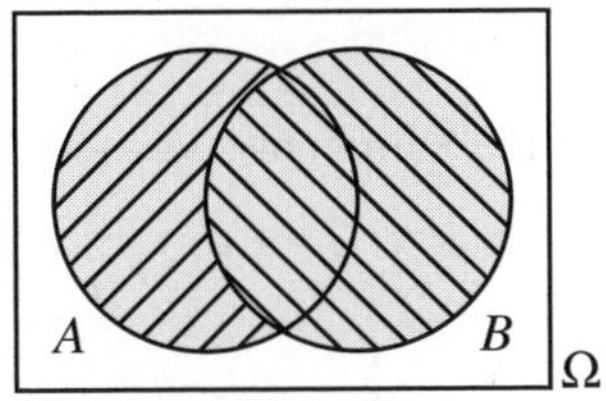

c) $A \cap B = B$
$\Rightarrow (A \backslash B) \cup B = A$

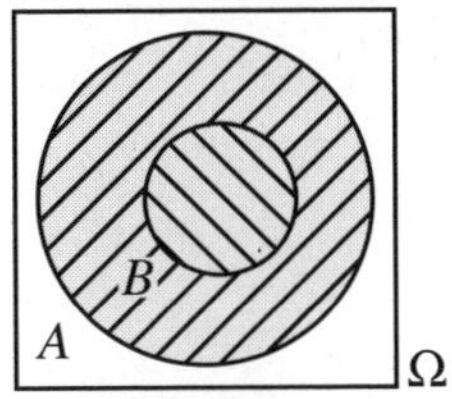

d) $A \cap B = A$
$\Rightarrow (A \backslash B) \cup B = B$

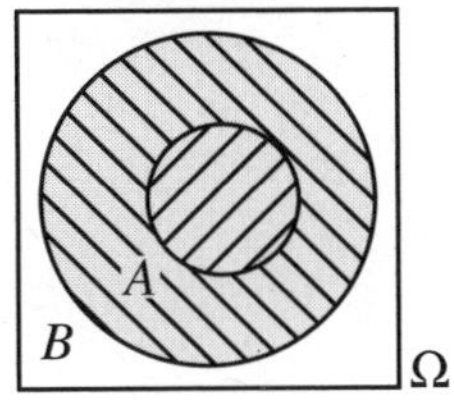

A3. Grundlagen der Arithmetik und Algebra

Aufgabe A3.1

Transformieren Sie die folgenden Zahlen in die jeweils angegebenen Zahlensysteme:

a) $11{,}6875_{10}$ in das Dualsystem,
b) 3451_{10} in das Hexadezimalsystem,
c) 101011100010_2 in das Hexadezimalsystem,
d) $110110011{,}0101_2$ in das Dezimalsystem.

Aufgabe A3.2

Geben Sie zu den folgenden Zahlen an, zu welcher der Zahlenmengen $\mathbb{N}, \mathbb{Z}, \mathbb{Q}, \mathbb{R}, \mathbb{C}$ sie gehören: -2; 5; $2{,}7$; $3/8$; π; e; $7i$; $\sqrt{3}$; $5+i$.

Aufgabe A3.3

Berechnen Sie folgende Summen:

a) $\sum_{i=1}^{10} i$, b) $\sum_{i=1}^{n} (2i+10)$, c) $\sum_{j=1}^{5} \frac{3j(-1)^j - 1}{3j}$,

d) $\sum_{i=4}^{8} \frac{2i+3(-1)^i}{i^2}$, e) $\sum_{i=-2}^{4} \frac{(-i)^3}{2^i}$, f) $\sum_{i=1}^{4} \frac{i^2}{i+1} + \sum_{i=1}^{2} \frac{i(i-1)}{i^2}$,

g) $\sum_{j=-2}^{3} (-3)^j \, 2^{10-j}$,

Aufgabe A3.4

Schreiben Sie die folgenden Summen unter Verwendung des Summenzeichens:
a) $7+12+17+22+27$, b) $-3+4/2-5/3+6/4-\ldots$.

Aufgabe A3.5

Für welchen Wert j ergibt nachfolgender Ausdruck stets null?

$$\sum_{i=1}^{n} 2ij - 4\left(\sum_{i=2}^{n+1} 4i - 4n\right)$$

Aufgabe A3.6

Gegeben sei die folgende Tabelle von n^2 Zahlen:

$$\begin{matrix} a_{11} & a_{12} & \cdots & a_{1n} \\ a_{21} & a_{22} & \cdots & a_{2n} \\ \vdots & \vdots & \ddots & \vdots \\ a_{n1} & a_{n2} & \cdots & a_{nn} \end{matrix} .$$

Geben Sie unter Verwendung des Summenzeichens die Summe aller Elemente an, die

a) in der 2-ten bis $(n-k)$-ten Spalte stehen,
b) in der ℓ-ten bis n-ten Zeile stehen,
c) auf der Hauptdiagonalen stehen,
d) auf der Nebendiagonalen stehen,
e) im oberen Dreieck (einschließlich der Hauptdiagonalen) stehen,
f) außerhalb der Hauptdiagonalen stehen!

Aufgabe A3.7

Wie groß ist die Summe

a) der geraden b) der ungeraden

Zahlen $k \in \mathbb{N}$ mit $|101 - k| < 26$?

Aufgabe A3.8

Berechnen Sie folgende Produkte:

a) $\prod_{i=1}^{5} 2$, b) $\prod_{i=0}^{3} 4$, c) $\prod_{i=2}^{5} 2i$, d) $\prod_{i=5}^{10} (2i-3)$,

e) $\prod_{i=-3}^{3} (15+3i)$, f) $\prod_{j=-2}^{3} \frac{2 \cdot 3^j}{3+j}$, g) $\prod_{i=1}^{n} \frac{2i+2}{6i}$, h) $\prod_{i=-2}^{0} \frac{i^2-1}{i+3}$.

Aufgabe A3.9

Berechnen Sie folgende Ausdrücke:

a) $\sum_{i=0}^{2} \sum_{j=1}^{3} i(j+2)$, b) $\sum_{i=3}^{5} \sum_{j=-1}^{1} i^{j+1}$, c) $\sum_{i=1}^{2} \sum_{j=1}^{3} \frac{i+jn}{6}$, d) $\sum_{i=1}^{m} \sum_{j=1}^{n} \frac{i+j-1}{m \cdot n}$,

e) $\prod_{i=0}^{2} \prod_{j=1}^{3} j^i$, f) $\sum_{i=-1}^{1} \prod_{j=1}^{3} (i+2j)$, g) $\prod_{i=1}^{3} \sum_{j=1}^{i} i^{3-j}$.

Aufgabe A3.10

Geben Sie die Ergebnisse der folgenden Operationen an:

a) $1 + 2 \cdot 3^4$, b) $4^{(3^2)}$, c) $(4^3)^2$.

Aufgabe A3.11

Fassen Sie, sofern möglich, vereinfachend zusammen (Produkte statt Summen bzw. Ausklammern):

a) $10^2 + 4 \cdot 15^3$, b) $7^4 + 11^4 + 13^4$, c) $ax^2 + ay^2 + 2axy$,

d) $c^2 + c^x$, e) $a^x + 2a^{x+y} - na^{x-3}$.

Aufgabe A3.12

Berechnen Sie durch Umformen und ohne Taschenrechner:

a) $3^4 \cdot 27^2 \cdot 9^{-5}$, b) $\left(\frac{a^2b^4}{c}\right)^3 : \left(\frac{b^5c^{-2}}{a}\right)^2$, c) $\sqrt{a^4bc^{-2}} + \frac{3a^2\sqrt{b}}{c}$,

d) $\frac{10^2}{5^2 \cdot \sqrt{2^3}}$, e) $\mathrm{ld}\,16 - \mathrm{ld}\,64 + \mathrm{ld}\,8$, f) $\frac{x^3+5x^2-11x+21}{x+7}$,

g) $125^{-1/2} \cdot \sqrt{5} \cdot 25^2$, h) $(16^3)^2 \cdot (18^4)^{-2} \cdot 12^{(-2^3)} \cdot 3^{(3^3)}$.

Aufgabe A3.13

Wie lautet die Lösung der folgenden Gleichung? $\frac{\sqrt{x}+8}{\sqrt{x}+3} = 2$

Aufgabe A3.14

Üben Sie das Arbeiten auf Ihrem Taschenrechner:

a) $\lg 123 =$ 2,0899 f) $\ln 123 =$ 4,8122

b) $\lg 1{,}23 =$ 0,0899 g) $\ln 1{,}23 =$ 0,2070

c) $\lg e =$ 0,4343 h) $\ln e =$ 1

d) $\lg 1000 =$ 3 i) $\ln 1000 =$ 6,9078

e) $\lg(3e) =$ 0,9114 j) $\ln(3e) =$ 2,0986

Aufgabe A3.15

a) Welche numerische Beziehung besteht zwischen $\lg x$ und $\ln x$?
b) Bestimmen Sie den Logarithmus der Zahl 46 zur Basis 5,3! $\log_{5,3} 46 = 2{,}2958$
c) Ist $x = \log_{50} 100$ größer oder kleiner als 1? größer

Aufgabe A3.16

Bestimmen Sie die Logarithmen der folgenden Ausdrücke:

a) $x \cdot y$, b) $\frac{x}{y}$, c) $\frac{x^2}{y^3}$, d) $x^{(5^3)} \cdot y^6 \cdot z^3$, e) $x^2 \cdot y + x \cdot y^2$,

f) $x^2 \cdot \sqrt[5]{y^3}$, g) $\sqrt[3]{x} \cdot y^{-1/3}$, h) $a \cdot \sqrt[c]{x^{-6}}$, i) $a^{\log_a(b)}$.

Aufgabe A3.17

Wie lauten die dualen Logarithmen der folgenden Zahlen:
25; 10; 4; 2; 1; 0,125?

Aufgabe A3.18

Fassen Sie zu einem Logarithmus zusammen:

a) $\lg(a) + \lg(b) - \lg(c)$, b) $-\lg(x) - \lg(y)$, c) $\lg(2) + 2 \cdot \lg(x) - 2 \cdot \lg(a)$,

d) $3 \cdot (\lg(3) - 2 \cdot \lg(x) - 0{,}5 \cdot \lg(y))$, e) $\frac{1}{2} \cdot \lg(a) - \frac{1}{2} \cdot \lg(a^2 - x)$,

f) $\lg\sqrt{3} - 3 \cdot \lg 9 - 12 \cdot \lg \frac{1}{\sqrt[3]{3}}$.

Aufgabe A3.19

Lösen Sie die folgenden Gleichungen nach x auf:

a) $\lg x = 1{,}2345$; b) $\ln x - 4 = 1$; c) $\ln x^2 = 20$;

d) $\lg(3x - 5) = 2$; e) $\lg\left(\sqrt{x+1}\right) = 1$; f) $\lg(x) + \lg(x - 3) = 1$;

g) $\lg(\lg x) = 0$; h) $\lg(\ln x) = 1$; i) $\ln(\lg x) = 1$;

j) $\operatorname{ld} x = 4$; k) $x - 2 \operatorname{ld} 4 = \operatorname{ld} 8$; l) $3^x - 5 = 8$.

Aufgabe A3.20

Bestimmen Sie Lösungen folgender Gleichungen und die Definitionsbereiche der enthaltenen Ausdrücke:

a) $\frac{5}{x} + \frac{2}{2-x} = \frac{3}{x+2}$; b) $\frac{x^2 - 231}{x+9} - 9x = 4x$;

c) $7 - x = \sqrt{x-1}$; d) $x^4 + 2x^2 - 15 = 0$.

Aufgabe A3.21

Bestimmen Sie alle Nullstellen des Polynoms $x^4 - 10x^3 + 35x^2 - 50x + 24$ auf analytischem Wege!

Aufgabe A3.22

Bestimmen Sie die Nullstelle x_0 des Polynoms

$$f(x) = x^4 + 27x^3 + 221x^2 + 683x - 2646$$

im Intervall $[x_u, x_o] = [0, 4]$

a) mit der Methode der Intervallhalbierung,
b) mit der Regula-falsi-Iteration,

so dass $|f(x_0)| < 0{,}05$! (Rechnen Sie in den Zwischenschritten mit vier Nachkommastellen!)

Aufgabe A3.23

Bestimmen Sie die Lösungsmengen folgender Ungleichungen:

a) $|x| < 4,\ x \in \mathbb{Z}$;
b) $x < 4,\ x \in \mathbb{R}$;
c) $x + y \leq 3,\ x \in \mathbb{N},\ y \in \mathbb{N}$;
d) $x < 0,\ x \in \mathbb{N}$;
e) $\sqrt{4x} > -2,\ x \in \mathbb{R}_0^+$;
f) $3x - 5 < -4x + 9,\ x \in \mathbb{R}$;
g) $5 + \frac{3-2x}{2} < 3x - \frac{2x+1}{4},\ x \in \mathbb{Q}$;
h) $\frac{8}{x} < \frac{2}{3},\ x \in \mathbb{R} \setminus \{0\}$;
i) $2x^2 - 14x + 20 < 0,\ x \in \mathbb{R}$;
j) $2x^2 - 14x + 20 > 0,\ x \in \mathbb{R}$;
k) $x^2 + 6x + 15 > 0,\ x \in \mathbb{R}$;
l) $x^2 \geq 16,\ x \in \mathbb{R}$;
m) $|2 - x| < 5,\ x \in \mathbb{Z}$;
n) $\frac{1}{|x-2|-3} > 0,\ x \in \mathbb{R} \setminus \{-1, 5\}$;
o) $|x - 2| \geq 5$;
p) $3 \cdot 0{,}1^{x-7} \leq 30$.

Aufgabe A3.24

Stellen Sie die Wertepaare (x, y) graphisch dar, die die folgenden vier Ungleichungen erfüllen: $y + x/2 \leq 4$; $y + 3x \leq 9$; $x \geq 0$; $y \geq 2$.

Aufgabe A3.25

In einer Möbelfabrik werden in einem gegebenen Zeitraum Tische und Stühle in den Mengen x_1 und x_2 hergestellt. Beide Produkte werden auf einer Sägemaschine, einer Hobelmaschine und in der Lackiererei bearbeitet. Die verfügbaren Kapazitäten sowie die Bearbeitungszeiten je Stuhl bzw. Tisch bei den drei Anlagen sind in der nachfolgenden Tabelle aufgeführt.

	Bearbeitungszeit für		verfügbare
	1 Stuhl	1 Tisch	Kapazität
Sägemaschine	2 [h]	5 [h]	1.000 [h]
Hobelmaschine	5 [h]	4 [h]	1.000 [h]
Lackiererei	2 [h]	1 [h]	320 [h]

a) Beschreiben Sie die Produktionsmöglichkeiten durch ein System von Ungleichungen, das Sie anschließend graphisch darstellen!

b) Gibt es Mengenkombinationen, bei denen alle Kapazitäten voll ausgelastet sind?

c) Wie kann man für den Fall, dass es nicht möglich ist, alle Kapazitäten voll auszulasten, eine Vollauslastung aller Kapazitäten herbeiführen?

Aufgabe A3.26

Es ist $i^2 := -1$. Wie lauten i^3, i^4, i^5 und i^6?

Aufgabe A3.27

Seien $a = 5 - 3i$ und $b = -2 + i$. Berechnen Sie $a + b$, $a \cdot b$, a/b, a^2 und $a \cdot \overline{a}$!

Aufgabe A3.28

Berechnen Sie jeweils den Betrag und das Argument (Hauptwert in Radiant) der folgenden komplexen Zahlen:

a) $z = 2 - i \cdot \sqrt{2}$

b) $z = -1 + i \cdot 3$

c) $z = -2 - i$

Aufgabe A3.29

Stellen Sie die komplexen Zahlen aus der vorigen Aufgabe in der GAUSSschen Zahlenebene dar!

Aufgabe A3.30

Stellen Sie folgende komplexe Zahlen in Polarkoordinaten dar!

$a = 3 + 4i, \qquad b = 6 - 6i, \qquad c = -5i, \qquad d = -1 + i$

Aufgabe A3.31

Transformieren Sie folgende komplexe Zahlen von der Darstellung in Polarkoordinaten in die allgemeine Form!

$a = (2;\ \pi/2)$, $b = (5;\ 0)$, $c = (0{,}8;\ -2\pi/3)$, $d = (5\sqrt{2};\ -\pi/4)$

Aufgabe A3.32

a) Bestimmen Sie den Real- und Imaginärteil von $y = 2 \cdot e^{i \cdot \pi/2}$ und $z = 3 \cdot \sqrt{2} \cdot (\cos(\pi/4) + i \cdot \sin(\pi/4))$!

b) Bestimmen Sie $y - z$, $y \cdot z$, z/y und z^{-1} in algebraischer Form!

Aufgabe A3.33

Bestimmen Sie folgende Werte ohne Taschenrechner!

$\sin\frac{\pi}{3}$, $\cos\left(-\frac{\pi}{6}\right)$, $\tan\left(-\frac{3}{4}\pi\right)$, $\cot\left(\frac{2}{3}\pi\right)$

Aufgabe A3.34

Sie beobachten einen Turm aus einer (ebenerdigen) Entfernung von 100 Metern und messen einen Winkel von 30° vom Boden bis zur Spitze.

a) Wie lautet der Winkel im Bogenmaß?

b) Wie hoch ist der Turm?

Aufgabe A3.35

Gegeben sei ein rechtwinkliges Dreieck (a, b – Katheten, c – Hypothenuse) mit $a =$ 6cm und $c =$ 12cm.

a) Wie groß ist der Winkel α in Altgrad? (Hinweis: α liegt gegenüber von a.)

b) Wie groß ist der Winkel β in Altgrad? (Hinweis: β liegt gegenüber von b.)

c) Wie lang ist b?

Aufgabe A3.36

Beweisen und verallgemeinern Sie die folgenden Aussagen! Für ein Dreieck mit $c =$ 8,

a) $b = 9$ und $\beta = 76°$ gibt es genau eine Lösung,

b) $b = 7$ und $\beta = 37°$ gibt es genau zwei Lösungen,

c) $b = 5$ und $\beta = 57°$ gibt es keine Lösung.

Lösungen zum Abschnitt A3

Lösung zu Aufgabe A3.1

a)
$$\begin{aligned} 11:2 &= 5 \quad \text{Rest } \mathbf{1} \\ 5:2 &= 2 \quad \text{Rest } \mathbf{1} \\ 2:2 &= 1 \quad \text{Rest } \mathbf{0} \\ 1:2 &= 0 \quad \text{Rest } \mathbf{1} \end{aligned}$$

$\Rightarrow 11_{10} = 1011_2$

$$\begin{aligned} 0{,}6875 &= a_1 \cdot 2^{-1} + a_2 \cdot 2^{-2} + a_3 \cdot 2^{-3} + \ldots \\ &= a_1 \cdot 0{,}5 + a_2 \cdot 0{,}25 + a_3 \cdot 0{,}125 + \ldots \\ &= \mathbf{1} \cdot 0{,}5 + \mathbf{0} \cdot 0{,}25 + \mathbf{1} \cdot 0{,}125 + \mathbf{1} \cdot 0{,}0625 + 0 \end{aligned}$$

$\Rightarrow 0{,}6875_{10} = 0{,}1011_2$
$\Rightarrow 11{,}6875_{10} = 1011{,}1011_2$

b)
$$\begin{aligned} 3451:16 &= 215 \quad \text{Rest } 11 \\ 215:16 &= 13 \quad \text{Rest } 7 \\ 13:16 &= 0 \quad \text{Rest } 13 \end{aligned}$$

$\Rightarrow 3451_{10} = D7B$

c) $101011100010_2 = 2_{10} + 32_{10} + 64_{10} + 128_{10} + 512_{10} + 2048_{10} = 2786_{10}$

$$\begin{aligned} 2786:16 &= 174 \quad \text{Rest } 2 \\ 174:16 &= 10 \quad \text{Rest } 14 \\ 10:16 &= 0 \quad \text{Rest } 10 \end{aligned}$$

$\Rightarrow 101011100010_2 = 2786_{10} = AE2_{16}$

oder: $\underbrace{1010}_{A} \mid \underbrace{1110}_{E} \mid \underbrace{0010}_{2}$

d) $110110011{,}0101_2 = 2^{-4} + 2^{-2} + 2^0 + 2 + 2^4 + 2^5 + 2^7 + 2^8 = 435{,}3125_{10}$

Lösung zu Aufgabe A3.2

$-2 \in \mathbb{Z}$; $5 \in \mathbb{N}$; $2{,}7 \in \mathbb{Q}$; $3/8 \in \mathbb{Q}$; $\pi \in \mathbb{R}$; $e \in \mathbb{R}$; $7i \in i\mathbb{R} \subset \mathbb{C}$; $\sqrt{3} \in \mathbb{R}$; $5 + i \in \mathbb{C}$.

Lösung zu Aufgabe A3.3

a) $\sum_{i=1}^{10} i = 1+2+\ldots+10 = \frac{10\cdot 11}{2} = 55$

b) $\sum_{i=1}^{n}(2i+10) = 2\sum_{i=1}^{n} i + 10n = 2\frac{n(n+1)}{2} + 10n = n^2+11n$

c) $\sum_{j=1}^{5}\frac{3j(-1)^j-1}{3j} = \frac{-3-1}{3} + \frac{6-1}{6} + \frac{-9-1}{9} + \frac{12-1}{12} + \frac{-15-1}{15} =$

$\frac{-4}{3} + \frac{5}{6} + \frac{-10}{9} + \frac{11}{12} + \frac{-16}{15} = \frac{-240+150-200+165-192}{180} = -\frac{317}{180}$

$= -1{,}76\overline{11}$

d) $\sum_{i=4}^{8}\frac{2i+3(-1)^i}{i^2} = \frac{8+3}{16} + \frac{10-3}{25} + \frac{12+3}{36} + \frac{14-3}{49} + \frac{16+3}{64} = 1{,}90553$

e) $\sum_{i=-2}^{4}\frac{(-i)^3}{2^i} = \frac{8}{1/4} + \frac{1}{1/2} + \frac{0}{1} - \frac{1}{2} - \frac{8}{4} - \frac{27}{8} - \frac{64}{16} = 32+2-\frac{1}{2}-2-\frac{27}{8}-4$

$= 24{,}125$

f) $\sum_{i=1}^{4}\frac{i^2}{i+1} + \sum_{i=1}^{2}\frac{i(i-1)}{i^2} = \frac{1}{2} + \frac{4}{3} + \frac{9}{4} + \frac{16}{5} + \frac{0}{1} + \frac{2}{4} =$

$\frac{30+80+135+192+30}{60} = \frac{467}{60} = 7{,}78\overline{33}$

g) $\sum_{j=-2}^{3}(-3)^j 2^{10-j} = \frac{1}{9}\cdot 2^{12} - \frac{1}{3}\cdot 2^{11} + 2^{10} - 3\cdot 2^9 + 9\cdot 2^8 - 27\cdot 2^7 = -1891{,}\overline{55}$

Lösung zu Aufgabe A3.4

a) $7+12+17+22+27 = \sum_{i=1}^{5}(5i+2)$

b) $-3+4/2-5/3+6/4-\ldots = \sum_{i=3}^{\infty}(-1)^i\frac{i}{i-2} = \sum_{i=1}^{\infty}(-1)^i\frac{i+2}{i}$

Lösung zu Aufgabe A3.5

$$\begin{aligned}
\sum_{i=1}^{n} 2ij - 4\left(\sum_{i=2}^{n+1} 4i - 4n\right) &= 0 \\
\Leftrightarrow \quad j\sum_{i=1}^{n} i &= 2\cdot 4\left(\sum_{i=2}^{n+1} i - n\right) \\
\Leftrightarrow \quad j\sum_{i=1}^{n} i &= 8\left(\sum_{i=1}^{n} i + (n+1) - 1 - n\right) \\
\Leftrightarrow \quad j\sum_{i=1}^{n} i &= 8\sum_{i=1}^{n} i \\
\Leftrightarrow \quad j &= 8
\end{aligned}$$

Lösung zu Aufgabe A3.6

a) $\sum_{i=1}^{n}\sum_{j=2}^{n-k} a_{ij}$ b) $\sum_{i=\ell}^{n}\sum_{j=1}^{n} a_{ij}$ c) $\sum_{i=1}^{n} a_{ii}$

d) $\sum_{i=1}^{n} a_{i,n+1-i}$ e) $\sum_{i=1}^{n}\sum_{j=i}^{n} a_{ij}$ f) $\sum_{i=1}^{n}\sum_{j=1,j\neq i}^{n} a_{ij} = \sum_{i=1}^{n}\sum_{j=1}^{n} a_{ij} - \sum_{i=1}^{n} a_{ii}$

Lösung zu Aufgabe A3.7

$|101-k| = |k-101| < 26 \Leftrightarrow -26 < k-101 < 26 \Leftrightarrow 75 < k < 127$

a) $\sum_{i=38}^{63} 2i = 2\left(\frac{63\cdot 64}{2} - \frac{37\cdot 38}{2}\right) = 2\cdot 1313 = 2626$

b) $\sum_{i=38}^{62} (2i+1) = 2\left(\frac{62\cdot 63}{2} - \frac{37\cdot 38}{2}\right) + 62 - 37 = 2525$

Lösung zu Aufgabe A3.8

a) $\prod_{i=1}^{5} 2 = 2^5 = 32$

b) $\prod_{i=0}^{3} 4 = 4^4 = 256$

c) $\prod_{i=2}^{5} 2i = 2^4\cdot(2\cdot 3\cdot 4\cdot 5) = 16\cdot 120 = 1920$

d) $\prod_{i=5}^{10} (2i-3) = 7\cdot 9\cdot 11\cdot 13\cdot 15\cdot 17 = 2.297.295$

e) $\prod_{i=-3}^{3}(15+3i)=\prod_{i=-3}^{3}3(5+i)=3^7\prod_{i=0}^{6}(2+i)=3^7\cdot(2\cdot3\cdot4\cdot5\cdot6\cdot7\cdot8)=3^7\cdot8!=$ $2.187\cdot40.320=88.179.840$

f) $\prod_{j=-2}^{3}\frac{2\cdot3^j}{3+j}=\frac{2}{9\cdot1}\cdot\frac{2}{3\cdot2}\cdot\frac{2}{3}\cdot\frac{2\cdot3}{4}\cdot\frac{2\cdot9}{5}\cdot\frac{2\cdot27}{6}=\frac{12}{5}=2{,}4$

g) $\prod_{i=1}^{n}\frac{2i+2}{6i}=\frac{1}{3^n}\prod_{i=1}^{n}\frac{i+1}{i}=\frac{n+1}{3^n}$

h) $\prod_{i=-2}^{0}\frac{i^2-1}{i+3}=\frac{4-1}{1}\cdot\frac{1-1}{2}\cdot\frac{0-1}{3}=3\cdot0\cdot(-1/3)=0$

Lösung zu Aufgabe A3.9

a) $\sum_{i=1}^{2}\sum_{j=3}^{5}ij=1\cdot3+1\cdot4+1\cdot5+2\cdot3+2\cdot4+2\cdot5=36$

b)
$$\begin{aligned}\sum_{i=3}^{5}\sum_{j=-1}^{1}i^{j+1} = {} & 3^{-1+1} + 3^{0+1} + 3^{1+1} \\ & + 4^{-1+1} + 4^{0+1} + 4^{1+1} \\ & + 5^{-1+1} + 5^{0+1} + 5^{1+1} \\ = {} & 1+3+9+1+4+16+1+5+25 = 65\end{aligned}$$

c) $\sum_{i=1}^{2}\sum_{j=1}^{3}\frac{i+jn}{6}=\frac{1}{6}\cdot((1+1n)+(1+2n)+(1+3n)+(2+1n)+(2+2n)+$

$+(2+3n))=\frac{1}{6}\cdot(9+12n)=1{,}5+2n$

d) $\sum_{i=1}^{m}\sum_{j=1}^{n}\frac{i+j-1}{m\cdot n}=\frac{1}{mn}\sum_{i=1}^{m}\sum_{j=1}^{n}(i-1+j)=\frac{1}{mn}\sum_{i=1}^{m}\left(n(i-1)+\frac{n(n+1)}{2}\right)$

$=\frac{n}{mn}\left(\sum_{i=1}^{m}i-m\right)+\frac{m}{mn}\cdot\frac{n(n+1)}{2}=\frac{1}{m}\left(\frac{m(m+1)}{2}-m\right)+\frac{n+1}{2}$

$=\frac{m+1}{2}+\frac{n+1}{2}-1=\frac{m+n}{2}$

e) $\prod_{i=0}^{2}\prod_{j=1}^{3}j^i=\prod_{i=1}^{2}\prod_{j=1}^{3}j^i=2^1\cdot2^2\cdot3^1\cdot3^2=216$

f) $\sum_{i=-1}^{1}\prod_{j=1}^{3}(i+2j)=\prod_{j=1}^{3}(-1+2j)+\prod_{j=1}^{3}2j+\prod_{j=1}^{3}(1+2j)=$ $1\cdot3\cdot5\ +\ 2\cdot4\cdot6\ +\ 3\cdot5\cdot7=15+48+105=168$

g) $\prod_{i=1}^{3}\sum_{j=1}^{i} i^{3-j} = \left(\sum_{j=1}^{1} 1^{3-j}\right)\cdot\left(\sum_{j=1}^{2} 2^{3-j}\right)\cdot\left(\sum_{j=1}^{3} 3^{3-j}\right) =$
$1\cdot(2^2+2^1)\cdot(3^2+3^1+3^0) = 6\cdot 13 = 78$

Lösung zu Aufgabe A3.10

a) $1+2\cdot 3^4 = 163$, b) $4^{(3^2)} = 262.144$, c) $(4^3)^2 = 4.096$.

Lösung zu Aufgabe A3.11

a) $10^2+4\cdot 15^3 = 2^2\cdot 5^2+2^2\cdot 3^3\cdot 5^3 = 2^2\cdot 5^2\cdot(1+3^3\cdot 5) = 2^2\cdot 5^2\cdot 136 = 2^5\cdot 5^2\cdot 17$
b) $7^4+11^4+13^4$ keine weitere Vereinfachung möglich
c) $ax^2+ay^2+2axy = a(x^2+2xy+y^2) = a(x+y)^2$
d) $c^2+c^x = c^2(1+c^{x-2})$
e) $a^x+2a^{x+y}-na^{x-3} = a^x\cdot(1+2a^y-na^{-3})$

Lösung zu Aufgabe A3.12

a) $3^4\cdot 27^2\cdot 9^{-5} = 3^4\cdot(3^3)^2\cdot(3^2)^{-5} = 3^{4+6-10} = 3^0 = 1$

b) $\left(\dfrac{a^2b^4}{c}\right)^3 : \left(\dfrac{b^5c^{-2}}{a}\right)^2 = \dfrac{a^6b^{12}a^2c^4}{c^3b^{10}} = a^8b^2c$

c) $\sqrt{a^4bc^{-2}}+\dfrac{3a^2\sqrt{b}}{c} = \dfrac{a^2\sqrt{b}}{c}+3\dfrac{a^2\sqrt{b}}{c} = 4\dfrac{a^2\sqrt{b}}{c}$

d) $\dfrac{10^2}{5^2\cdot\sqrt{2^3}} = 2^2\cdot 5^2\cdot 5^{-2}\cdot 2^{-3/2} = 2^{1/2} = \sqrt{2}$

e) $\operatorname{ld} 16-\operatorname{ld} 64+\operatorname{ld} 8 = \operatorname{ld}\left(\dfrac{16\cdot 8}{64}\right) = \operatorname{ld} 2 = 1$

f) Polynomdivision:

$$\begin{array}{rrrrrrrrr}
(x^3 & + & 5x^2 & - & 11x & + & 21) & :(x+7) & = x^2-2x+3 \\
-(x^3 & + & 7x^2) & & & & & & \\ \hline
 & - & 2x^2 & - & 11x & & & & \\
- & (- & 2x^2 & - & 14x) & & & & \\ \hline
 & & & & 3x & + & 21 & & \\
 & & & - & (3x & + & 21) & & \\ \hline
 & & & & & & 0 & &
\end{array}$$

g) $125^{-1/2}\cdot\sqrt{5}\cdot 25^2 = 5^{3\cdot(-1/2)}\cdot 5^{1/2}\cdot 5^{2\cdot 2} = 5^{-1,5+0,5+4} = 5^3$

h) $(16^3)^2\cdot(18^4)^{-2}\cdot 12^{(-2^3)}\cdot 3^{(3^3)} = 2^{24}\cdot 2^{-8}\cdot 3^{-16}\cdot 2^{-16}\cdot 3^{-8}\cdot 3^{27} = 2^0\cdot 3^3 = 27$

Lösung zu Aufgabe A3.13

$$\frac{\sqrt{x}+8}{\sqrt{x}+3}=2 \Leftrightarrow \sqrt{x}+8=2\sqrt{x}+6 \Leftrightarrow 2=\sqrt{x} \Leftrightarrow x=4$$

Lösung zu Aufgabe A3.14

a) $\lg 123 \approx 2{,}0899$

b) $\lg 1{,}23 \approx 0{,}0899$

c) $\lg e \approx 0{,}4343$

d) $\lg 1000 = 3$

e) $\lg(3e) \approx 0{,}9114$

f) $\ln 123 \approx 4{,}8122$

g) $\ln 1{,}23 \approx 0{,}2070$

h) $\ln e = 1$

i) $\ln 1000 \approx 6{,}9078$

j) $\ln(3e) \approx 2{,}0986$

Lösung zu Aufgabe A3.15

a) Nach Definition ist $x = 10^{\lg x} = e^{\ln x}$. Logarithmieren liefert (je nach gewählter Basis):

1) $$\begin{aligned} \lg x \cdot \underbrace{\lg 10}_{=1} &= \ln x \cdot \underbrace{\lg e}_{=0{,}4343} \\ \Rightarrow \lg x &= 0{,}4343 \cdot \ln x \end{aligned}$$

2) $$\begin{aligned} \lg x \cdot \underbrace{\ln 10}_{=2{,}3026} &= \ln x \cdot \underbrace{\ln e}_{=1} \\ \Rightarrow \ln x &= 2{,}3026 \cdot \lg x \end{aligned}$$

b) $\log_{5,3} 46 = \dfrac{\lg 46}{\lg 5{,}3} \approx 2{,}2958$

c) $x = \log_{50} 100 > 1$, da $50^x = 100$ gelten muss.

Lösung zu Aufgabe A3.16

a) $\log x + \log y$,

b) $\log x - \log y$,

c) $2\log x - 3\log y$,

d) $125\log x + 6\log y + 3\log z$,

e) $\log x + \log y + \log(x+y)$,

f) $2\log x + \frac{3}{5}\log y$,

g) $\frac{1}{3}(\log x - \log y)$,

h) $\log a - \frac{6}{c}\log x$,

i) $\log\left(a^{\log_a b}\right) = \log_a b \cdot \log a = \log b$, da $\log_n x = \dfrac{\log_m x}{\log_m n}$.

Lösung zu Aufgabe A3.17

$\mathrm{ld}\,25 \approx 4{,}6439$; $\mathrm{ld}\,10 = 1/\lg 2 \approx 3{,}3219$; $\mathrm{ld}\,4 = 2$; $\mathrm{ld}\,2 = 1$;
$\mathrm{ld}\,1 = 0$; $\mathrm{ld}\,0{,}125 = -3$.

Lösung zu Aufgabe A3.18

a) $\lg(a) + \lg(b) - \lg(c) = \lg \dfrac{ab}{c}$

b) $-\lg(x) - \lg(y) = \lg \dfrac{1}{xy}$

c) $\lg(2) + 2 \cdot \lg(x) - 2 \cdot \lg(a) = \lg \dfrac{2 \cdot x^2}{a^2}$

d) $3 \cdot (\lg(3) - 2 \cdot \lg(x) - 0{,}5 \cdot \lg(y)) = \lg \left(\dfrac{3}{x^2 \sqrt{y}} \right)^3$

e) $\dfrac{1}{2} \cdot \lg(a) - \dfrac{1}{2} \cdot \lg(a^2 - x) = \lg \sqrt{\dfrac{a}{a^2 - x}}$

f) $\lg \sqrt{3} - 3 \lg 9 - 12 \lg \dfrac{1}{\sqrt[3]{3}} = \lg 3^{1/2} - 3 \lg 3^2 - 12 \lg 3^{-1/3}$

$= 0{,}5 \lg 3 - 6 \lg 3 + 4 \lg 3 = -1{,}5 \lg 3$

Lösung zu Aufgabe A3.19

a) $\lg x = 1{,}2345 \Leftrightarrow x = 10^{1{,}2345} \approx 17{,}1593$

b) $\ln x - 4 = 1 \Leftrightarrow \ln x = 5 \Leftrightarrow x = e^5 \approx 148{,}4132$

c) $\ln x^2 = 20 \Leftrightarrow \ln x = 10 \Leftrightarrow x = e^{10} \approx 22.026{,}4658$

d) $\lg(3x - 5) = 2 \Leftrightarrow 3x - 5 = 10^2 \Leftrightarrow x = 105/3 = 35$

e) $\lg\left(\sqrt{x+1}\right) = 1 \Leftrightarrow \sqrt{x+1} = 10 \Rightarrow x = 99$

f) $\lg(x) + \lg(x - 3) = 1 \Leftrightarrow \lg(x(x - 3)) = 1$

$\Leftrightarrow x^2 - 3x = 10 \Rightarrow x = \dfrac{3}{2} + \sqrt{\dfrac{9}{4} + 10} = 5$

(Lösung mittels quadratischer Ergänzung oder „$p, q-$Formel“, negative Zahl als Numerus nicht zulässig!)

g) $\lg(\lg x) = 0 \Leftrightarrow \lg x = 10^0 = 1 \Leftrightarrow x = 10^1 = 10$

h) $\lg(\ln x) = 1 \Leftrightarrow \ln x = 10^1 = 10 \Leftrightarrow x = e^{10} \approx 22.026{,}4658$

i) $\ln(\lg x) = 1 \Leftrightarrow \lg x = e^1 = e \Leftrightarrow x = 10^e \approx 522{,}7353$

j) $\operatorname{ld} x = 4 \Leftrightarrow x = 2^4 \Leftrightarrow x = 16$

k) $x - 2\operatorname{ld} 4 = \operatorname{ld} 8 \Leftrightarrow x = \operatorname{ld} 8 + 2\operatorname{ld} 4 = 3 + 2 \cdot 2 = 7$

l) $3^x - 5 = 8 \Leftrightarrow 3^x = 13 \Leftrightarrow x\ln 3 = \ln 13 \Leftrightarrow x = \dfrac{\ln 13}{\ln 3} \approx 2{,}3347$

Lösung zu Aufgabe A3.20

a)
$$\begin{aligned}
&& \frac{5}{x} + \frac{2}{2-x} &= \frac{3}{x+2}, \quad x \in \mathbb{R}\backslash\{-2;0;2\} \\
\Leftrightarrow && 5(2-x)(x+2) + 2x(x+2) &= 3x(2-x) \\
\Leftrightarrow && -5x^2 + 20 + 2x^2 + 4x &= 6x - 3x^2 \\
\Leftrightarrow && 2x &= 20 \\
\Leftrightarrow && x &= 10
\end{aligned}$$

b)
$$\begin{aligned}
&& \frac{x^2 - 231}{x+9} - 9x &= 4x, \quad x \in \mathbb{R}\backslash\{-9\} \\
\Leftrightarrow && x^2 - 231 &= 13x(x+9), \\
\Leftrightarrow && x^2 - 231 &= 13x^2 + 117x \\
\Leftrightarrow && 12x^2 + 117x + 231 &= 0 \\
\Leftrightarrow && x_{1,2} &= \frac{-117 \pm \sqrt{117^2 - 4 \cdot 12 \cdot 231}}{2 \cdot 12} \\
\Leftrightarrow && x_{1,2} &= -\frac{117 \pm \sqrt{2601}}{24} \\
\Leftrightarrow && x_{1,2} &= -\frac{117 \pm 51}{24} \\
\Leftrightarrow && x &\in \{-7; -2{,}75\}
\end{aligned}$$

c)
$$\begin{aligned}
&& 7 - x &= \sqrt{x-1}, \quad x \in [1;\, 7] \\
\Rightarrow && 49 - 14x + x^2 &= x - 1 \\
\Leftrightarrow && x^2 - 15x + 50 &= 0 \\
\Leftrightarrow && x_{1,2} &= 7{,}5 \pm \sqrt{7{,}5^2 - 50} \\
\Leftrightarrow && x_{1,2} &= 7{,}5 \pm 2{,}5 \\
\Rightarrow && x &= 5 \ (x = 10 \text{ erfüllt Ausgangsgleichung nicht!})
\end{aligned}$$

d) $$x^4 + 2x^2 - 15 = 0, \quad x \in \mathbb{R}$$

Substitution: $y = x^2$:

$$\begin{aligned} \Rightarrow \quad y^2 + 2y - 15 &= 0; \\ \Leftrightarrow \quad y_{1,2} &= -1 \pm \sqrt{1+15} \\ \Leftrightarrow \quad y &\in \{3; -5\} \\ \Rightarrow \quad x &= \pm\sqrt{3} \end{aligned}$$

Lösung zu Aufgabe A3.21

$f(x) = x^4 - 10x^3 + 35x^2 - 50x + 24 \stackrel{!}{=} 0$

$b = -10,\ c = 35,\ d = -50,\ e = 24$

$\Rightarrow D = \frac{b^3}{8} - \frac{bc}{2} + d = -\frac{1000}{8} + \frac{10 \cdot 35}{2} - 50 = 0$

Substitution: $x = u - b/4 = u + 2,5$

$\Rightarrow u^4 + pu^2 + q = 0$

mit $p = c - \frac{3}{8}b^2 = 35 - \frac{3}{8} \cdot 100 = -2,5$

und $q = \frac{5}{256}b^4 - \frac{1}{16}b^2c + e = 0,5625$

$$\begin{aligned} \Rightarrow \quad u_{1,2}^2 &= -\frac{p}{2} \pm \sqrt{\left(\frac{p}{2}\right)^2 - q} \\ &= 1,25 \pm \sqrt{1,25^2 - 0,5625} = 1,25 \pm 1 \end{aligned}$$

$\Rightarrow u_1^2 = 2,25 \quad \Rightarrow u_1 = \pm 1,5$

$\Rightarrow u_2^2 = 0,25 \quad \Rightarrow u_2 = \pm 0,5$

Rücksubstitution: $x = u + 2,5$

$\Rightarrow x_1 = 1,\ x_2 = 2,\ x_3 = 3,\ x_4 = 4$

Lösung zu Aufgabe A3.22

$f(x) = x^4 + 27x^3 + 221x^2 + 683x - 2646 \stackrel{!}{=} 0$

a) Intervallhalbierung: $x_{neu} = (x_u + x_o)/2$

x_u	x_o	x_{neu}	$f(x_{neu})$
—	—	0	-2646,0000
—	—	4	5606,0000
0	4	2	–164,0000
2	4	3	2202,0000
2	3	2,5	903,6875
2	2,5	2,25	342,7383
2	2,25	2,125	82,8030
2	2,125	2,0625	–42,2141
2,0625	2,125	2,0938	19,9873
2,0625	2,0938	2,0782	–11,1157
2,0782	2,0938	2,0860	4,4105
2,0782	2,0860	2,0821	–3,3589
2,0821	2,0860	2,0841	0,6238
2,0821	2,0841	2,0831	–1,3680
2,0821	2,0841	2,0836	–0,3722
2,0836	2,0841	2,0839	0,2254
2,0836	2,0839	2,0838	0,0262

$\Rightarrow$ Nach 17 Funktionsaufrufen ergibt sich die Nullstelle $x_0 \approx 2{,}08375 \approx 2{,}0838$.

b) Regula falsi: $x_{neu} = x_u - f(x_u)\dfrac{x_o - x_u}{f(x_o) - f(x_u)}$

x_u	x_o	x_{neu}	$f(x_{neu})$
—	—	0	–2646,0000
—	—	4	5606,0000
0	4	1,2826	–1346,7502
1,2826	4	1,8090	–516,6878
1,8090	4	1,9939	–175,7152
1,9939	4	2,0549	–57,1948
2,0549	4	2,0745	–18,4630
2,0745	4	2,0808	–5,9459
2,0808	4	2,0828	–1,9654
2,0828	4	2,0835	–0,5714
2,0835	4	2,0837	–0,1730
2,0837	4	2,0838	0,0262

$\Rightarrow$ Nach 12 Funktionsaufrufen ergibt sich die Nullstelle $x_0 \approx 2{,}08375 \approx 2{,}0838$.

Lösung zu Aufgabe A3.23

a) $|x| < 4,\ x \in \mathbb{Z} \Leftrightarrow (x \geq 0 \wedge x < 4) \vee (x < 0 \wedge x > -4)$
$\Leftrightarrow \mathbb{L} = \{0,1,2,3\} \cup \{-3,-2,-1\} = \{-3,-2,-1,0,1,2,3\}$

b) $x < 4,\ x \in \mathbb{R} \Leftrightarrow \mathbb{L} = \{x | x \in \mathbb{R} \wedge x < 4\} = (-\infty;4)$

c) $x+y \leq 3,\ x \in \mathbb{N},\ y \in \mathbb{N} \Leftrightarrow \mathbb{L} = \{(1,1);(1,2);(2,1)\}$

d) $x < 0,\ x \in \mathbb{N} \Leftrightarrow \mathbb{L} = \varnothing$

e) $\sqrt{4x} > -2,\ \mathbb{D} = \{x | x \in \mathbb{R}_0^+\} \Leftrightarrow 2\sqrt{x} > -2 \Leftrightarrow \sqrt{x} > -1$
Da $\sqrt{x} \geq 0 > -1$, gilt die Ungleichung $\forall x \in \mathbb{R}_0^+ \Leftrightarrow \mathbb{L} = \{x | x \geq 0\} = \mathbb{R}_0^+$

f) $3x-5 < -4x+9,\ x \in \mathbb{R} \Leftrightarrow 7x < 14 \Leftrightarrow x < 2 \Leftrightarrow \mathbb{L} = \{x | x < 2\} = (-\infty;2)$

g) $5 + \frac{3-2x}{2} < 3x - \frac{2x+1}{4},\ x \in \mathbb{Q} \Leftrightarrow \frac{13}{2} - x < \frac{5}{2}x - \frac{1}{4} \Leftrightarrow \frac{7}{2}x > \frac{27}{4} \Leftrightarrow$

$x > \frac{27}{14} \Leftrightarrow \mathbb{L} = \left\{x \in \mathbb{Q} \middle| x > \frac{27}{14}\right\}$

h) $\frac{8}{x} < \frac{2}{3},\ x \in \mathbb{R} \Leftrightarrow (24 < 2x \wedge x > 0) \vee (24 > 2x \wedge x < 0) \Leftrightarrow$

$x > 12 \vee x < 0 \Leftrightarrow \mathbb{L} = (-\infty;0) \cup (12;\infty)$

i) $2x^2 - 14x + 20 < 0,\ x \in \mathbb{R} \Leftrightarrow x^2 - 7x + 10 < 0 \Leftrightarrow \left(x - \frac{7}{2}\right)^2 < \frac{9}{4} \Leftrightarrow -\frac{3}{2} <$

$x - \frac{7}{2} < \frac{3}{2} \Leftrightarrow \mathbb{L} = (2;5)$

j) $2x^2 - 14x + 20 > 0,\ x \in \mathbb{R} \Leftrightarrow \left(x - \frac{7}{2}\right)^2 > \frac{9}{4} \Leftrightarrow x < 2 \vee x > 5 \Leftrightarrow$

$\mathbb{L} = (-\infty;2) \cup (5;\infty)$

k) $x^2 + 6x + 15 > 0; x \in \mathbb{R} \Leftrightarrow (x+3)^2 + 15 - 9 = (x+3)^2 + 6 > 0 \Leftrightarrow \mathbb{L} = \mathbb{R}$

l) $x^2 \geq 16; x \in \mathbb{R} \Leftrightarrow x \leq -4 \vee x \geq 4 \Leftrightarrow \mathbb{L} = (-\infty;-4] \cup [4;\infty)$

m) $|2-x| < 5,\ x \in \mathbb{Z} \Leftrightarrow (2-x < 5 \wedge 2-x \geq 0) \vee$
$(-(2-x) < 5 \wedge 2-x < 0) \Leftrightarrow (x > -3 \wedge x \leq 2) \vee (x < 7 \wedge x > 2) \Leftrightarrow$
$-3 < x \leq 2 \vee 2 < x < 7 \Leftrightarrow \mathbb{L} = \{-2,-1,0,1,2,3,4,5,6\}$

n) Der Nenner darf nicht negativ oder null werden. Dies ist erfüllt für alle x, für die gilt:
$|x-2| - 3 > 0 \Leftrightarrow |x-2| > 3$

1. Fall: $x-2 \geq 0 \Leftrightarrow x \geq 2 \Rightarrow |x-2| = x-2 \overset{!}{>} 3 \Leftrightarrow x > 5$
Also $x \geq 2 \wedge x > 5 \Rightarrow x > 5$

2. Fall: $x-2 < 0 \Leftrightarrow x < 2$
$\Rightarrow |x-2| = -(x-2) \overset{!}{>} 3 \Leftrightarrow -x > 1 \Leftrightarrow x < -1$
Also $x < 2 \wedge x < -1 \Rightarrow x < -1$

$\Leftrightarrow x < -1 \vee x > 5 \Leftrightarrow \mathbb{L} = \mathbb{R} \setminus \{x| -1 \leq x \leq 5\} = (-\infty; -1) \cup (5; \infty)$

o) $|x-2| \geq 5$
1. Fall: $x-2 \geq 0 \Leftrightarrow x \geq 2$
$\Rightarrow |x-2| = x-2 \overset{!}{\geq} 5 \Leftrightarrow x \geq 7$
Also $x \geq 2 \wedge x \geq 7 \Rightarrow x \geq 7$

2. Fall: $x-2 < 0 \Leftrightarrow x < 2$
$\Rightarrow |x-2| = -x+2 \overset{!}{\geq} 5 \Leftrightarrow x \leq -3$
Also $x < 2 \wedge x \leq -3 \Rightarrow x \leq -3$

Insgesamt folgt $x \geq 7 \vee x \leq -3$, d. h.
$\mathbb{L} = \mathbb{R} \setminus (-3; 7) = \{x \in \mathbb{R} | x \leq -3 \vee x \geq 7\}$

p) $3 \cdot 0{,}1^{x-7} \leq 30 \Leftrightarrow 0{,}1^{x-7} \leq 10 \Leftrightarrow (x-7)\lg 0{,}1 \leq \lg 10$
$\Leftrightarrow x-7 \geq 1/(-1) = -1 \Leftrightarrow x \geq 6$

Lösung zu Aufgabe A3.24

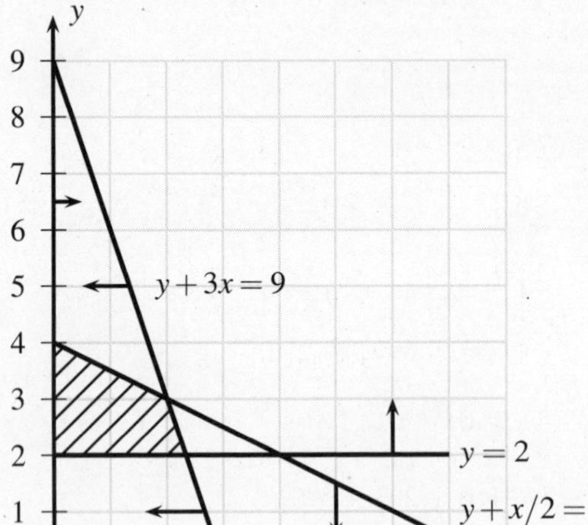

Die Pfeile deuten darauf hin, dass es sich um Ungleichungen handelt.
Alle möglichen Lösungen liegen im schraffierten Bereich und auf seinen Begrenzungen.

Lösung zu Aufgabe A3.25

x_1 – Menge an Stühlen
x_2 – Menge an Tischen

a)

Sägemaschine:	$2x_1 + 5x_2$	$\leq$	1.000
Hobelmaschine:	$5x_1 + 4x_2$	$\leq$	1.000
Lackiererei:	$2x_1 + 1x_2$	$\leq$	320
	x_1, x_2	$\geq$	0

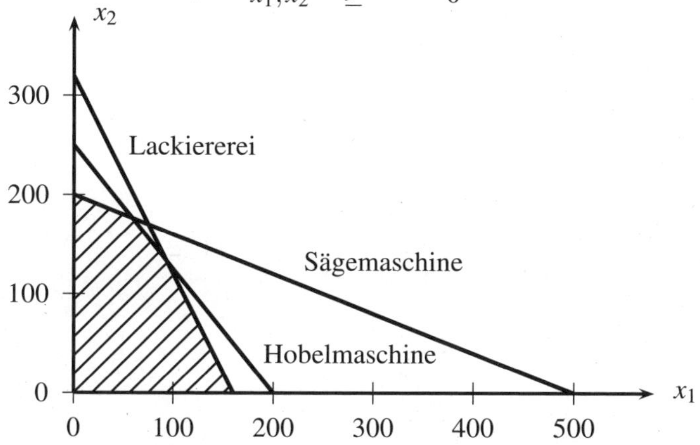

b) Nein, denn graphisch würde dies bedeuten, dass (x_1, x_2) im zulässigen Bereich und auf einem Schnittpunkt aller drei Restriktionsgeraden liegen müsste.

c) Hierzu bieten sich drei Möglichkeiten an:

1. Abschwächung der zweiten Restriktion, also Erweiterung der Kapazität der Hobelmaschine, was graphisch einer Parallelverschiebung der entsprechenden Geraden nach oben entspricht, bis sie durch den Schnittpunkt der übrigen Restriktionsgeraden verläuft:
   Aus $2x_1 + 5x_2 = 1.000$ und $2x_1 + x_2 = 320$ ergibt sich der Schnittpunkt bei $x_1 = 75$ und $x_2 = 170$. Damit müsste die Kapazität der Hobelmaschine auf $5 \cdot 75 + 4 \cdot 170 = 1.055[h]$ erweitert werden.
2. Reduktion der Kapazität der Lackiererei bis zum Schnittpunkt der beiden anderen Geraden:
   Aus $2x_1 + 5x_2 = 1.000$ und $5x_1 + 4x_2 = 1.000$ ergibt sich der Schnittpunkt bei $x_1 = 59$ und $x_2 = 176$. Damit müsste die Kapazität der Lackiererei auf $2 \cdot 59 + 176 = 294[h]$, also um $26[h]$ reduziert werden.
3. Reduktion der Kapazität der Sägemaschine bis zum Schnittpunkt der beiden anderen Geraden:
   Aus $5x_1 + 4x_2 = 1.000$ und $2x_1 + x_2 = 320$ ergibt sich der Schnittpunkt bei $x_1 = 93$ und $x_2 = 133$. Damit müsste die Kapazität der Sägemaschine auf $2 \cdot 93 + 5 \cdot 133 = 851[h]$, also um $149[h]$ reduziert werden.

Lösung zu Aufgabe A3.26

$i^3 = -i, \quad i^4 = 1, \quad i^5 = i, \quad i^6 = -1$

Lösung zu Aufgabe A3.27

$$a + b = 3 - 2i$$
$$a \cdot b = -7 + 11i$$
$$\frac{a}{b} = \frac{(5-3i)(-2-i)}{(-2+i)(-2-i)} = \frac{-13+i}{5} = -2{,}6 + 0{,}2i$$
$$a^2 = (5-3i)^2 = 16 - 30i$$
$$a \cdot \bar{a} = (5-3i)(5+3i) = 34$$

Lösung zu Aufgabe A3.28

a) $|z| = \sqrt{4+2} = \sqrt{6} \approx 2,449$
   $\phi = \arctan(-1/\sqrt{2}) \approx -0,6155$

b) $|z| = \sqrt{1+9} = \sqrt{10} \approx 3,162$
   $\phi = \arctan(-3) + \pi \approx 1,8925$

c) $|z| = \sqrt{4+1} = \sqrt{5} \approx 2,236$
   $\phi = \arctan(1/2) - \pi \approx -2,6779$

Lösung zu Aufgabe A3.29

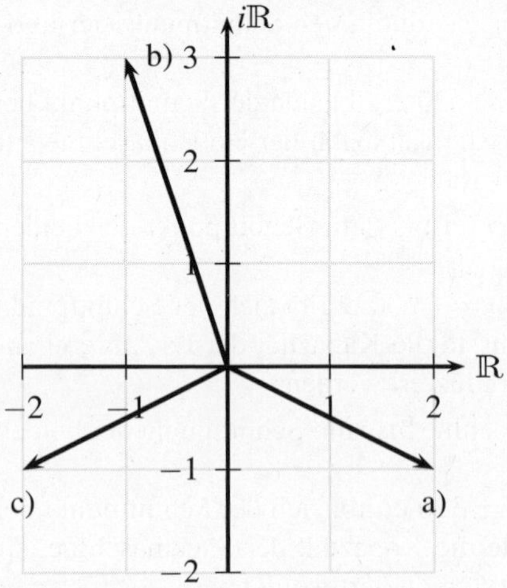

Lösung zu Aufgabe A3.30

$$a = \left(\sqrt{9+16};\ \arctan\frac{4}{3}\right) \approx (5;\ 0{,}9273)$$

$$b = \left(\sqrt{36+36};\ \arctan(-1)\right) = (6\sqrt{2};\ -\pi/4)$$

$$c = (5;\ -\pi/2)$$

$$d = (\sqrt{2};\ \arctan(-1)+\pi) = \left(\sqrt{2};\ \frac{3}{4}\pi\right)$$

Lösung zu Aufgabe A3.31

Umrechnung mit der Formel $z = (r,\phi) = r\cdot(\cos\phi + i\sin\phi)$:

$a = 2\cdot(\cos(\pi/2) + i\sin(\pi/2)) = 2\cdot(0+1i) = 2i$

$b = 5\cdot(\cos(0) + i\sin(0)) = 5\cdot(1+0i) = 5$

$c = 0{,}8\cdot(\cos(-2\pi/3) + i\sin(-2\pi/3)) = 0{,}8\cdot(-0{,}5 - i\sqrt{3}/2) = -0{,}4 - 0{,}4\sqrt{3}i$

$d = 5\sqrt{2}\cdot(\cos(-\pi/4) + i\sin(-\pi/4)) = 5\sqrt{2}\cdot(\sqrt{2}/2 - i\sqrt{2}/2) = 5 - 5i$

Lösung zu Aufgabe A3.32

a) $y = a + ib$, es ist $r = 2$ und $\phi = \pi/2$

$\Rightarrow\quad a = 2\cdot\cos(\pi/2) = 0,\quad b = 2\cdot\sin(\pi/2) = 2$

$z = c + id$, es ist $r = 3\sqrt{2}$ und $\phi = \pi/4$

$\Rightarrow\quad c = 3\sqrt{2}\cdot\cos(\pi/4) = 3,\quad b = 3\sqrt{2}\cdot\sin(\pi/4) = 3$

b)
$$\begin{aligned}
y - z &= (a-c) + i(b-d) = -3 - i\\
y\cdot z &= (ac-bd) + i(bc+ad) = -6 + 6i\\
z/y &= \frac{ca+db}{a^2+b^2} + i\cdot\frac{da-cb}{a^2+b^2} = 1{,}5 - 1{,}5i\\
z^{-1} &= \frac{c}{c^2+d^2} - i\cdot\frac{d}{c^2+d^2} = \frac{1}{6} - \frac{1}{6}i
\end{aligned}$$

Lösung zu Aufgabe A3.33

$$\sin\frac{\pi}{3} = \frac{1}{2}\sqrt{3} \qquad \cos\left(-\frac{\pi}{6}\right) = \cos\frac{\pi}{6} = \frac{1}{2}\sqrt{3}$$

$$\tan\left(-\frac{3}{4}\pi\right) = -\tan\left(\pi - \frac{1}{4}\pi\right) = -\tan\left(-\frac{1}{4}\pi\right) = \tan\left(\frac{\pi}{4}\right) = 1$$

$$\cot\left(\frac{2}{3}\pi\right) = \cot\left(\pi - \frac{1}{3}\pi\right) = -\cot\left(\frac{\pi}{3}\right) = -\frac{\sqrt{3}}{3}$$

Lösung zu Aufgabe A3.34

a) $\pi/6 \approx 0{,}5236$

b) $y/100 = \tan(\pi/6) \Rightarrow y = 100/\sqrt{3} \approx 57{,}7350\,\text{m}$
Der Turm ist etwa 57,7 m hoch.

Lösung zu Aufgabe A3.35

a) $\sin\alpha = \dfrac{a}{c} = \dfrac{1}{2} \Rightarrow \alpha = 30°$

b) $\alpha + \beta + \gamma = 180° \Rightarrow \beta = 180° - 30° - 90° = 60°$
oder $\cos\beta = \dfrac{a}{c} = \dfrac{1}{2} \Rightarrow \beta = 60°$

c) PYTHAGORAS: $a^2 + b^2 = c^2$
$\Rightarrow b = \sqrt{c^2 - a^2} = \sqrt{12^2 - 6^2} = \sqrt{108} \approx 10{,}3923\text{cm}$
oder $\sin\beta = \dfrac{b}{c}$
$\Rightarrow b = c \cdot \sin\beta = 12\sin 60° = 12 \cdot \dfrac{1}{2}\sqrt{3} = 6\sqrt{3} \approx 10{,}3923\text{cm}$

Lösung zu Aufgabe A3.36

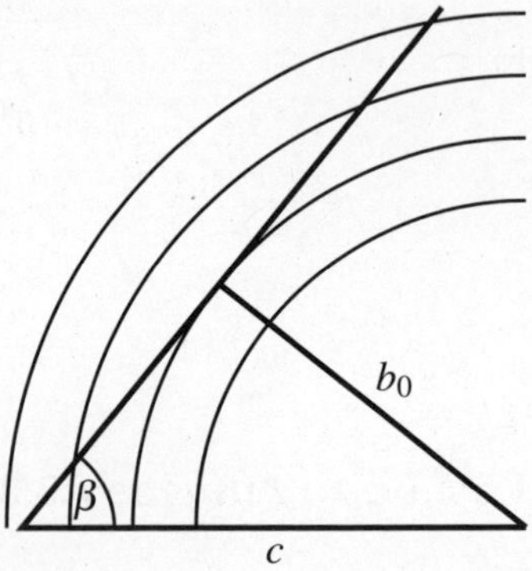

Für ein Dreieck mit bekannter Seitenlänge c und mit bekanntem Winkel β $(0 < \beta < 90°)$ gilt:

$b < b_0$: keine Lösung
$b = b_0$: eine Lösung
$b \geq c$: eine Lösung
sonst: zwei Lösungen

Dabei ist b_0 die Länge der dem Winkel β gegenüber liegenden Seite in einem entsprechenden **rechtwinkligen** Dreieck.

Also folgt aus dem **Sinussatz**:

$$b_0/\sin\beta = c/\sin 90° \iff b_0 = c \cdot \sin\beta.$$

Daher gilt für die folgenden drei Dreiecke:

	β	b_0	b	c	Anzahl Lösungen
D_1	76°	7,76	9	8	1
D_2	37°	4,81	7	8	2
D_3	57°	6,71	5	8	0

A4. Kombinatorik

Aufgabe A4.1

a) Auf wie viele verschiedene Arten können 11 numerierte Kugeln angeordnet werden?

b) In einer Urne liegen 5 rote, 2 gelbe und 4 blaue Kugeln. Auf wie viele verschiedene Arten können die Kugeln angeordnet werden?

Aufgabe A4.2

Die sieben Schwaben haben in einer Entfernung von 5 Kilometern den Feind entdeckt. Kaum einer will ganz vorne gehen – zumindest nicht zu lange. So beschließen sie, auf dem Wege zum Ziel alle nur möglichen Marschanordnungen zu realisieren.

a) Wie viele mögliche Marschanordnungen gibt es?

b) Nach wie vielen Metern ist jeweils anzuhalten, umzustellen und wieder loszumarschieren?

Aufgabe A4.3

Gegeben sind die Ziffern $0, 1, \ldots, 9$. Es sind dreistellige Zahlen zu bilden (führende Nullen seien erlaubt). Beantworten Sie die folgenden Fragen, wenn jede Ziffer nur einmal (bis zu dreimal) zur Verfügung steht.

a) Wie viele verschiedene dreistellige Zahlen können gebildet werden?

b) Wie viele der so gebildeten Zahlen sind gerade?

c) Wie viele Zahlen sind durch fünf teilbar?

d) Wie viele sind größer als 600?

Aufgabe A4.4

a) Wie viele verschiedene Lotto-Tips von 6 aus 49 Zahlen gibt es?
b) Wie viele dieser Tips enthalten die Zahlen 1 und 2?
c) Wo ist die Chance für einen Gewinn im ersten Rang größer: bei 6 aus 49 oder bei 5 aus 72 Zahlen?
d) Wie viele Möglichkeiten gibt es, bei 6 aus 49 Zahlen genau drei „Richtige“ zu haben?

Aufgabe A4.5

In der Blindenschrift werde Zeichen aus sechs Positionselementen zusammengesetzt, die wie bei der Augenzahl 6 beim Würfel angeordnet sind und jeweils die Eigenschaft „Punkt“ oder „leer“ annehmen können. Wie viele verschiedene Zeichen kann man mit diesem System erzeugen?

Aufgabe A4.6

Karl-Heinz hat im Urlaub 12 Souveniers erstanden, die er seinen drei Kegelbrüdern schenken will. Der erste soll n_1, der zweite n_2 und der dritte n_3 Souveniers erhalten ($n_1 + n_2 + n_3 = 12$).

a) Wie viele Möglichkeiten gibt es, wenn n_1, n_2 und n_3 vor der Verteilung der Souveniers festgelegt werden?
b) Wie viele Möglichkeiten gibt es, wenn $n_1, n_2, n_3 \in \{0, 1, \ldots, 12\}$ beliebig gewählt werden können?

Aufgabe A4.7

Ein Verkaufsdisplay für Schokolade hat acht Fächer. Der Händler hat 12 Sorten Schokolade verfügbar. Wie viele verschiedene Bestückungen des Displays gibt es, wenn es egal ist, welche Sorte in welchem Fach liegt, jedoch mehrere Fächer mit derselben Sorte belegt werden können?

Aufgabe A4.8

Aus zehn Geschenken wird ein Präsentkorb zusammengestellt, der zwei bis zehn der Geschenke enthalten kann. Wie viele unterschiedliche Kombinationen sind möglich?

Aufgabe A4.9

a) In wie vielen verschiedenen Reihenfolgen kann man 4 Flaschen Pils, 3 Flaschen Alt, 2 Wodka und 1 Doppelkorn trinken?

b) In der Mensa kann man aus 4 Beilagen 2 auswählen (auch dieselbe zweimal). Wie viele verschiedene Zusammenstellungen sind möglich?

c) Wie viele verschiedene Möglichkeiten gibt es, die Buchstaben M, A, T, H, E, M, A, T, I, K anzuordnen?

Aufgabe A4.10

a) Wie viele verschiedene Skatblätter (10 aus 32 Karten) gibt es?

b) Wie viele verschiedene Skatblätter mit zwei Assen gibt es?

c) Wie viele verschiedene Skatblätter mit mindestens einem Buben gibt es?

Aufgabe A4.11

Wie viele verschiedene Gießener Autokennzeichen können ausgestellt werden, wenn jedes Kennzeichen neben der Ortsbezeichnung GI aus ein oder zwei Buchstaben und zwei oder drei Ziffern zusammengestellt wird? (Alle Buchstabenkombinationen seien erlaubt.)

Aufgabe A4.12

Mr. X ist einer von 8 Gästen auf der Geburtstagsparty von Mr. Holmes. Wie viele mögliche Sitzordnungen gibt es, wenn alle Gäste und Mr. Holmes
a) in einer langen Reihe b) an einem runden Tisch
Platz nehmen? Bei wie vielen dieser Anordnungen wird Mr. X neben Mr. Holmes sitzen?

Aufgabe A4.13

a) Zeigen Sie, dass $\binom{n}{n_1, n_2, n_3} = \binom{n}{n_1}\binom{n-n_1}{n_2}\binom{n-n_1-n_2}{n_3}$

mit $n = n_1 + n_2 + n_3$ gilt.

b) Zeigen Sie die Gültigkeit von $\binom{n}{k} + \binom{n}{k-1} = \binom{n+1}{k}$.

Lösungen zum Abschnitt A4

Lösung zu Aufgabe A4.1

a) $11! = 39.916.800$

b) $\binom{11}{5,2,4} = \frac{11!}{5!2!4!} = 6.930$

Lösung zu Aufgabe A4.2

a) $7! = 5.040$

b) $5.000m/5.040 = 0{,}9921m$, d.h. die sieben Schwaben müssen jeweils nach knapp einem Meter anhalten und umstellen.

Lösung zu Aufgabe A4.3

a) Variation ohne Wiederholung: $10 \cdot 9 \cdot 8 = 720$
Variation mit Wiederholung: $10^3 = 1000$, nämlich 000 – 999.

b) Für die letzte Stelle stehen nur noch fünf Ziffern $(0,2,4,6,8)$ zur Verfügung.
Variation ohne Wiederholung: $5 \cdot 9 \cdot 8 = 360$
Variation mit Wiederholung: $5 \cdot 10 \cdot 10 = 500$

c) Für die letzte Stelle stehen nur noch zwei Ziffern $(0,5)$ zur Verfügung.
Variation ohne Wiederholung: $2 \cdot 9 \cdot 8 = 144$
Variation mit Wiederholung: $2 \cdot 10 \cdot 10 = 200$

d) Für die erste Stelle stehen nur noch 4 Ziffern $(6,7,8,9)$ zur Verfügung.
Variation ohne Wiederholung: $4 \cdot 9 \cdot 8 = 288$
Variation mit Wiederholung: $4 \cdot 10 \cdot 10 - 1 = 399$, nämlich die Zahlen 601 – 999.

Lösung zu Aufgabe A4.4

a) $\binom{49}{6} = 13.983.816$

b) $\binom{47}{4} \cdot \binom{2}{2} = 178.365$

c) $\binom{72}{5} = 13.991.544$, also sind die Chancen für einen Gewinn im ersten Rang bei 6 aus 49 etwas höher.

d) Anzahl der „richtigen“ Dreierkombinationen aus 6 Lottozahlen: $\binom{6}{3} = 20$,

Anzahl der „falschen“Dreierkombinationen aus 43 Nieten: $\binom{43}{3} = 12.341$.

$\Rightarrow$ Anzahl der möglichen Sechsertips mit drei „Richtigen“:
$20 \cdot 12.341 = 246.820$.

Lösung zu Aufgabe A4.5

Variation mit Wiederholung: $2^6 = 64$

Lösung zu Aufgabe A4.6

a) $\binom{12}{n_1} \cdot \binom{12-n_1}{n_2} \cdot \binom{12-n_1-n_2}{n_3} = \binom{12}{n_1, n_2, n_3}$

b) $$\sum_{\substack{n_1+n_2+n_3=12 \\ 0 \le n_1, n_2, n_3 \le 12}} \binom{12}{n_1, n_2, n_3} = 3^{12} = 531.441$$

Lösung zu Aufgabe A4.7

Kombination mit Wiederholung: $\binom{12+8-1}{8} = \binom{19}{8} = 75.582$

Lösung zu Aufgabe A4.8

Für einen Präsentkorb mit i Geschenken sind $\binom{10}{i}$ Zusammenstellungen möglich, $i = 2, 3, \ldots, 10$. Also sind insgesamt
$\sum_{i=2}^{10} \binom{10}{i} = \sum_{i=0}^{10} \binom{10}{i} - 1 - 10 = 2^{10} - 11 = 1013$ Kombinationen denkbar.

Lösung zu Aufgabe A4.9

a) Permutation mit Wiederholung: $\binom{10}{4,3,2,1} = \frac{10!}{4!3!2!1!} = 12.600$

b) Kombination mit Wiederholung: $\binom{4+2-1}{2} = \binom{5}{2} = 10$

c) Permutation mit Wiederholung: $\binom{10}{2,2,2,1,1,1,1} =$

$= \frac{10!}{2!2!2!1!1!1!1!} = 453.600$

Lösung zu Aufgabe A4.10

a) $\binom{32}{10} = 64.512.240$

b) $\binom{28}{8} \cdot \binom{4}{2} = 18.648.630$

c) Anzahl aller möglichen Skatblätter − Anzahl aller Skatblätter ohne Buben = $\binom{32}{10} - \binom{28}{10} = 51.389.130$

Lösung zu Aufgabe A4.11

Führende Nullen sind nicht zugelassen!

$(26 + 26 \cdot 26) \cdot (9 \cdot 10 + 9 \cdot 10 \cdot 10) = (27 \cdot 26)(1000 - 10) = 694.980$

Lösung zu Aufgabe A4.12

a) Anzahl aller möglichen Sitzordnungen: $9! = 362.880$
Anzahl der Sitzordnungen, bei denen Mr. X neben Mr. Holmes sitzt:
$8 \cdot 7! \cdot 2! = 80.640$

b) Anzahl aller möglichen Sitzordnungen: $8! = 40.320$
Anzahl der Sitzordnungen, bei denen Mr. X neben Mr. Holmes sitzt:
$7! \cdot 2! = 10.080$

Lösung zu Aufgabe A4.13

a) $\binom{n}{n_1,n_2,n_3} = \frac{n!}{n_1!n_2!n_3!}$

$\binom{n}{n_1}\binom{n-n_1}{n_2}\binom{n-n_1-n_2}{n_3} =$

$\frac{n!}{n_1!(n-n_1)!} \cdot \frac{(n-n_1)!}{n_2!(n-n_1-n_2)!} \cdot \frac{(n-n_1-n_2)!}{n_3!(n-n_1-n_2-n_3)!} = \frac{n!}{n_1!n_2!n_3!}$

b) $\binom{n}{k} + \binom{n}{k-1} = \frac{n!}{k!(n-k)!} + \frac{n!}{(k-1)!(n-k+1)!} =$

$\frac{n!(n-k+1)+n!\cdot k}{k!(n-k+1)!} = \frac{(n+1)!}{k!(n+1-k)!} = \binom{n+1}{k}$

A5. Relationen, Ordnungen, Abbildungen

Aufgabe A5.1

Gegeben seien die Mengen $A = \{1,2\}, B = \{a,b\}$ und $C = \{b,c\}$. Bestimmen Sie die folgenden Mengen:

a) $A \times B$, b) $A \times (B \cup C)$

c) $(A \times B) \cap (A \times C)$ d) $A \times (B \cap C)$

Aufgabe A5.2

Sei $\Omega = \{\alpha,\beta,\gamma\}$. Die folgenden Relationen in Ω sind gegeben:
$R_1 = \{(\alpha,\beta),(\gamma,\beta),(\beta,\beta),(\beta,\gamma)\}$,
$R_2 = \{(\alpha,\beta),(\beta,\gamma),(\alpha,\gamma)\}$,
$R_3 = \{(\alpha,\alpha),(\beta,\beta),(\beta,\gamma),(\gamma,\beta),(\gamma,\gamma)\}$,
$R_4 = \{(\alpha,\beta)\}$,
$R_5 = \Omega \times \Omega$.

Welche dieser Relationen sind

a) reflexiv, b) irreflexiv, c) symmetrisch,
d) identitiv, e) transitiv, f) konnex?

Aufgabe A5.3

Für die Mengen $A = \{1,2,3\}, B = \{4,5,6\}$ und $C = \{7,8,9\}$ sind die Abbildungen $f : A \to B$ und $g : B \to C$ wie folgt definiert:

$f(1) = 5,\ f(2) = 4,\ f(3) = 5,\ g(4) = 8,\ g(5) = 9,\ g(6) = 7.$

a) Stellen Sie die Abbildungen im Pfeildiagramm dar!

b) Sind f bzw. g injektiv, surjektiv oder bijektiv?

c) Man bestimme die zusammengesetzte Abbildung $g \circ f$, zeichne sie im Pfeildiagramm und prüfe, ob sie injektiv, surjektiv oder bijektiv ist.

Lösungen zum Abschnitt A5

Lösung zu Aufgabe A5.1

a) $A \times B = \{(1,a),(1,b),(2,a),(2,b)\}$

b) $A \times (B \cup C) = \{(1,a),(1,b),(1,c),(2,a),(2,b),(2,c)\}$

c) $(A \times B) \cap (A \times C) = \{(1,b),(2,b)\}$

d) $A \times (B \cap C) = \{(1,b),(2,b)\} = c)$

Lösung zu Aufgabe A5.2

a) Alle, die $(\alpha,\alpha),(\beta,\beta)$ und (γ,γ) enthalten: R_3, R_5

b) Alle, die weder $(\alpha,\alpha),(\beta,\beta)$ noch (γ,γ) enthalten: R_2, R_4

c) R_3, R_5 d) R_2, R_4 e) R_2, R_3, R_4, R_5 f) R_2, R_5

Lösung zu Aufgabe A5.3

a)

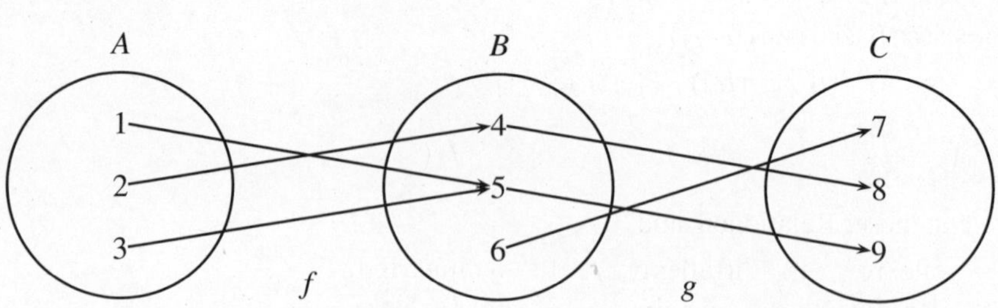

b)
$$\left.\begin{array}{l} f \text{ nicht injektiv, da } f(1) = f(3) \\ f \text{ nicht surjektiv, da } 6 \in B \backslash f(A) \end{array}\right\} \Rightarrow f \text{ nicht bijektiv}$$

$$\left.\begin{array}{l} g \text{ ist injektiv, da } g(4) \neq g(5) \neq g(6) \neq g(4) \\ g \text{ ist surjektiv, da } g(B) = C \end{array}\right\} \Rightarrow g \text{ ist bijektiv}$$

c) $g \circ f : A \to C,\ (g \circ f)(1) = 9,\ (g \circ f)(2) = 8,\ (g \circ f)(3) = 9$

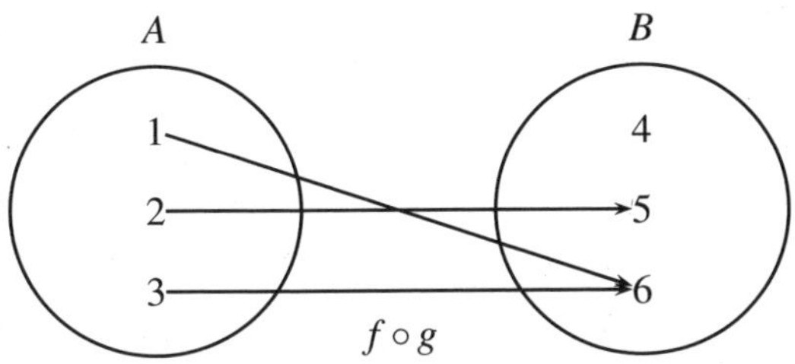

$$\left.\begin{array}{l} g \circ f \text{ nicht injektiv, da } (g \circ f)(1) = (g \circ f)(3) \\ g \circ f \text{ nicht surjektiv, da } 7 \in C \backslash (g \circ f)(A) \end{array}\right\} \Rightarrow g \circ f \text{ nicht bijektiv}$$

A6. Funktionen

Aufgabe A6.1

Welchen Definitions- und Wertebereich haben folgende Funktionen?

a) $f(x) = \ln x$ b) $g(x) = \dfrac{3}{x^2 - 7}$ c) $h(x) = \dfrac{x^3 + 5x}{x}$

Aufgabe A6.2

Berechnen Sie $f \circ g$ mit $f : x \mapsto 2x + x^2$ und $g : x \mapsto e^x$.

Aufgabe A6.3

Wie bezeichnet man die Graphen der Potenzfunktion $f(x) = x^n$, wenn

a) $n \in \mathbb{N}$ und $n > 1$, b) $n \in \mathbb{Z}$ und $n \leq -1$,

c) $n = 1$, d) $n = 0$?

Aufgabe A6.4

a) Wie lauten die Funktionsgleichungen zu den drei Geraden in dem rechts abgebildeten Koordinatensystem?

b) Zeichnen Sie die Geraden
$A: \; y = 1 + 0{,}5x,$
$B: \; y = -2 + x,$
$C: \; x = -3$ und
$D: \; y = 3 - 2x$
in ein Koordinatensystem!

c) Bestimmen Sie den Schnittpunkt der Geraden A und D aus Teilaufgabe b) analytisch und graphisch!

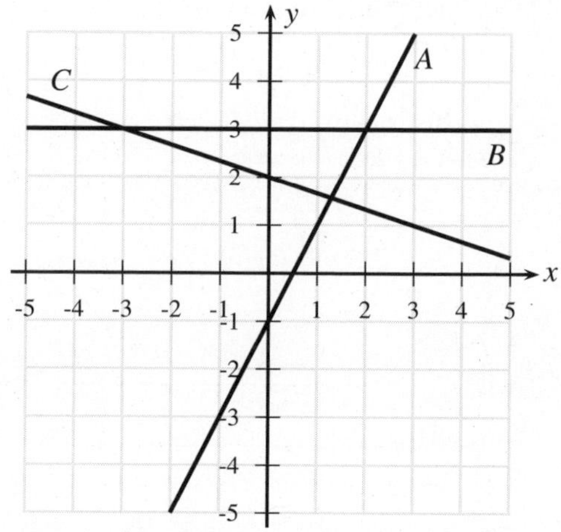

Aufgabe A6.5

a) Berechnen Sie eine Gerade, die durch die Punkte $(3;5)$ und $(-1;2)$ geht!

b) Berechnen Sie eine Parabel, die durch die Punkte $(1;-2)$, $(-1;-6)$ und $(2;3)$ geht!

c) Berechnen Sie ein Polynom dritten Grades, das durch die Punkte $(-1;2)$, $(0;3)$, $(2;0)$ und $(3;1)$ geht!

d) Berechnen Sie eine reellwertige Potenzfunktion $f(x) = a^x$, $x \in \mathbb{R}$, die durch den Punkt $(2;169)$ geht!

Aufgabe A6.6

Bestimmen Sie den Gleichgewichtspreis und die Gleichgewichtsmenge für die folgenden linearen Angebots- und Nachfragefunktionen!

a) $x_N = 50 - 3p, \quad x_A = 8 + 2p$

b) $x_N = 120 - 4p, \quad x_A = 5 + 6p$

Aufgabe A6.7

Gegeben sei die Preis-Absatz-Funktion $p(x) = -3 + 300/(x+5)^2$.

a) Wie hoch ist der Prohibitivpreis (= Preis mit einer Nachfrage von Null)?

b) Wie hoch ist die maximal mögliche Absatzmenge?
c) Skizzieren Sie den Graphen dieser Funktion!

Aufgabe A6.8

Sei $p(x) = 20 - x$ eine Preis-Absatz-Funktion.

a) Wie lautet die Erlösfunktion? Zeichnen Sie diese!
b) Für welche Verkaufsmengen x ist der Gewinn nichtnegativ, wenn die Stückkosten $k(x) = 4 + 48x^{-1}$ betragen?

Aufgabe A6.9

Gegeben sind einige Funktionen $f(x)$:

(1) $f(x) = 10 - 2x + 3x^2$, (2) $f(x) = 10 - 2x + 3x^2 - 0{,}5x^3$,

(3) $f(x) = |x^{-0{,}5}|$, (4) $f(x) = 0{,}5^x$ (5) $f(x) = 10^{x^{0{,}5}}$,

(6) $f(x) = \lg_{0{,}5}(x)$, (7) $f(x) = -0{,}5^x$, (8) $f(x) = 1/x$,

(9) $f(x) = \ln x$, (10) $f(x) = e^x$, (11) $f(x) = e^{-x}$,

(12) $f(x) = x^{0{,}5}$, (13) $f(x) = \frac{x-3}{x-2}$ für $x < 2 \wedge \frac{4}{x}$ für $x \geq 2$.

Skizzieren Sie, soweit definiert, den Funktionsgraphen für $-2 \leq x \leq 5$. Geben Sie an,

a) ob die einzelne Funktion beschränkt und/oder
b) monoton ist bzw. keine der beiden Eigenschaften besitzt;
c) für welchen Teilbereich der Verlauf konvex bzw. konkav ist;
d) wo die Funktion Nullstellen, Sprungstellen und Polstellen aufweist, falls solche vorhanden sind!

Aufgabe A6.10

Skizzieren Sie den Graph von

$$f(x) = \begin{cases} 2x & \text{für} \quad x < -1 \\ 2x^3 & \text{für} \quad -1 \leq x \leq 1 \\ \frac{3}{2} + \frac{x}{2} & \text{für} \quad x > 1 \end{cases}$$

und geben Sie – sofern existent – die Umkehrfunktion an!

Aufgabe A6.11

Zeichnen Sie den Graph von

$$f(x) = \frac{x^2+1}{x^2-4}$$

und diskutieren Sie anhand der Darstellung die Eigenschaften der Funktion hinsichtlich Definitions- und Wertebereich, Achsendurchgängen (Nullstellen), Beschränktheit, Monotonie, Eineindeutigkeit, Krümmung, Extrema, Wendepunkten, Polstellen und asymptotischem Verhalten.

Aufgabe A6.12

Gegeben sind die Funktionen

$$z = f(y) = \frac{1-y^2}{|y|+3} \quad \text{für} \quad y \in \mathbb{R},$$

$$y = g(x) = x^2 - 3 \quad \text{für} \quad x \in \mathbb{R}.$$

Berechnen Sie

a) $z = f(0)$, b) $z = f(g(2))$,

c) x und z für $y = 6$, d) $z = f(g(x))|_{x=1}$.

Aufgabe A6.13

Sind die folgenden Funktionen homogen und ggf. von welchem Grad?

a) $f(x) = \frac{1}{x^2}$, b) $f(x) = \frac{1}{\sqrt{2x}}$, c) $f(x) = 3/x$,

d) $f(x) \equiv c$, $c \in \mathbb{R}$ konst., e) $f(x) = ax^2$.

Lösungen zum Abschnitt A6

Lösung zu Aufgabe A6.1

a) $f(x) = \ln x$

$\mathbb{D}(f) = \mathbb{R}^+ = \{x \in \mathbb{R} | x > 0\}$, $\mathbb{W}(f) = \mathbb{R}$

b) $g(x) = \frac{3}{x^2-7}$

$\mathbb{D}(g) = \mathbb{R} \setminus \{\pm\sqrt{7}\}$, $= \{x \in \mathbb{R} | x \neq \pm\sqrt{7}\}$, $\mathbb{W}(g) = \mathbb{R} \setminus (-3/7; 0]$

c) $h(x) = \dfrac{x^3+5x}{x} \longrightarrow$ stetig ergänzt ergibt sich x^2+5

$\mathbb{D}(h) = \mathbb{R}\setminus\{0\} = \{x \in \mathbb{R} | x \neq 0\}$, $\mathbb{W}(h) = (5;\ +\infty) = \{y \in \mathbb{R} | y > 5\}$

Lösung zu Aufgabe A6.2

$(f \circ g)(x) = f(g(x)) = f(e^x) = 2e^x + (e^x)^2 = e^x(2+e^x)$

Lösung zu Aufgabe A6.3

a) Parabel vom Grad n,

b) Hyperbel vom Grad n,

c) Gerade, Winkelhalbierende,

d) Parallele zur $x-$Achse, Höhe $y = 1$.

Lösung zu Aufgabe A6.4

a) $A: \ y = -1+2x$,
$B: \ y = 3$
$C: \ y = 2 - \frac{1}{3}x$

b)

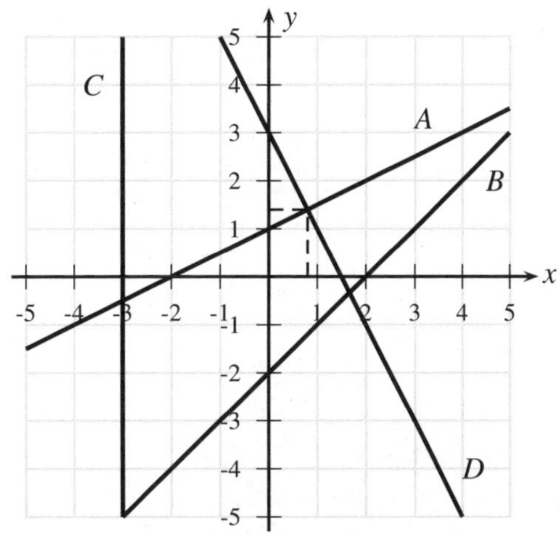

c) Die $y-$Werte beider Gleichungen müssen identisch sein, also

$$1 + 0{,}5x \overset{!}{=} 3 - 2x \qquad |+2x \ |-1$$
$$2{,}5x = 2 \qquad |:2{,}5$$
$$x = 0{,}8$$

Eingesetzt in A oder D folgt $y = 1{,}4$.

Auch aus der Graphik ergibt sich der Schnittpunkt $(0{,}8;\ 1{,}4)$.

Lösung zu Aufgabe A6.5

a) Geradengleichung: $y = a + bx$

Es gilt:

$$\begin{aligned} \text{I}: \quad 5 &= a + b \cdot 3 \\ \text{II}: \quad 2 &= a + b \cdot (-1) \\ \text{I} - \text{II}: \quad 3 &= 4b && \Leftrightarrow \quad b = 0{,}75 \\ 5 &= a + 0{,}75 \cdot 3 && \Leftrightarrow \quad a = 2{,}75 \end{aligned}$$

$\Rightarrow$ Geradengleichung: $y = 2{,}75 + 0{,}75x$

b)
$$\begin{array}{rrcl}
\text{Parabelgleichung:} & y & = & ax^2+bx+c \\
\text{Es gilt:}\quad \text{I}: & -2 & = & a\cdot 1^2+b\cdot 1+c \\
\text{II}: & -6 & = & a\cdot(-1)^2+b\cdot(-1)+c \\
\text{III}: & 3 & = & a\cdot 2^2+b\cdot 2+c \\
\text{I'} = \text{I}-\text{II}: & 4 & = & 2b \quad\Leftrightarrow\quad b=2 \\
\text{II'} = \text{III}-\text{I}: & 5 & = & 3a+b \quad\Leftrightarrow\quad a=1 \\
\text{I',II' in III}: & 3 & = & 4+4+c \quad\Leftrightarrow\quad c=-5 \\
\Rightarrow \text{Parabelgleichung:} & y & = & x^2+2x-5
\end{array}$$

c) Polynom 3. Grades: $y = ax^3+bx^2+cx+d$. Lösung eines Gleichungssystems mit den vier Unbekannten a,b,c,d oder Lösung mit dem Interpolationspolynom nach LAGRANGE:

$$\begin{aligned}
L(x) &= \sum_{i=0}^{3} y_i \cdot \prod_{i\neq j=0}^{3} \frac{x-x_j}{x_i-x_j} \\
&= 2\cdot\frac{x-0}{-1-0}\cdot\frac{x-2}{-1-2}\cdot\frac{x-3}{-1-3} + 3\cdot\frac{x+1}{0+1}\cdot\frac{x-2}{0-2}\cdot\frac{x-3}{0-3} \\
&\quad + 0\cdot\frac{x+1}{2+1}\cdot\frac{x-0}{2-0}\cdot\frac{x-3}{2-3} + 1\cdot\frac{x+1}{3+1}\cdot\frac{x-0}{3-0}\cdot\frac{x-2}{3-2} \\
&= -\frac{1}{6}x(x-2)(x-3)+\frac{1}{2}(x+1)(x-2)(x-3) \\
&\quad +\frac{1}{12}(x+1)x(x-2) \\
&= \frac{5}{12}x^3-\frac{5}{4}x^2-\frac{2}{3}x+3
\end{aligned}$$

d) Es gilt $169 = a^2 \Leftrightarrow a = \pm 13. \Rightarrow$ Potenzfunktion ist $y = f(x) = 13^x$, **nicht** $(-13)^x$, da $y \in \mathbb{R}$ gelten soll!

Lösung zu Aufgabe A6.6

a) $p^\star = \dfrac{50-8}{3+2} = \dfrac{42}{5} = 8{,}4$

$x^\star = \dfrac{50\cdot 2+8\cdot 3}{3+2} = \dfrac{124}{5} = 24{,}8$

b) $p^\star = \dfrac{120-5}{4+6} = \dfrac{115}{10} = 11{,}5$

$x^\star = \dfrac{120\cdot 6+5\cdot 4}{4+6} = \dfrac{740}{10} = 74$

Lösung zu Aufgabe A6.7

a) $p(0) = -3 + 300/25 = 9$

b) $p(x) \stackrel{!}{=} 0 \Leftrightarrow 3(x+5)^2 = 300 \Rightarrow x = 5$
($x = -15$ nicht zugelassen, da $x \geq 0$ gelten muss!)

c)

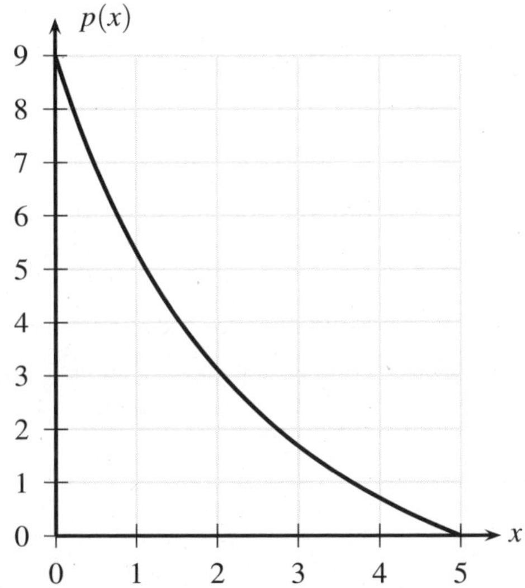

x	$p(x)$
0	9
1	5,33
2	3,12
3	1,69
4	0,70
5	0

Lösung zu Aufgabe A6.8

a) Erlösfunktion:
$E(x) = x \cdot p(x) = 20x - x^2$

b) Gesamtkosten:
$K(x) = x \cdot k(x) = 4x + 48$
Gewinnfunktion:
$G(x) = E(x) - K(x) =$
$-x^2 + 16x - 48 \stackrel{!}{\geq} 0$
$x_{1,2} = 8 \pm \sqrt{16}$
$\Rightarrow x_1 = 4,\ x_2 = 12$
$\Rightarrow$ Gewinn ist nichtnegativ im Intervall $4 \leq x \leq 12$.

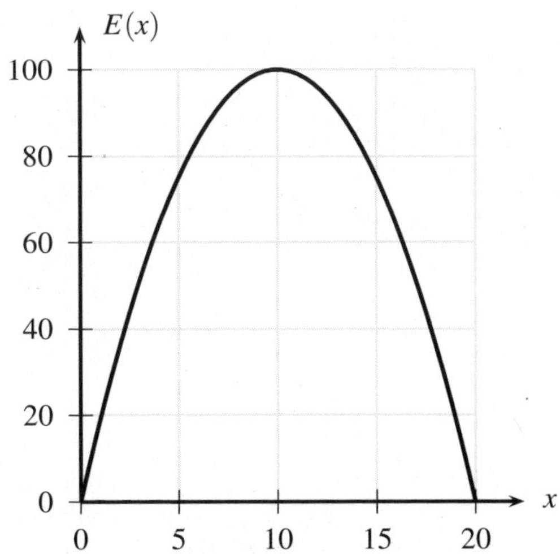

Lösung zu Aufgabe A6.9

Behandlung der Fragen a) bis d) nur für die Funktionen (1) und (2) als Lösungsmuster.

(1) $f(x) = 10 - 2x + 3x^2$ – **Polynom 2. Grades**

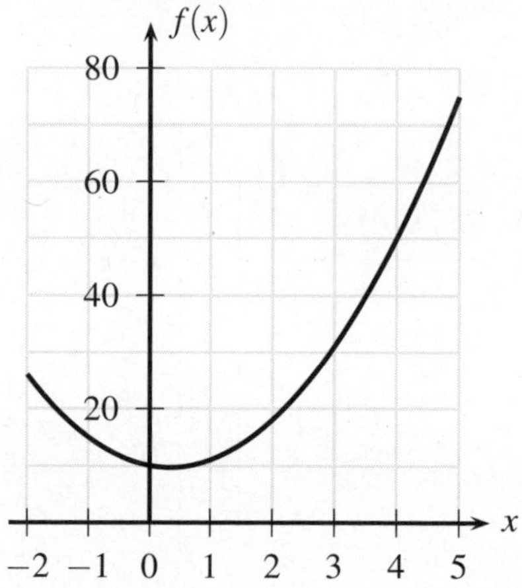

a) Beschränkt nach unten: $f(x) \geq 9\frac{2}{3}$ (wegen $f'(x) \stackrel{!}{=} 0 \Rightarrow x_{min} = 1/3; f(1/3) = 9\frac{2}{3}$).
b) Streng monoton fallend im Bereich $x \leq 1/3$; streng monoton steigend im Bereich $x \geq 1/3$.
c) Streng konvex für alle $x \in \mathbb{R}$.
d) Nullstellen, Sprungstellen und Polstellen existieren nicht.

(2) $f(x) = 10 - 2x + 3x^2 - 0{,}5x^3$ – **Polynom 3. Grades**

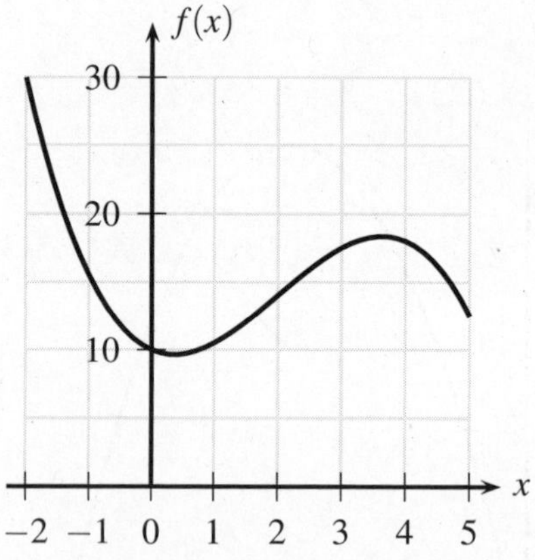

a) f ist nicht beschränkt.
b) Ermittlung der lokalen Extremstellen mit $f'(x) \stackrel{!}{=} 0$ liefert $x_{1,2} = 2 \pm \sqrt{8/3}$. Damit gilt (vgl. Graphik):
f streng monoton fallend für $x \leq 2 - \sqrt{8/3}$,
f streng monoton steigend für $2 - \sqrt{8/3} \leq x \leq 2 + \sqrt{8/3}$,
f streng monoton fallend für $x \geq 2 + \sqrt{8/3}$.
c) Wendepunkt bei $x = 2$ (Ermittlung mit $f''(x) \stackrel{!}{=} 0$) $\Rightarrow f$ streng konvex für $x \leq 2$, streng konkav für $x \geq 2$.
d) Nullstelle bei $x = 5{,}897$ (Ermittlung mit $f(x) \stackrel{!}{=} 0$ und Lösungsverfahren nach NEWTON, *regula falsi*, Intervallhalbierung oder „Probieren"); keine Sprungstellen, keine Polstellen.

Lösung zu Aufgabe A6.10

x	-2	-1	$-0{,}5$	0	$0{,}5$	1	2
$f(x)$	-4	-2	$-0{,}25$	0	$0{,}25$	2	$2{,}5$

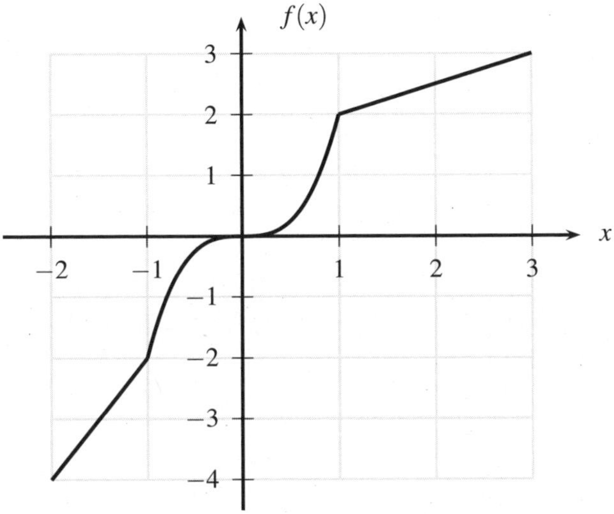

$f(x)$ ist trotz $f'(0) = 0$ streng monoton steigend, es existiert also f^{-1} auf $\mathbb{R}$:

$$
\begin{aligned}
y &= 2x & \Rightarrow\quad x &= \frac{y}{2} & &\text{für } y < -2,\\
y &= 2x^3 & \Rightarrow\quad x &= \sqrt[3]{\frac{y}{2}} & &\text{für } -2 \le y \le 2,\\
y &= \frac{3}{2} + \frac{x}{2} & \Rightarrow\quad x &= 2y - 3 & &\text{für } y > 2, \text{ also:}
\end{aligned}
$$

$$
f^{-1}(y) = \begin{cases} y/2, & y < -2,\\ \sqrt[3]{y/2}, & -2 \le y \le 2,\\ 2y - 3, & y > 2. \end{cases}
$$

Lösung zu Aufgabe A6.11

x	-10	-5	$-2{,}1$	-2	0	$0{,}5$	$1{,}99$	2	3	1000
y	$1{,}05$	$1{,}24$	$13{,}20$	n.d.	$-0{,}25$	$-0{,}3$	$-124{,}3$	n.d.	2	$\approx 1{,}00$

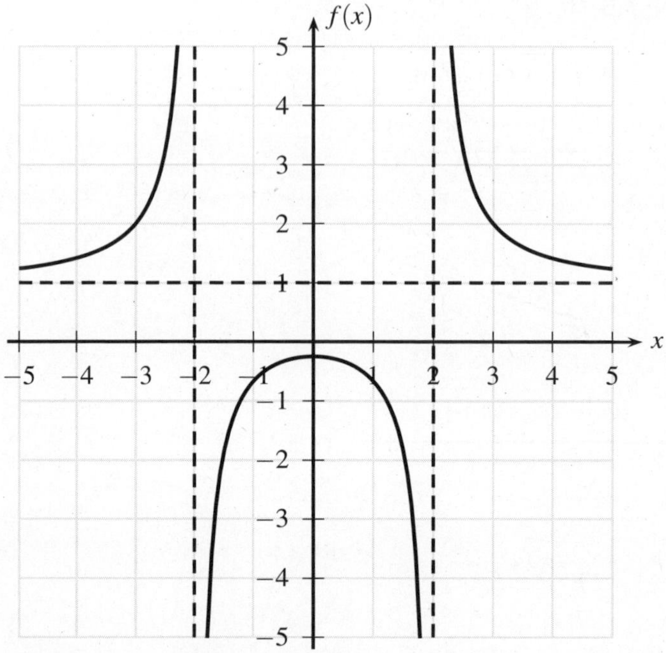

Definitions- und Wertebereich:
Definitionsbereich: $\mathbb{D} = \mathbb{R} \backslash \{-2;2\}$.
Wertebereich für $x \in (-\infty;-2)$: $\mathbb{W}_1 = (1;\infty)$,
Wertebereich für $x \in (-2;2)$: $\mathbb{W}_2 = (-\infty;-0{,}25]$,
Wertebereich für $x \in (2;\infty)$: $\mathbb{W}_3 = (1;\infty)$,
$\Rightarrow \mathbb{W} = \mathbb{W}_1 \cup \mathbb{W}_2 \cup \mathbb{W}_3 = \mathbb{R} \backslash (-0{,}25;1]$.

Achsendurchgänge:
Schnittpunkte des Graphen mit der Abszisse (= Nullstellen): keine;
Schnittpunkte des Graphen mit der Ordinate: $x = 0$; $y = -0{,}25$.

Beschränktheit:
Für $x \in (-\infty;-2)$: nach unten beschränkt, $y > 1$,
für $x \in (-2;2)$: nach oben beschränkt, $y \leq -0{,}25$,
für $x \in (2;\infty)$: nach unten beschränkt, $y > 1$,
insgesamt: nicht beschränkt.

Monotonie:
Für $x \in (-\infty;-2)$: streng monoton steigend, $f'(x) > 0$,
für $x \in (-2;0]$: streng monoton steigend, $f'(x) > 0 \; \forall x \in (-2;0)$, $f'(0) = 0$,
für $x \in [0;2)$: streng monoton fallend, $f'(x) < 0 \; \forall x \in (0;2)$, $f'(0) = 0$,
für $x \in (2;\infty)$: streng monoton fallend, $f'(x) < 0$,
insgesamt: nicht monoton.

Eineindeutigkeit:
Für den gesamten Bereich nicht gegeben: Jedem x wird zwar genau ein y zugeordnet, aber z. B. für $y = -2$ ergeben sich zwei x–Werte.

Krümmung:
Für $x \in (-\infty; -2)$: konvex, $f''(x) > 0$,
für $x \in (-2; 2)$: konkav, $f''(x) < 0$,
für $x \in (2; \infty)$: konvex, $f''(x) > 0$.

Extrema:
Notwendige Bedingung: $f'(x) = 0$

$$\Leftrightarrow \frac{-10x}{(x^2-4)^2} = 0 \Leftrightarrow x = 0,$$

hinreichende Bedingung: $f''(x) \neq 0$

$$\Leftrightarrow \frac{30x^2+40}{(x^2-4)^3} \neq 0$$

$$f''(0) = \frac{40}{(-4)^3} < 0 \Rightarrow \text{lokales Maximum bei } x = 0;\ y = -0{,}25.$$

Wendepunkte:
Notwendige Bedingung $f''(x) = 0$ ist für kein $x \in \mathbb{D}$ erfüllt $\Rightarrow$ es gibt keine Wendepunkte.

Polstellen:
Bei -2 und 2.

Asymptotisches Verhalten:

$$\lim_{x \to 2^\pm} \frac{x^2+1}{x^2-4} = \pm\infty \Rightarrow \text{senkrechte Asymptote: } x = 2,$$

$$\lim_{x \to -2^\pm} \frac{x^2+1}{x^2-4} = \mp\infty \Rightarrow \text{senkrechte Asymptote: } x = -2,$$

$$\lim_{x \to \pm\infty} \frac{x^2+1}{x^2-4} = 1 \Rightarrow \text{horizontale Asymptote: } y = 1.$$

Lösung zu Aufgabe A6.12

a) $f(0) = 1/3$

b) $f(g(2)) = f(1) = 0$

c) $z = f(6) = -35/9$. Da $g(x)$ nicht eineindeutig, existieren hier zwei x–Werte, nämlich $x = \pm 3$.

d) $z = f(g(x))|_{x=1} = \left.\dfrac{1-(x^2-3)^2}{|x^2-3|+3}\right|_{x=1} = \dfrac{-3}{5} = -0{,}6$

Lösung zu Aufgabe A6.13

f homogen vom Grad $r \Leftrightarrow f(\lambda x) = \lambda^r \cdot f(x)$

a) $f(\lambda x) = \dfrac{1}{(\lambda x)^2} = \lambda^{-2} \cdot x^{-2} = \lambda^{-2} \cdot f(x) \Rightarrow f$ homogen vom Grad -2.

b) $f(\lambda x) = \dfrac{1}{\sqrt{2\lambda x}} = \lambda^{-1/2} \cdot \dfrac{1}{\sqrt{2x}} = \lambda^{-1/2} \cdot f(x)$
$\Rightarrow f$ homogen vom Grad $-0{,}5$.

c) $f(\lambda x) = \dfrac{3}{\lambda x} = \lambda^{-1} \cdot f(x) \Rightarrow f$ homogen vom Grad -1.

d) $f(\lambda x) \equiv c = 1 \cdot c \Rightarrow f$ homogen vom Grad 0.

e) $f(\lambda x) = a(\lambda x)^2 = \lambda^2 \cdot f(x) \Rightarrow f$ homogen vom Grad 2.

A7. Folgen und Reihen

Aufgabe A7.1

Gegeben seien die Folgen
$A:\ 2, 4, 6, 8, \ldots;$

$B:\ -3, 1, -\dfrac{1}{3}, \dfrac{1}{9}, -\dfrac{1}{27}, \ldots;$

$C:\ c_n = \dfrac{2n^2+1}{n^2+3};$

$D:\ d_n = 0{,}5 d_{n-1}$ mit $d_0 = 1$.

Geben Sie für jede einzelne Folge an, ob sie

a) arithmetisch, geometrisch oder keins von beiden ist,
b) beschränkt ist oder nicht,
c) monoton ist oder nicht,
d) einen Grenzwert besitzt und falls ja, wie dieser lautet!

Aufgabe A7.2

a) Die Folge $-2, 0, 2, 22, 126, 428, 1090, \ldots$ ist eine arithmetische Folge. Welche Ordnung besitzt sie?
b) Zeigen Sie, dass $a_n = n^3 + 3n^2 - 2n,\ n \in \mathbb{N}$ eine arithmetische Folge dritter Ordnung ist.

Aufgabe A7.3

Kennzeichnen Sie in der nachfolgenden Tabelle, ob die Folgen

$-5+3(n-1) = 3n-8 = a_n$

$a_n: \quad -5;\ -2;\ 1;\ 4;\ 7;\ \ldots$

$b_n: \quad 1;\ \frac{1}{2};\ \frac{1}{3};\ \frac{1}{4};\ \frac{1}{5};\ \ldots$

$c_n: \quad 5;\ 10;\ 5;\ 10;\ 5;\ 10;\ \ldots$

$d_n: \quad 3{,}1;\ 3{,}01;\ 3{,}001;\ 3{,}0001;\ \ldots$

$e_n: \quad 1;\ -1;\ 2;\ -2;\ 3;\ -3;\ 4;\ -4;\ \ldots$

die entsprechende Eigenschaft aufweisen $(+)$ oder nicht aufweisen $(-)$! Tragen Sie in die letzten beiden Zeilen die Häufungspunkte und Grenzwerte (für $n \to \infty$) in Zahlen ein, falls solche existieren, sonst kennzeichnen Sie das zugehörige Feld mit einem Minuszeichen $(-)$!

Eigenschaft	a_n	b_n	c_n	d_n	e_n
monoton steigend	X				
monoton fallend					
monoton					
alternierend					
beschränkt nach oben					
beschränkt nach unten					
beschränkt					
konvergent					
bestimmt divergent					
unbestimmt divergent					
Häufungspunkte					
Grenzwerte					

Aufgabe A7.4

Eine arithmetische Folge beginnt mit: $1, -1, 0, 2, 3, 1, -6, -20, \ldots$

a) Welche Ordnung hat diese arithmetische Folge?

b) Welches Polynom von ebendieser Ordnung erzeugt die Folge?

Aufgabe A7.5

Untersuchen Sie nachstehende Folgen auf Beschränktheit und bestimmen Sie eventuell vorhandene Häufungspunkte bzw. Grenzwerte ($n \in \mathbb{N}$):

a) $a_n = \frac{1}{n}(2 + (-1)^n + 4n)$,

b) $b_n = \frac{n+1}{n}(-1)^n$,

c) $c_n = (1 + (-1)^n)\,\frac{4n-3}{n^2}$,

d) $d_n = \frac{3n^3+1}{3n^2-1}(-1)^n$.

Aufgabe A7.6

Die Papierformate der Reihe DIN A sind wie folgt definiert:

1. A0 hat eine Fläche von $1m^2$.
2. Das Seitenverhältnis der längeren zur kürzeren Seite ist stets $\sqrt{2} : 1$.
3. Das Format DIN An entsteht aus dem Format DIN A$(n-1)$ durch Halbierung der längeren Seite.

a) Welche Seitenlänge haben A0 und A10?

b) Berechnen Sie die Summe der Flächen aller Formate von A0 bis A10.

c) Welche Flächensumme ergibt sich für $n \to \infty$?

Aufgabe A7.7

Bestimmen Sie $\sum_{i=0}^{\infty} \frac{3}{2^{i+1}}$.

Lösungen zum Abschnitt A7

Lösung zu Aufgabe A7.1

Folge A:

a) Differenz zweier aufeinanderfolgender Glieder ist konstant $\Rightarrow A$ ist arithmetische Folge mit $a_1 = 2$ und $d = 2$.
Explizite Formel: $a_n = a_1 + (n-1)d = 2n$

b) A ist nach unten beschränkt, da $a_n \geq 2 \; \forall n \in \mathbb{N}$.

c) A ist streng monoton steigend, da $d = 2 > 0$.

d) $\lim\limits_{n\to\infty} a_n = \lim\limits_{n\to\infty} 2n = \infty \Rightarrow$ uneigentlicher Grenzwert.

Folge B:

a) Quotient zweier aufeinanderfolgender Glieder ist konstant $\Rightarrow B$ ist geometrische Folge mit $b_1 = -3$ und $q = -1/3$.
Rekursive Formel: $b_n = b_1 q^{n-1} = -3 \cdot (-1/3)^{n-1} = 9 \cdot (-1/3)^n$

b) B ist nach oben und unten beschränkt, da $-3 \leq b_n \leq 1 \; \forall n \in \mathbb{N}$.

c) B ist nicht monoton, sondern alternierend (ständiger Vorzeichenwechsel).

d) $\lim\limits_{n\to\infty} b_n = 9 \cdot \lim\limits_{n\to\infty} \dfrac{(-1)^n}{3^n} = 9 \cdot 0 = 0$

Folge C:

a) Es ergeben sich folgende Werte: $c_1 = 3/4, c_2 = 9/7, c_3 = 19/12$
$\Rightarrow$ Weder die Differenz noch der Quotient zweier aufeinanderfolgender Glieder ist konstant,
$\Rightarrow C$ ist weder arithmetische noch geometrische Folge.

b) C ist beschränkt, da $3/4 \leq c_n \leq 2 \; \forall n \in \mathbb{N}$, vgl. d).

c) C ist streng monoton steigend, d. h. $c_{n+1} > c_n \; \forall n \in \mathbb{N}$, da

$$\begin{aligned}
c_{n+1} - c_n &= \frac{2(n+1)^2+1}{(n+1)^2+3} - \frac{2n^2+1}{n^2+3} \\
&= \frac{(2n^2+4n+3)(n^2+3) - (2n^2+1)(n^2+2n+4)}{(n^2+2n+4)(n^2+3)} \\
&= \frac{2n^4+6n^2+4n^3+12n+3n^2+9-2n^4-4n^3-8n^2-n^2-2n-4}{(n^2+2n+4)(n^2+3)} \\
&= \frac{10n+5}{(n^2+2n+4)(n^2+3)} > 0 \; \forall n \in \mathbb{N}.
\end{aligned}$$

d) $\lim\limits_{n\to\infty} c_n = \lim\limits_{n\to\infty} \dfrac{2+\frac{1}{n^2}}{1+\frac{3}{n^2}} = 2$

Folge *D*:

a) Quotient zweier aufeinanderfolgender Glieder ist konstant $\Rightarrow$ D ist geometrische Folge mit $d_1 = 1/2$ und $q = 1/2$.
Rekursive Formel: $d_n = d_1 q^{n-1} = (1/2)^n$

b) D ist nach oben und unten beschränkt, da $0 \leq d_n \leq 1\ \forall n \in \mathbb{N}$, vgl. d).

c) D ist streng monoton fallend, da $0 < q = 1/2 < 1$.

d) $\lim\limits_{n\to\infty} d_n = \lim\limits_{n\to\infty} \dfrac{1}{2^n} = 0$

Lösung zu Aufgabe A7.2

a)

−2		0		2		22		126		428		1090
	2		2		20		104		302		662	
		0		18		84		198		360		
			18		66		114		162			
				48		48		48				

Es handelt sich um eine arithmetische Folge vierter Ordnung.

b) Die dritte Differenzenfolge muss eine Konstantfolge sein, d. h. $\Delta^3 a_n \stackrel{!}{=} c \neq 0$ mit c konst.

$$\begin{aligned}
\Delta a_n &= (n+1)^3 + 3(n+1)^2 - 2(n+1) - n^3 - 3n^2 + 2n \\
&= (n^3 + 3n^2 + 3n + 1) + (3n^2 + 6n + 3) - 2n - 2 - n^3 - 3n^2 + 2n \\
&= 3n^2 + 9n + 2
\end{aligned}$$

$$\begin{aligned}
\Delta^2 a_n &= 3(n+1)^2 + 9(n+1) + 2 - 3n^2 - 9n - 2 \\
&= 3n^2 + 6n + 3 + 9n + 9 + 2 - 3n^2 - 9n - 2 \\
&= 6n + 12
\end{aligned}$$

$$\begin{aligned}
\Delta^3 a_n &= 6(n+1) + 12 - 6n - 12 \\
&= 6n + 6 - 6n \\
&= 6 \quad \Rightarrow \text{ arithmetische Folge 3. Ordnung}
\end{aligned}$$

Oder einfacher über $\Delta^k a_n = \sum_{i=0}^{k} (-1)^i \binom{k}{i} a_{n+k-i} \stackrel{!}{=} c \neq 0$ mit $k = 3$.

Lösung zu Aufgabe A7.3

Eigenschaft	a_n	b_n	c_n	d_n	e_n
monoton steigend	+	–	–	–	–
monoton fallend	–	+	–	+	–
monoton	+	+	–	+	–
alternierend	–	–	+	–	+
beschränkt nach oben	–	+	+	+	–
beschränkt nach unten	+	+	+	+	–
beschränkt	–	+	+	+	–
konvergent	–	+	–	+	–
bestimmt divergent	+	–	–	–	–
unbestimmt divergent	–	–	+	–	+
Häufungspunkte	–	0	5; 10	3	–
Grenzwerte	–	0	–	3	–

Lösung zu Aufgabe A7.4

a) 1 $\quad -1 \quad 0 \quad 2 \quad 3 \quad 1 \quad -6 \quad -20 \ldots$

$-2 \quad 1 \quad 2 \quad 1 \quad -2 \quad -7 \quad -14 \ldots$

$3 \quad 1 \quad -1 \quad -3 \quad -5 \quad -7 \ldots$

$-2 \quad -2 \quad -2 \quad -2 \quad -2 \ldots$

$\Rightarrow$ arithmetische Folge 3. Ordnung

$$\begin{aligned}
\text{b) } L(x) &= 1\cdot\frac{x-1}{-1}\frac{x-2}{-2}\frac{x-3}{-3} - 1\cdot\frac{x}{1}\frac{x-2}{-1}\frac{x-3}{-2} + 2\cdot\frac{x}{3}\frac{x-1}{2}\frac{x-2}{1}\\
&= -\frac{1}{6}(x^3-6x^2+11x-6) - \frac{1}{2}(x^3-5x^2+6x) + \frac{1}{3}(x^3-3x^2+2x)\\
&= -\frac{1}{3}x^3 + \frac{5}{2}x^2 - \frac{25}{6}x + 1
\end{aligned}$$

Lösung zu Aufgabe A7.5

a) $a_n = \frac{2}{n} + \frac{(-1)^n}{n} + 4$, also

$a_n:\ 4+\frac{1}{1},\ 4+\frac{3}{2},\ 4+\frac{1}{3},\ 4+\frac{3}{4},\ 4+\frac{1}{5},\ 4+\frac{3}{6},\ 4+\frac{1}{7},\ \ldots$

$\lim\limits_{n\to\infty} a_n = 4$

$\Rightarrow$ beschränkt: $4 < |a_n| \leq |a_2| = 5{,}5\ \forall n \in \mathbb{N}$

b) $b_n = \left(1+\frac{1}{n}\right)(-1)^n = (-1)^n + \frac{(-1)^n}{n}$, also

$b_n:\ -2,\ 1\frac{1}{2},\ -1\frac{1}{3},\ 1\frac{1}{4},\ -1\frac{1}{5},\ 1\frac{1}{6},\ -1\frac{1}{7},\ \ldots$

$\Rightarrow$ beschränkt: $-2 \leq b_n \leq 1{,}5\ \forall n \in \mathbb{N}$, Häufungspunkte bei -1 und $+1$.

c) $c_n = (1+(-1)^n)\frac{4n-3}{n^2}$, also

$c_n:\ 0,\ \frac{10}{2^2},\ 0,\ \frac{26}{4^2},\ 0,\ \frac{42}{6^2},\ 0,\ \frac{58}{8^2},\ \ldots$

$\lim\limits_{n\to\infty} c_n = 0$

$\Rightarrow$ beschränkt: $0 \leq |c_n| \leq |c_2| = 2{,}5\ \forall n \in \mathbb{N}$

d) $d_n = \frac{3n+\frac{1}{n^2}}{3-\frac{1}{n^2}}(-1)^n$, der erste Faktor geht mit $n \to +\infty$ gegen $+\infty$, der zweite Faktor alterniert (± 1).

$\Rightarrow d_n$ ist unbestimmt divergent und nicht beschränkt.

Lösung zu Aufgabe A7.6

a) **A0:**

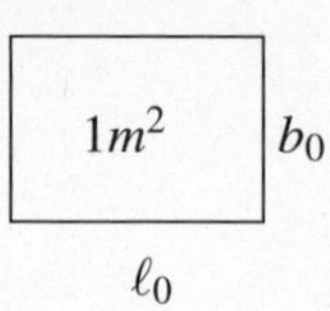

$$\frac{\ell_0}{b_0} = \frac{\sqrt{2}}{1} \quad\Rightarrow\quad \ell_0 = \sqrt{2}b_0$$

$\ell_0 \cdot b_0 = \sqrt{2}b_0 \cdot b_0 = b_0^2\sqrt{2} = 1[m^2]$

$$\Rightarrow b_0 = 1/\sqrt[4]{2} \approx 0{,}8409[m]$$

$$\Rightarrow \ell_0 = \frac{\sqrt{2}}{\sqrt[4]{2}} \approx 1{,}1892[m]$$

A10: – Von A0 nach A2 wird **jede** Seite einmal halbiert,
– von A0 nach A10 jeweils fünfmal.

$$b_{10} = (1/2)^5 b_0 \approx 0{,}0263[m]$$

$$\ell_{10} = (1/2)^5 \ell_0 \approx 0{,}0372[m]$$

b) a_i bezeichne die Fläche des Formates DIN Ai

$$\begin{aligned} a_1 &= (1/2)a_0 \\ a_2 &= (1/2)a_1 = (1/2)^2 a_0 \\ a_3 &= (1/2)a_2 = (1/2)^3 a_0 \\ &\vdots \\ a_i &= (1/2)^i a_0 \end{aligned}$$

$$\Rightarrow F_{10} = \sum_{i=0}^{10} a_i = \sum_{i=0}^{10} \left(\frac{1}{2}\right)^i a_0 = a_0 \left[1 + \left(\frac{1}{2}\right) + \left(\frac{1}{2}\right)^2 + \ldots + \left(\frac{1}{2}\right)^{10}\right]$$

In der eckigen Klammer steht eine geometrische Reihe

$$\Rightarrow F_{10} = a_0 \frac{\left(\frac{1}{2}\right)^{11} - 1}{\left(\frac{1}{2}\right) - 1} = 2a_0 \left(1 - \left(\frac{1}{2}\right)^{11}\right)$$

$$a_0 = 1[m^2] \Rightarrow F_{10} \approx 1{,}999[m^2]$$

c) $\lim_{n\to\infty} F_n = \lim_{n\to\infty} 2a_0 \left(1 - \left(\frac{1}{2}\right)^{n+1}\right) = 2[m^2]$

Lösung zu Aufgabe A7.7

$$\sum_{i=0}^{\infty} \frac{3}{2^{i+1}} = 3\sum_{i=0}^{\infty} \left(\frac{1}{2}\right)^{i+1} = 3\left(\sum_{i=0}^{\infty} \left(\frac{1}{2}\right)^i - \left(\frac{1}{2}\right)^0\right) = 3(2-1) = 3$$

A8. Finanzmathematik

Aufgabe A8.1

Der Bruttopreis einer Ware (= Nettopreis zuzüglich 19% Mehrwertsteuer) beträgt 850 €. Wie hoch ist der Nettopreis?

Aufgabe A8.2

Zu Beginn des Jahres 2007 wurde die Mehrwertsteuer von 16% auf 19% erhöht.

a) Wie groß war die Veränderung in Prozentpunkten?
b) Wie groß war die Veränderung in Prozent?
c) Um wie viel Prozent sind die Preise für Waren mit vollem Mehrwertsteuersatz allein auf Grund der Erhöhung des Mehrwertsteuersatzes gestiegen?

Aufgabe A8.3

Auf den Kaufpreis für ein Auto wird 12% Rabatt eingeräumt. Auf diesen verminderten Betrag wird noch 2% Skonto gewährt.

a) Wie viel Prozent Nachlass werden dem Kunden insgesamt gewährt?
b) Der Kunde zahlt abzüglich aller Vergünstigungen 10.780 €. Wie hoch war der ursprüngliche Kaufpreis?

Aufgabe A8.4

a) Der Kurs einer Aktie steigt an einem Tag um 20%. Am darauf folgenden Tag sinkt der Kurs um 15%. Um wie viel Prozent ist die Aktie insgesamt gestiegen bzw. gesunken?
b) Der Kurs einer Aktie der XY-AG lag Anfang 2001 bei 300 €. Im ersten Halbjahr 2001 stieg der Kurs um 120%, im zweiten Halbjahr sank der Kurs um 70%. Wie hoch war der Kurs Ende 2001?

Aufgabe A8.5

Ein Händler gewährt seinen Kunden bei Zahlung innerhalb von 10 Tagen 2% Skonto. Ansonsten sind Rechnungen binnen 30 Tagen ohne Abzug zu bezahlen. Wie hoch ist der (nominelle) Jahreszinssatz des Lieferantenkredits (Zahlung erst am 30. Tag nach der Rechnungsstellung, einfache Verzinsung)?

Aufgabe A8.6

Donald überzieht sein Konto am 12.1. um 580 Taler und gleicht es am 5.3. wieder aus. Der nominelle Zinssatz für den Dispositionskredit beträgt 12,8%. Wie viel Zinsen bucht ihm die Bank für die Überziehung ab? (Einfache Verzinsung)

Aufgabe A8.7

Claas Clever will 5.200 Taler drei Jahre lang zu (nominell) 6,2% p.a. anlegen. Wie hoch ist das Endkapital bei
a) jährlichem b) monatlichem c) täglichem
Zinszuschlag?

Aufgabe A8.8

Dagobert erhält für eine Goldmiene zwei Angebote:

A: 200.000 Taler sofort und 400.000 Taler in vier Jahren,
B: 100.000 Taler sofort und 500.000 Taler in drei Jahren.

Welches Angebot soll er annehmen, wenn er mit einem Zinssatz von 5% rechnet?

Aufgabe A8.9

Die Jahresmiete für ein Gebäude beträgt 10.000 €. Wie hoch ist die Summe aller Mietzahlungen der nächsten fünf Jahre, wenn die Miete jährlich um 3% angehoben wird?

Aufgabe A8.10

Auf welchen Betrag wachsen 1.000 € in fünf Jahren bei einem nominellen Zinssatz von 6% und halbjährlicher nachschüssiger Zinszahlung (mit Zinseszinsen) an?

Aufgabe A8.11

Ein Kapital von 500 € ist nach 6 Jahren mit Zinseszinsen (nachschüssig) auf 750 € angewachsen. Wie hoch war der Zinssatz?

Aufgabe A8.12

Rudi Raffzahn legt seit dem 1.1.2008 zu jedem Monatsende 600 € an.

a) Auf welchen Betrag wird sein Guthaben zum 31.12.2012 ansteigen, wenn der nominelle Zins 5,8416% beträgt und die Verzinsung monatlich erfolgt?
b) Wie hoch ist der effektive Zinssatz?

Aufgabe A8.13

Die Tante von Rudi spart für ihre Hochzeit, die sie in fünf Jahren feiern möchte. Sie rechnet mit einer Gesamtausgabe von 10.000 €. Zu Beginn der Fünfjahresfrist zahlt sie bei der Bank 3.000 € ein. Welche gleich großen Beträge muss sie jeweils zu Beginn der folgenden vier Jahre zusätzlich einzahlen, wenn der Zinssatz 4% beträgt?

Aufgabe A8.14

Rudis 13-jähriger Neffe möchte schon jetzt Geld für seinen Führerschein ansparen. Am Anfang des 1. Jahres zahlt er von seinem „Konfirmationsgeld" 1.200 € bei der Bank ein.

a) Wie hoch sind die (gleich großen) Raten, die er am Ende des 1. bis 5. Jahres einzahlen muss, wenn er am Ende des 5. Jahres über 5.000 € verfügen will und das Geld mit 3,5% p. a. nachschüssig verzinst wird?
b) Wie hoch wären die Raten bei Einzahlung zu Jahresbeginn?

Aufgabe A8.15

Dagobert zahlt 15 Jahre lang jeweils zum Jahresende 2500 Taler auf ein Sparkonto ein. Die ersten zehn Jahre beträgt der Zinssatz 4%, die letzten fünf Jahre 6,5%. Wie hoch ist das Guthaben am Ende des 15. Jahres?

Aufgabe A8.16

Wie viele Monate lang muss man jeweils zum Monatsbeginn 150 € auf ein Sparkonto mit Zinssatz 3,6% (nom.) zahlen, damit am Ende des Monats der letzten Einzahlung 5000 € überschritten werden?

Aufgabe A8.17

Ein Vermögensobjekt wird einem Interessenten zur dauernden Nutzung überlassen. Dabei wurde vereinbart, dass der Interessent eine jährliche Rente von 200.000 € jeweils am Jahresanfang zu zahlen hat.

a) Wie hoch ist der heutige Barwert aller zukünftigen Renten, wenn der Diskontsatz 6% beträgt?
b) Wie hoch ist der heutige Barwert, wenn das Objekt nur 10 Jahre lang genutzt werden kann und danach nicht mehr existiert?

Aufgabe A8.18

Bauer Gurke überlegt, ob er sich Rinder anschaffen soll. Dafür müsste er zunächst einen Stall bauen lassen, was ihn 100.000 € kosten würde. Nach einer Bauzeit von einem Jahr könnte er dann für weitere 50.000 € Zuchtrinder kaufen. Am Ende des zweiten Jahres wäre mit dem ersten Nachwuchs zu rechnen, für dessen Pflege und Aufzucht nochmal 25.000 € nötig wären.

Drei Jahre nach Beginn des Projektes wären die ersten Kälber schließlich schlachtreif. Von diesem Zeitpunkt an könnte Bauer Gurke damit rechnen, jedes Jahr einen Gewinn von 16.000 € einzufahren. Wir gehen davon aus, dass das Geschlecht der Gurkes nicht ausstirbt und auch sonst nichts dazwischenkommt, der Zahlungsstrom also bis in alle Ewigkeit anhält. Der Zinssatz der ortsansässigen Bank beträgt 9% auf Kredite und Einlagen.

a) Lohnt sich die Investition?
b) Die Bank senkt ihre Zinsen auf 5% ab. Lohnt sich die Investition unter diesen Bedingungen?
c) Lohnt sich die Investition, wenn bei einem Zinssatz von 5% davon auszugehen ist, dass der Gewinnstrom nur 20 Jahre lang anhält?

Aufgabe A8.19

Eine Anleihe von 200.000 € soll durch 10 gleiche Annuitäten bei einem nachschüssigen Zinssatz zu 4% getilgt werden.

a) Wie hoch ist die Annuität?
b) Wie hoch ist der erste Tilgungsbetrag?

Aufgabe A8.20

Ein Unternehmen investiert am Anfang eines Jahres 100.000 € in eine Produnktionsanlage. Mit welchem jährlichen Einnahmenüberschuss hat das Unternehmen gerechnet, wenn sie 11% als internen Zinsfuß angibt und die Anlage sieben Jahre lang in Betrieb sein soll?

Aufgabe A8.21

Eine Anleihe hat einen Nominalzins von 5% und läuft über 10 Jahre. Wie hoch muss der Kurs sein, wenn eine reale Verzinsung von 6% (4%) erzielt werden soll und es sich um

a) eine gesamtfällige Schuld,
b) eine Annuitätenschuld oder
c) eine Ratenschuld handelt?

Lösungen zum Abschnitt A8

Lösung zu Aufgabe A8.1

$$850\,€ \cdot \frac{100}{119} \approx 714{,}29\,€$$

Lösung zu Aufgabe A8.2

a) $19 - 16 = 3$ [Prozentpunkte]

b) $\frac{3}{16} = 0{,}1875 = 18{,}75\%$

c) $\frac{\text{neue Preise} - \text{alte Preise}}{\text{alte Preise}} = \frac{119-116}{116} = \frac{3}{116} \approx 0{,}0259 = 2{,}59\%$

Lösung zu Aufgabe A8.3

a) $1-(1-0{,}12)\cdot(1-0{,}02) \approx 0{,}1376 = 13{,}76\%$

b) $\frac{10.780\,€}{1-0{,}1376} \approx 12.500\,€$

Lösung zu Aufgabe A8.4

a) $(1+0{,}2)\cdot(1-0{,}15) = 1{,}2 \cdot 0{,}85 = 1{,}02 \Rightarrow$ Steigerung um 2%

b) $300\,€ \cdot (1+1{,}2)\cdot(1-0{,}7) = 300\,€ \cdot 2{,}2 \cdot 0{,}3 = 198\,€$

Lösung zu Aufgabe A8.5

Die „Zinsen", die für die späte Zahlung (11. bis 30. Tag nach Rechnungsstellung) anfallen, entsprechen 2% des Rechnungsbetrags. Der Zinssatz wird allerdings auf den skontierten Betrag (also nur 98% des Rechnungsbetrags) bezogen. Damit ist der Zinssatz
$2\% \cdot 100/98 \approx 2{,}0408\%$
für 20 Tage. Hochgerechnet auf ein Jahr ergibt sich
$2{,}0408\% \cdot 360/20 = 36{,}7344\%$.

Lösung zu Aufgabe A8.6

$(30-12)+30+5=53$ [Zinstage]

$580 \text{ Taler} \cdot 0,128 \cdot \frac{53}{360} \approx 10{,}93 \text{ Taler}$

Lösung zu Aufgabe A8.7

a) $K_3 = 5.200 \cdot (1+0{,}062)^3 \approx 6.228{,}41$ [Taler]

b) $K_{36} = 5.200 \cdot \left(1+\frac{0{,}062}{12}\right)^{36} \approx 6.260{,}00$ [Taler]

c) $K_{1080} = 5.200 \cdot \left(1+\frac{0{,}062}{360}\right)^{1080} \approx 6.262{,}90$ [Taler]

Lösung zu Aufgabe A8.8

Die Barwerte der beiden Angebote müssen verglichen werden:

A: $200.000 + \frac{400.000}{1,05^4} \approx 529.080,99$ [Taler]

B: $100.000 + \frac{500.000}{1,05^3} \approx 531.918,80$ [Taler]

$\Rightarrow$ Dagobert sollte Angebot B annehmen.

Lösung zu Aufgabe A8.9

Mieten: 10.000; $10.000 \cdot 1{,}03$; $10.000 \cdot 1{,}03^2$; ...

Die Summe der Mieten ist eine geometrische Reihe:

$$10.000(1+1{,}03+1{,}03^2+1{,}03^3+1{,}03^4) = 10.000 \cdot \frac{1-1{,}03^5}{1-1{,}03} \approx 53.091{,}36$$

Lösung zu Aufgabe A8.10

Nachschüssige Zinszahlung:

$$K_n = K_0 \left(1+\frac{i}{m}\right)^{nm}$$

$$\begin{array}{rcll} \text{mit } m & = & 2 & \text{– Zahl der Zinsperioden pro Jahr} \\ n & = & 5 & \text{– Anzahl der Jahre} \\ K_0 & = & 1.000\,€ & \text{– Anfangskapital} \\ K_n & = & ? & \text{– Endkapital} \\ i & = & 0{,}06 & \text{– Zinsrate} \end{array}$$

$$K_5 = 1.000\left(1+\frac{0{,}06}{2}\right)^{2\cdot 5} = 1.000\cdot 1{,}03^{10} = 1.343{,}92\ [€]$$

Lösung zu Aufgabe A8.11

$$K_n = K_0(1+i)^n$$

$$\Rightarrow i = \sqrt[n]{\frac{K_n}{K_0}} - 1 = \sqrt[6]{\frac{750}{500}} - 1 = 0{,}0699 = 6{,}99\%$$

Lösung zu Aufgabe A8.12

a) Der monatliche Zinssatz beträgt $i/m = 0{,}058416/12 = 0{,}004868$.
$q_m = 1 + p_m \approx 1{,}004868$ ist der monatliche Zinsfaktor.
$\longrightarrow$ nachschüssige Rente mit $n = 60$ Perioden und Zinssatz $i/m = 0{,}4868\%$

$$\begin{aligned} R_{60} &= r\cdot\frac{q^n-1}{q-1} \\ &= 600\cdot\frac{1{,}004868^{60}-1}{1{,}004868-1} \\ &\approx 41.692{,}05 \end{aligned}$$

b) Der effektive Zinssatz ist

$$\begin{aligned} i_{\text{eff}} &= \left(1+\frac{i}{12}\right)^{12} - 1 \\ &= \left(1+\frac{0{,}058416}{12}\right)^{12} - 1 = 1{,}004868^{12} - 1 \approx 0{,}06 = 6\% \end{aligned}$$

Lösung zu Aufgabe A8.13

Restbetrag von $10.000 - 3.000\cdot 1{,}04^5 = 6.350{,}04$ ist in vier gleich großen Beträgen x anzusparen.

$$
\begin{aligned}
x \cdot 1{,}04^4 + x \cdot 1{,}04^3 + x \cdot 1{,}04^2 + x \cdot 1{,}04 &= 6.350{,}04 \\
x \cdot 1{,}04 \cdot \frac{1 - 1{,}04^4}{1 - 1{,}04} &= 6.350{,}04 \\
x &= \frac{6.350{,}04}{1{,}04} \cdot \frac{-0{,}04}{1 - 1{,}04^4} \\
x &= 1.437{,}86
\end{aligned}
$$

Lösung zu Aufgabe A8.14

a) Die ersten 1.200 € wachsen in 5 Jahren auf
$K_5 = K_0(1+i)^5 = 1.200(1+0{,}035)^5 = 1.425{,}22$ €.

Der Restbetrag von $5.000 - 1.425{,}22 = 3.574{,}78$ € stellt den Endbetrag einer Rente mit nachschüssiger Verzinsung dar:

$$
\begin{aligned}
R_n &= r\frac{q^n - 1}{q - 1} \quad \text{mit } q = 1 + i = 1{,}035 \\
\Rightarrow r &= R_n \frac{q-1}{q^n - 1} = 3.574{,}78 \cdot \frac{1{,}035 - 1}{1{,}035^5 - 1} = 666{,}63 \text{ [€]}
\end{aligned}
$$

b) Einzahlung zu Jahresbeginn, d. h. Rente mit vorschüssiger Verzinsung (jede Zahlung wird 1 Periode mehr verzinst, also einmal aufzinsen):

$$
\begin{aligned}
R_n &= r \cdot q \cdot \frac{q^n - 1}{q - 1} \\
\Rightarrow r &= \frac{R_n}{q} \cdot \frac{q-1}{q^n - 1} = \frac{3.574{,}78}{1{,}035} \cdot \frac{1{,}035 - 1}{1{,}035^5 - 1} = 644{,}09 \text{ [€]}
\end{aligned}
$$

Lösung zu Aufgabe A8.15

Zunächst werden die ersten zehn Jahre betrachtet:

$$R_{10} = 2500 \cdot \frac{1{,}04^{10} - 1}{1{,}04 - 1} \approx 30.015{,}27 \text{ [Taler]}$$

Anschließend die letzten fünf Jahre:

$$R_5 = 2500 \cdot \frac{1{,}065^5 - 1}{1{,}065 - 1} \approx 14.234{,}10 \text{ [Taler]}$$

$$K_5 = K_0(1+i)^5 = 30.015{,}27 \cdot 1{,}065^5 \approx 41.123{,}52 \text{ [Taler]}$$

Die Summe aus R_5 und K_5 ergibt das Endkapital nach 15 Jahren:
$14.234{,}10 + 41.123{,}52 = 55.357{,}62$ [Taler].

Lösung zu Aufgabe A8.16

$\longrightarrow$ vorschüssige Rente mit

n (gesucht)	– Laufzeit in Monaten
$R_n > 5.000$	– Rentenendwert (vorschüssig)
$q = 1 + \frac{0{,}036}{12} = 1{,}003$	– monatlicher Zinsfaktor
$r = 150$	– monatliche Rate

$$R_n = 150 \cdot 1{,}003 \cdot \frac{1{,}003^n - 1}{1{,}003 - 1} \stackrel{!}{>} 5.000$$

$$\Rightarrow \quad 1{,}003^n < \frac{5.000 \cdot 0{,}003}{150 \cdot 1{,}003} + 1 \approx 1{,}0997$$

$$\Leftrightarrow \quad n > \frac{\ln 1{,}0997}{\ln 1{,}003} \approx 31{,}7266$$

Nach 32 Monaten hat man mehr als 5.000 € angespart.

Lösung zu Aufgabe A8.17

a) Der Barwert einer Rente von 200.000 € am Anfang des Jahres t $(t = 0, 1, 2, \ldots)$ wird als Endkapital einer heute erfolgten Einzahlung x_t mit einer Verzinsung von 6% aufgefasst: $x_t \cdot 1{,}06^t = 200.000$.
$\Rightarrow x_t = 200.000/1{,}06^t$ ist der (heutige) Barwert einer in t Jahren zu zahlenden Rente. Die gesuchte Summe B_0 dieser Barwerte für alle t lautet dann:

$$\begin{aligned} B_0 = \textstyle\sum_{t=0}^{\infty} x_t &= 200.000 + \frac{200.000}{1{,}06} + \frac{200.000}{1{,}06^2} + \ldots \frac{200.000}{1{,}06^{\infty}} \\ &= 200.000 \lim_{n\to\infty} \frac{1 - \left(\frac{1}{1{,}06}\right)^n}{1 - \frac{1}{1{,}06}} \\ &= 200.000 \cdot \frac{1}{\frac{1{,}06 - 1}{1{,}06}} = 200.000 \cdot \frac{1{,}06}{0{,}06} \\ &= 3.533.333{,}33 \, [€] \end{aligned}$$

b) Formel entsprechend:

$$\begin{aligned} B_0 &= \textstyle\sum_{t=0}^{9} x_t = 200.000 \frac{1 - \left(\frac{1}{1{,}06}\right)^{10}}{1 - \frac{1}{1{,}06}} \\ &= 1.560.338{,}46 \, [€] \end{aligned}$$

Lösung zu Aufgabe A8.18

a) Damit sich die Investition lohnt, muss der Barwert des Profit-Zahlungsstromes größer sein als die Summe der Barwerte der drei Investitionen, also

$$\sum_{i=3}^{\infty} 16.000 \cdot \left(\frac{1}{1,09}\right)^i \overset{?}{>} 100.000 + 50.000 \cdot \frac{1}{1,09} + 25.000 \cdot \left(\frac{1}{1,09}\right)^2$$

Lösen der linken Seite:

$$\sum_{i=3}^{\infty} 16.000 \cdot \left(\frac{1}{1,09}\right)^i = \sum_{i=0}^{\infty} 16.000 \cdot \left(\frac{1}{1,09}\right)^i - \sum_{i=0}^{2} 16.000 \cdot \left(\frac{1}{1,09}\right)^i$$

$$= \frac{16.000}{1 - \frac{1}{1,09}} - 16.000 \cdot \frac{1 - \left(\frac{1}{1,09}\right)^3}{1 - \frac{1}{1,09}} = 16.000 \cdot \frac{\left(\frac{1}{1,09}\right)^3}{1 - \left(\frac{1}{1,09}\right)} \approx 149.632,00$$

Lösen der rechten Seite:

$$100.000 + 50.000 \cdot \frac{1}{1,09} + 25.000 \cdot \left(\frac{1}{1,09}\right)^2 \approx 166.913,56$$

Wegen 149.632,00 € $\not>$ 166.913,56 € lohnt sich die Investition nicht.

b) $$\sum_{i=3}^{\infty} 16.000 \cdot \left(\frac{1}{1,05}\right)^i \overset{?}{>} 100.000 + 50.000 \cdot \frac{1}{1,05} + 25.000 \cdot \left(\frac{1}{1,05}\right)^2$$

Lösen der linken Seite:

$$\sum_{i=3}^{\infty} 16.000 \cdot \left(\frac{1}{1,05}\right)^i = 16.000 \cdot \frac{\left(\frac{1}{1,05}\right)^3}{1 - \left(\frac{1}{1,05}\right)} \approx 290.249,43$$

Lösen der rechten Seite:

$$100.000 + 50.000 \cdot \frac{1}{1,05} + 25.000 \cdot \left(\frac{1}{1,05}\right)^2 \approx 170.294,78$$

Wegen 290.249,43 € > 170.294,78 € lohnt sich die Investition.

c) $$\sum_{i=3}^{20} 16.000 \cdot \left(\frac{1}{1,05}\right)^i = \sum_{i=0}^{20} 16.000 \cdot \left(\frac{1}{1,05}\right)^i - \sum_{i=0}^{2} 16.000 \cdot \left(\frac{1}{1,05}\right)^i$$

$$= 16.000 \cdot \frac{1 - \left(\frac{1}{1,05}\right)^{21}}{1 - \frac{1}{1,05}} - 16.000 \cdot \frac{1 - \left(\frac{1}{1,05}\right)^3}{1 - \frac{1}{1,05}}$$

$$= 16.000 \cdot \frac{\left(\frac{1}{1,05}\right)^3 - \left(\frac{1}{1,05}\right)^{21}}{1 - \left(\frac{1}{1,05}\right)} \approx 169.644,80$$

Wegen 169.644,80 € < 170.294,78 € lohnt sich die Investition nicht.

Lösung zu Aufgabe A8.19

a)
$$\begin{aligned} A &= K_0 \cdot q^n \cdot \frac{q-1}{q^n-1} \\ &= 200.000 \cdot 1{,}04^{10} \cdot \frac{1{,}04-1}{1{,}04^{10}-1} = 24.658{,}19 \text{ [€]} \end{aligned}$$

b)
$$\begin{aligned} T_1 &= A_1 - Z_1 = A - K_0 \cdot i \\ &= 24.658{,}19 - 200.000 \cdot 0{,}04 = 16.658{,}19 \text{ [€]} \end{aligned}$$

Lösung zu Aufgabe A8.20

$$R_0 = \frac{r}{q^n} \cdot \frac{q^n-1}{q-1}$$

mit $R_0 = 100.000$ – Anfangskapital, Rentenbarwert

$q = 1+i = 1{,}11$ – Zinsfaktor

$r = ?$ – Rate, Rentenzahlung

$$\Rightarrow r = \frac{R_0 \cdot q^n(q-1)}{q^n-1} = \frac{100.000 \cdot 1{,}11^7 \cdot 0{,}11}{1{,}11^7-1} = 21.221{,}53 \text{ [€]}$$

Lösung zu Aufgabe A8.21

a) $$C_n^G = \left[\frac{i_{nom}}{i_{real}}\left(1-\frac{1}{(1+i_{real})^n}\right)+\frac{1}{(1+i_{real})^n}\right] \cdot 100$$

$i_{real} = 0{,}06$:

$$C_{10}^G = \left[\frac{0{,}05}{0{,}06}\left(1-\frac{1}{(1+0{,}06)^{10}}\right)+\frac{1}{(1+0{,}06)^{10}}\right] \cdot 100 = 92{,}64$$

$i_{real} = 0{,}04$:

$$C_{10}^G = \left[\frac{0{,}05}{0{,}04}\left(1-\frac{1}{(1+0{,}04)^{10}}\right)+\frac{1}{(1+0{,}04)^{10}}\right] \cdot 100 = 108{,}11$$

b) $$C_n^A = \frac{i_{nom}}{i_{real}} \cdot \frac{1 - \frac{1}{(1+i_{real})^n}}{1 - \frac{1}{(1+i_{nom})^n}} \cdot 100$$

$i_{real} = 0{,}06$:

$$C_{10}^A = \frac{0{,}05}{0{,}06} \cdot \frac{1 - \frac{1}{(1+0{,}06)^{10}}}{1 - \frac{1}{(1+0{,}05)^{10}}} \cdot 100 = 95{,}32$$

$i_{real} = 0{,}04$:

$$C_{10}^A = \frac{0{,}05}{0{,}04} \cdot \frac{1 - \frac{1}{(1+0{,}04)^{10}}}{1 - \frac{1}{(1+0{,}05)^{10}}} \cdot 100 = 105{,}04$$

c) $$C_n^R = \left[\frac{1 - \frac{1}{(1+i_{real})^n}}{n \cdot i_{real}} + \frac{i_{nom}}{i_{real}}\left(1 - \frac{1 - \frac{1}{(1+i_{real})^n}}{n \cdot i_{real}}\right)\right] \cdot 100$$

$i_{real} = 0{,}06$:

$$C_{10}^R = \left[\frac{1 - \frac{1}{(1+0{,}06)^{10}}}{10 \cdot 0{,}06} + \frac{0{,}05}{0{,}06}\left(1 - \frac{1 - \frac{1}{(1+0{,}06)^{10}}}{10 \cdot 0{,}06}\right)\right] \cdot 100 = 95{,}60$$

$i_{real} = 0{,}04$:

$$C_{10}^R = \left[\frac{1 - \frac{1}{(1+0{,}04)^{10}}}{10 \cdot 0{,}04} + \frac{0{,}05}{0{,}04}\left(1 - \frac{1 - \frac{1}{(1+0{,}04)^{10}}}{10 \cdot 0{,}04}\right)\right] \cdot 100 = 104{,}72$$

B. Analysis von Funktionen einer Variablen

B1. Differentialrechnung

Aufgabe B1.1

Bestimmen Sie die folgenden Grenzwerte!

a) $\lim\limits_{x \to \infty} \dfrac{-2x^3+1}{5x^3-x}$

b) $\lim\limits_{x \to -\infty} \dfrac{x^4-8x^3+3}{2-5/x-4x^4}$

c) $\lim\limits_{x \to 7} \dfrac{x^2+7x-98}{x^2-7x}$

Aufgabe B1.2

Untersuchen Sie die folgenden Funktionen auf Stetigkeit bei $x = 5$:

a) $f(x) = \dfrac{x^2-25}{x-5}$, b) $f(x) = \sqrt[3]{x-5}$.

Aufgabe B1.3

Untersuchen Sie, ob die folgenden Funktionen an der Stelle $x = 1$ einen Grenzwert haben sowie stetig und differenzierbar sind!

a) $f(x) = \begin{cases} x^2+1 & \text{für} \quad x \leq 1 \\ 3x-1 & \text{für} \quad x > 1 \end{cases}$

b) $g(x) = \begin{cases} x^2+1 & \text{für} \quad x \leq 1 \\ x^2-1 & \text{für} \quad x > 1 \end{cases}$

c) $h(x) = \begin{cases} x^2+1 & \text{für} \quad x \leq 1 \\ \ln x + x + 1 & \text{für} \quad x > 1 \end{cases}$

Aufgabe B1.4

Gegeben ist die Funktion $y = f(x) = 2x^2 + 4x$.

a) Ermitteln Sie den Differenzenquotienten und berechnen Sie die Steigung der Sekante durch die Funktion an den Stellen $x_0 = 2$ und $x_1 = 3$!

b) Wie groß ist aufgrund des Resultats unter a) die Steigung der Funktion im Punkt $x_0 = 4$?

Aufgabe B1.5

Leiten Sie $f(x) = \dfrac{x}{x^2+1}$ mit Hilfe der Definitionsgleichung

$$f'(x) = \lim_{h \to 0} \frac{f(x+h) - f(x)}{h}$$

einmal ab!

Aufgabe B1.6

Bilden Sie die erste Ableitung und fassen Sie das Ergebnis möglichst elegant zusammen:

a) $f(x) = 3x^5 - 4x^2 + 2(1 - 1/x)$, b) $f(x) = (x-1)(x+1)(-2x)$,

c) $f(x) = (1+x) \cdot \ln x^2$, d) $f(x) = ((1-x)/(1+x))^2$,

e) $f(x) = \sqrt{(x^2-4)^5}$, f) $f(x) = \sqrt{x\sqrt{x\sqrt{x}}}$.

Aufgabe B1.7

Bilden Sie die ersten Ableitungen von

a) $f(x) = \left(\sin\left(e^{(x^2)}\right)\right)^4$, b) $g(x) = \ln(\tan\sqrt{x})$,

c) $h(x) = \exp(\cos^2(x))$, d) $t(x) = x^{1,3}/\ln x$.

Aufgabe B1.8

Berechnen Sie nach der Formel für die logarithmische Ableitung die ersten Ableitungen von

a) $f(x) = 10^{x^2}$

b) $f(x) = \sqrt{x} \cdot e^x$.

Aufgabe B1.9

Gegeben ist die Funktion $f(x) = e^x \cdot 5x^2 \cdot \ln\left(\frac{8}{x}\right) \cdot \sqrt{x^3 - x}$.

a) Berechnen Sie unter Verwendung der logarithmischen Ableitung die erste Ableitung von $f(x)$!

b) Wie lauten die Definitionsbereiche von $f(x)$ und $f'(x)$?

Aufgabe B1.10

Differenzieren Sie nach x:

a) $f(x) = e^{\left(e^{\left(e^x\right)}\right)}$, b) $f(x) = \left(e^{\left(e^e\right)}\right)^x$,

c) $f(x) = \ln(\ln x)$, d) $f(x) = \ln(2x)$,

e) $f(x) = e^{3x} \cdot \sin x$.

Aufgabe B1.11

Berechnen Sie für $f(x) = x + x^2 - x^3/3$ die Ableitungen $f'(x)$, $f''(x)$ und $f'''(x)$! Zeichnen Sie die Funktionen für $-2 \leq x \leq 4$ in ein Koordinatensystem!

Aufgabe B1.12

Gegeben sei die Funktion $f(x) = x^4 - 10{,}5 \cdot x^2 + 10 \cdot x + 1$.

a) Bestimmen Sie alle lokalen Extremalstellen und Wendepunkte!
(Hinweis: $f'(0{,}5) = 0$)

b) Skizzieren Sie die Funktion im Bereich $-4 \leq x \leq 3$!

c) Wie lauten der Definitionsbereich und der Wertebereich der Funktion?

Aufgabe B1.13

Bestimmen Sie alle lokalen Extremalstellen der Funktion

$$f(x) = x^3 + 1{,}5x^2 - 6x + 5$$

und beschreiben Sie ihr Krümmungsverhalten grob in Worten!

Aufgabe B1.14

Untersuchen Sie den Verlauf der Funktion

$$f(x) = x^4 - 8x^3 + 18x^2 - 11$$

unter Berücksichtigung folgender Punkte:

a) Definitions- und Wertebereich,
b) Symmetrie,
c) Monotonie,
d) Extremwerte,
e) Wendepunkte und
f) Krümmung.
g) Zeichnen Sie die Funktion im Bereich $-1 \leq x \leq 4$ (Nullstellen sind bei $x_1 \approx -0{,}68$ und $x_2 = 1$).

Aufgabe B1.15

Eine Konservendose mit der Oberfläche $O(r,h) = 2\pi rh + 2\pi r^2$ soll bei gegebenem Rauminhalt $V = \pi r^2 h$ so entworfen werden, dass der Materialverbrauch (ohne Verschnitt) möglichst gering wird. Wie groß ist das Verhältnis zwischen Durchmesser und Höhe zu wählen?

Aufgabe B1.16

Die Funktion $f(x)$ beschreibt die in der nebenstehenden Graphik dargestellte fallende Gerade, die zusammen mit den beiden Achsen ein rechtwinkliges Dreieck bildet. Aus diesem dreieckigen Blech soll ein Rechteck ausgestanzt werden, dessen eine Ecke im Koordinatenursprung und dessen andere Ecke auf der fallenden Geraden liegt.

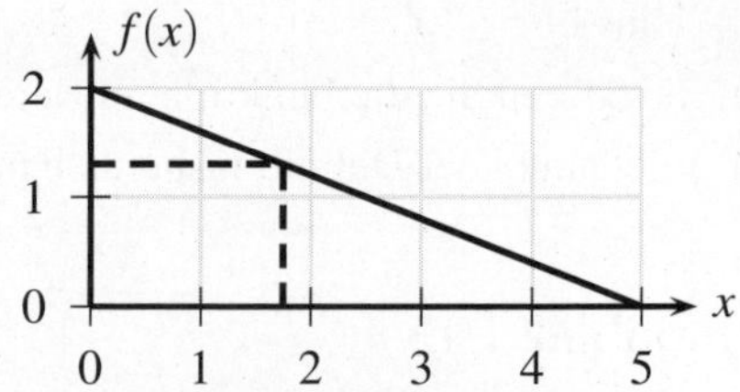

a) Wie lautet die Funktion $f(x)$?
b) Welche größtmögliche Fläche hat ein solches ausgestanztes Rechteck? (Das skizzierte Rechteck ist *nur ein Beispiel*, nicht das größte!)

Aufgabe B1.17

Ein Flächenstück hat eine gerade Untergrenze und eine parabolische Obergrenze, die durch die Funktion

$$f(x) = -x^2/2 + 2$$

beschrieben werden kann. Aus dem Flächenstück soll ein rechtwinkliges und flächenmaximales Dreieck ABC ausgeschnitten werden (vgl. Graphik). Wie groß ist dessen maximale Fläche und wie lauten die Koordinaten des optimalen Punktes C?

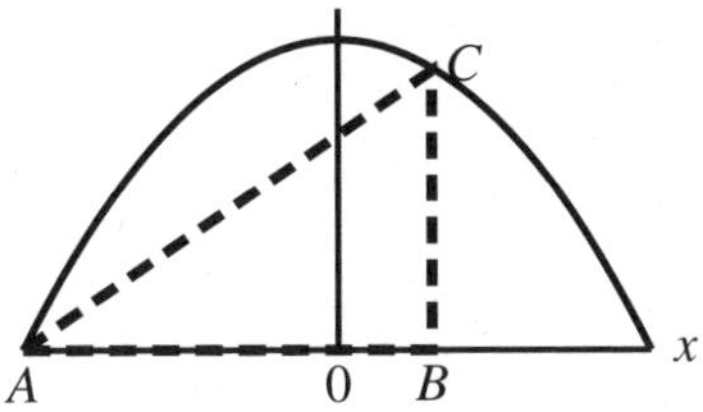

Aufgabe B1.18

Ein Produktionsbetrieb kann maximal 80.000 Einheiten eines Gutes pro Periode herstellen. Die Fixkosten liegen bei 100.000 Geldeinheiten, die variablen Kosten pro Stück betragen 0,5 Geldeinheiten.

a) Formulieren Sie die Gesamtkostenfunktion und zeichnen Sie diese!

b) Formulieren und zeichnen Sie die Grenzkostenfunktion und die Stückkostenfunktion!

c) Zeigen Sie, dass für diesen Betrieb kein Schnittpunkt von Grenzkosten und Durchschnittskosten existiert!

d) Wie groß ist der maximale Gewinn, wenn die Preis-Absatz-Funktion die Form $p(x) = 10 - 0,0001x$ besitzt?

Aufgabe B1.19

Sei $K(x) = 0{,}03x^3 - 1{,}5x^2 + 36x + 150$ die Kostenfunktion für das Produkt x.

a) Handelt es sich bei $K(x)$ um eine typische ertragsgesetzliche Kostenfunktion? Falls ja, wo liegt die Schwelle des Ertragsgesetzes?

b) Ausgehend von $x = 10$ wird die Ausbringungsmenge um 0,2 Einheiten erhöht. Berechnen Sie mit Hilfe des Differentials die ungefähre Veränderung der Kosten!

c) Bei einer Ausbringungsmenge von 15 wird x um 0,3 Einheiten gesenkt. Wie wirkt sich dies – ungefähr – auf die Stückkosten aus? (Berechnen Sie die Lösung mit dem Differential!)

d) Bestimmen Sie das Betriebsminimum!

e) Bestimmen Sie das Betriebsoptimum! Nähern Sie sich der Lösung mit Hilfe der Intervallhalbierung an! (Es sind dabei fünf Funktionswerte zu bestimmen. Hinweis: Die Lösung liegt zwischen 25 und 30.)

f) Skizzieren Sie $K(x)$ in einem sowie die Grenzkosten $K'(x)$, die Stückkosten $k(x)$ und die variablen Stückkosten $k_v'(x)$ in einem zweiten Koordinatensystem!

g) Bestimmen und interpretieren Sie die Elastizität der Kosten bezüglich x an $x = 10$ und an $x = 30$!

Aufgabe B1.20

Sei $p(x) = 80 - 2x$ die Preis-Absatz-Funktion eines monopolistischen Anbieters.

a) In welchem Bereich liegen x bzw. p ?

b) Berechnen Sie den Cournot-Punkt und den maximalen Gewinn, wenn die Kostenfunktion $K(x) = 5x + 30$ lautet!

c) Welche Ergebnisse ergeben sich für die Kostenfunktion $K(x) = 0{,}03x^3 - 1{,}5x^2 + 36x + 150$?

Aufgabe B1.21

Skizzieren Sie den Verlauf einer Funktion $f(x)$ für $x \geq 0$, die in den folgenden Punkten bzw. Bereichen $(0 < x_1 < x_2 < x_3 < x_4 < x_5 < x_6)$ nachfolgende Bedingungen erfüllt:

a) $f(0) > 0,\ f'(0) = 0$

b) $f''(x_1) = 0,\ f'''(x_1) \neq 0$

c) $f''(x) > 0\ \forall x \in (0;x_1)$

d) $f'(x) > 0\ \forall x \in (0;x_2)$

e) $f'(x) = 0\ \forall x \in (x_2;x_3)$

f) $f(x_4) = 0,\ f'(x_4) < 0$

g) $f'(x_5) = 0,\ f''(x_5) > 0$

h) $f''(x_6) = 0,\ f'''(x_6) \neq 0$

i) $\lim\limits_{x \to \infty} f(x) = 0$

Aufgabe B1.22

Bestimmen Sie folgende Grenzwerte:

a) $\lim\limits_{x\to\infty} x^2 e^{-x}$, b) $\lim\limits_{x\to 1^-} \dfrac{x}{\sqrt{1-x}}$, c) $\lim\limits_{x\to 1} \dfrac{(\ln x)^2}{x-1}$,

d) $\lim\limits_{x\to -\infty} 1000 \cdot x^{50} \cdot e^{x/2}$, e) $\lim\limits_{x\to\infty} \dfrac{0{,}01x^{2{,}1}+0{,}1}{10x^2+100x}$, f) $\lim\limits_{x\to 0} \dfrac{\ln(x+1)}{\sin x}$

g) $\lim\limits_{x\uparrow 1} \dfrac{\ln x}{\sqrt{1-x}}$ h) $\lim\limits_{x\to 0} \dfrac{\sin(x)}{\sin(2x)}$ i) $\lim\limits_{x\to 1} \dfrac{1-e^{x-1}}{2\sin(x-1)}$

Aufgabe B1.23

Berechnen Sie mit Hilfe der ersten drei Glieder eines TAYLORpolynoms

a) im Punkt $x_0 = e$ von $\ln x$ eine Näherungslösung für $\ln 3$,
b) im Punkt $x_0 = 0$ von $\sqrt[3]{1+x}$ eine Näherungslösung für $\sqrt[3]{0{,}72}$!

Aufgabe B1.24

Sei $f(x) = 7x^2 - 3$.

a) Bestimmen Sie die Punktelastizität $\eta(f(x)|x)$!
b) Bestimmen Sie die Elastizität an den Stellen $x = 0$, $x = 0{,}1$ und $x = 1$! Ist $f(x)$ dort jeweils elastisch oder unelastisch?
c) Für welche Werte von x ist $f(x)$ vollkommen elastisch?

Aufgabe B1.25

Gegeben sei die Nachfragefunktion $x(p) = 45 - 0{,}9p$.

a) Wie lauten der Definitions- und der Wertebereich der Nachfragefunktion?
b) In welchem Preisbereich ist die Nachfrage elastisch und in welchem unelastisch?

Aufgabe B1.26

a) Bestimmen Sie die Preiselastizität für die zugrundeliegende Preis-Absatz-Funktion $p(x) = 250 - 0{,}2x$!
b) Wie hoch ist die Preiselastizität für $p = 100$?
c) Für welche Preise ist die Nachfrage elastisch?

Aufgabe B1.27

Die Gesamtkostenfunktion eines monopolistischen Unternehmens lautet

$$K(x) = 0{,}3x^2 + 2x + 3 \quad \text{für } x \in [0;750],$$

die Preis-Absatz-Funktion

$$p(x) = 300 - 0{,}4x \quad \text{für } x \in [0;750].$$

Bestimmen Sie:

a) die Erlösfunktion,

b) die Grenzerlösfunktion,

c) die Gewinnfunktion,

d) den gewinnmaximalen Preis nebst zugehöriger Menge,

e) die Preiselastizität allgemein und speziell im Gewinnmaximum.

f) Wie wirkt sich approximativ eine 5%ige Erhöhung des gewinnmaximalen Preises auf die nachgefragte Menge aus?

Aufgabe B1.28

Die Funktion $f(x) = 2\exp(-2x^2)$ gibt den Preis eines Waschmittels in Abhängigkeit von der nachgefragten Menge x an.

a) Wie lautet die Elastizitätsfunktion $\eta_f(x) = \eta(f(x)|x)$?

b) Für den Umsatz $U(x) = x \cdot f(x)$ bestimme man den Grenzumsatz $U'(x)$ nach der AMOROSO-ROBINSON-Formel $U'(x) = f(x)(1 + \eta_f(x))$.

c) Wann ist der Umsatz maximal?

Aufgabe B1.29

a) Zeichnen Sie eine Schar von Preis-Absatz-Funktionen $p(x)$ mit Elastizität $\eta(x|p) = -1$. Welche analytische Form haben diese Kurven?

b) Zeichnen Sie eine Schar von Angebotskurven $p(x)$ mit Elastizität $\eta(x|p) = +1$. Welche analytische Form haben diese Kurven?

Lösungen zum Abschnitt B1

Lösung zu Aufgabe B1.1

a) $\lim\limits_{x\to\infty} \frac{-2x^3+1}{5x^3-x} = -0{,}4$

b) $\lim\limits_{x\to-\infty} \frac{x^4-8x^3+3}{2-5/x-4x^4} = -1/4$

c) $\lim\limits_{x\to 7} \frac{x^2+7x-98}{x^2-7x} = \lim\limits_{x\to 7} \frac{(x+14)(x-7)}{x(x-7)} = \lim\limits_{x\to 7} \frac{x+14}{x} = 3$

oder mit Hilfe zweier Wertetabellen für $f(x) = \frac{x^2+7x-98}{x^2-7x}$:

x	6,9	6,99	6,999
$f(x)$	3,0290	3,0029	3,0003

x	7,1	7,01	7,001
$f(x)$	2,9718	2,9971	2,9997

$\Rightarrow$ Links- und rechtsseitiger Grenzwert gehen mit $x \to 7$ gegen 3.

Lösung zu Aufgabe B1.2

a) $f(x) = x+5$ für $x \neq 5$; $\lim\limits_{x\to 5^-} f(x) = 10$; $\lim\limits_{x\to 5^+} f(x) = 10$;
$\Rightarrow$ Grenzwerte sind gleich $\Rightarrow$ f kann an der Stelle $x = 5$ stetig ergänzt werden mit $f(5) = 10$, aber: f ist **nicht** stetig! (An $x = 5$ hat f eine Lücke.)

b) $f(x) = \sqrt[3]{x-5}$ besitzt gleiche einseitige Grenzwerte an der Stelle $x = 5$, weiterhin ist f bei $x = 5$ definiert ($f(5) = 0$). Also ist f bei $x = 5$ stetig. (Aber die 1. Ableitung existiert an dieser Stelle nicht!)

Lösung zu Aufgabe B1.3

a) **Grenzwert:**
$\lim_{x\to 1^+} f(x) = \lim_{x\to 1^-} f(x) = 2$
$\Rightarrow f(x)$ besitzt an der Stelle $x = 1$ den Grenzwert 2.

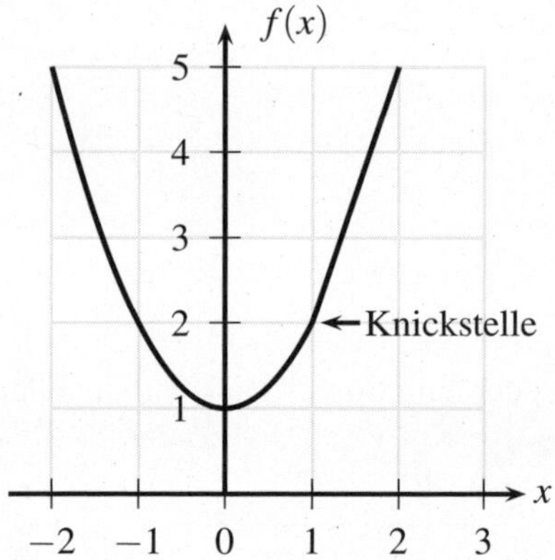

Stetigkeit:
1) $x = 1 \in \mathbb{D}$
2) $\lim_{x\to 1} f(x) = 2$
3) $\lim_{x\to 1} f(x) = f(1) = 2$
$\Rightarrow f(x)$ ist bei $x = 1$ stetig.

Differenzierbarkeit:
linksseitige Ableitung (für $x \leq 1$):
$\frac{d(x^2+1)}{dx} = 2x \Rightarrow f'(1^-) = 2$
rechtsseitige Ableitung (für $x > 1$):
$\frac{d(3x-1)}{dx} = 3 \Rightarrow f'(1^+) = 3$
$\Rightarrow f(x)$ ist bei $x = 1$ nicht differenzierbar, da links- und rechtsseitige Ableitung nicht übereinstimmen.

b)

$\lim_{x\to 1^+} g(x) = 0 \neq \lim_{x\to 1^-} g(x) = 2$
$\Rightarrow g(x)$ besitzt an der Stelle $x = 1$ keinen eindeutigen Grenzwert.
$\Rightarrow g(x)$ ist bei $x = 1$ weder stetig noch differenzierbar.
(Es gilt: Differenzierbarkeit $\Rightarrow$ Stetigkeit $\Rightarrow$ Existenz eines (eindeutigen) Grenzwertes.)

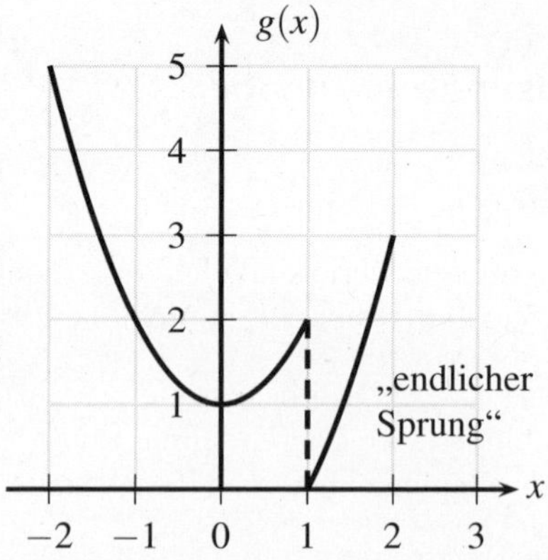

c) **Grenzwert:**

$\lim_{x\to 1^+} h(x) = \lim_{x\to 1^-} h(x) = 2$

$\Rightarrow h(x)$ besitzt an der Stelle $x = 1$ den Grenzwert 2.

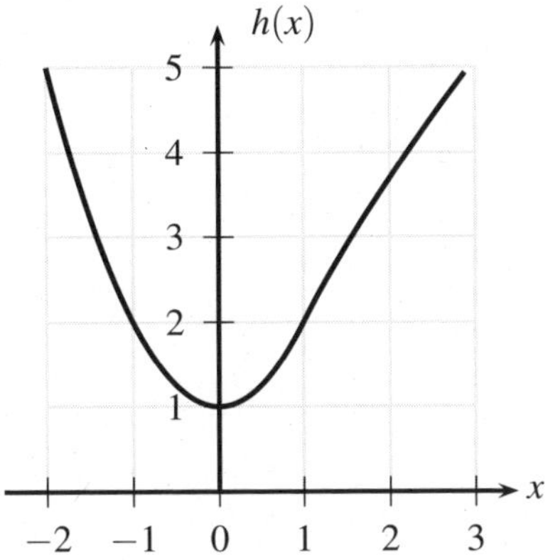

Stetigkeit:

1) $x = 1 \in \mathbb{D}$

2) $\lim_{x\to 1} h(x) = 2$

3) $\lim_{x\to 1} h(x) = h(1) = 2$

$\Rightarrow h(x)$ ist in $x = 1$ stetig.

Differenzierbarkeit:

linksseitige Ableitung (für $x \leq 1$):

$\frac{d(x^2+1)}{dx} = 2x \Rightarrow h'(1^-) = 2$

rechtsseitige Ableitung (für $x > 1$):

$\frac{d(\ln(x)+x+1)}{dx} = \frac{1}{x} + 1 \Rightarrow h'(1^+) = 2$

$\Rightarrow f(x)$ ist bei $x = 1$ differenzierbar, da links- und rechtsseitige Ableitung übereinstimmen.

Lösung zu Aufgabe B1.4

a) **Differenzenquotient:**

$$\begin{aligned}\frac{\Delta y}{\Delta x} &= \frac{f(x_0+\Delta x) - f(x_0)}{\Delta x}\\ &= \frac{2(x_0+\Delta x)^2 + 4(x_0+\Delta x) - (2x_0^2 + 4x_0)}{\Delta x}\\ &= \frac{2(x_0^2 + 2x_0\Delta x + \Delta x^2) + 4x_0 + 4\Delta x - 2x_0^2 - 4x_0}{\Delta x}\\ &= 4x_0 + 2\Delta x + 4\end{aligned}$$

Sekantensteigung:

Die Sekantensteigung entspricht dem Differenzenquotienten; in diesem Fall für $x_0 = 2$ und $\Delta x = x_1 - x_0 = 3 - 2 = 1$:

$m_1 = \frac{\Delta y}{\Delta x} = 4x_0 + 2\Delta x + 4 = 4 \cdot 2 + 2 \cdot 1 + 4 = 14.$

b) Die Steigung in einem Punkt entspricht der Tangentensteigung (Differentialquotient):

$$\lim_{\Delta x \to 0} \frac{\Delta y}{\Delta x} = \lim_{\Delta x \to 0} (4x_0 + 2\Delta x + 4) = 4x_0 + 4 = 4 \cdot 4 + 4 = 20$$

Lösung zu Aufgabe B1.5

$$\begin{aligned}
f'(x) &= \lim_{h\to 0} \frac{f(x+h)-f(x)}{h} = \lim_{h\to 0} \frac{\frac{x+h}{(x+h)^2+1} - \frac{x}{x^2+1}}{h} \\
&= \lim_{h\to 0} \frac{(x+h)(x^2+1) - x[(x+h)^2+1]}{h[((x+h)^2+1)(x^2+1)]} \\
&= \lim_{h\to 0} \frac{x^3+x^2h+x+h-[x+x(x+h)^2]}{h[((x+h)^2+1)(x^2+1)]} \\
&= \lim_{h\to 0} \frac{x^3+x^2h+x+h-x-x^3-2x^2h-xh^2}{h[((x+h)^2+1)(x^2+1)]} \\
&= \lim_{h\to 0} \frac{-x^2h+h-xh^2}{h[((x+h)^2+1)(x^2+1)]} \\
&= \lim_{h\to 0} \frac{h(-x^2+1)}{h[((x+h)^2+1)(x^2+1)]} - \underbrace{\lim_{h\to 0} h \cdot \frac{x}{[((x+h)^2+1)(x^2+1)]}}_{=0} \\
&= \frac{-x^2+1}{(x^2+1)(x^2+1)} = \frac{-x^2+1}{(x^2+1)^2}
\end{aligned}$$

Lösung zu Aufgabe B1.6

a)
$$\begin{aligned}
f(x) &= 3x^5 - 4x^2 + 2\left(1 - \frac{1}{x}\right) \\
f'(x) &= 15x^4 - 8x + 2/x^2
\end{aligned}$$

b)
$$\begin{aligned}
f(x) &= (x-1)(x+1)(-2x) = -2x^3 + 2x \\
f'(x) &= -6x^2 + 2
\end{aligned}$$

c)
$$\begin{aligned}
f(x) &= (1+x) \cdot \ln x^2 \\
f'(x) &= 1 \cdot \ln x^2 + (1+x)\frac{2}{x} = 2 \cdot \ln x + \left(\frac{1+x}{x}\right) \cdot 2 \\
&= 2\left(\ln x + \frac{1+x}{x}\right)
\end{aligned}$$

d) $$f(x) = \left(\frac{1-x}{1+x}\right)^2$$

$$f'(x) = \underbrace{\frac{-(1+x)-(1-x)}{(1+x)^2}}_{\substack{\text{innere}\\ \text{Ableitung}}} \cdot \underbrace{2\cdot\frac{1-x}{(1+x)}}_{\substack{\text{äußere}\\ \text{Ableitung}}} = \frac{-2}{(1+x)^2}\cdot 2\,\frac{1-x}{(1+x)}$$

$$= \frac{4(x-1)}{(1+x)^3}$$

e) $$f(x) = \sqrt{(x^2-4)^5} = (x^2-4)^{5/2}$$

$$f'(x) = 2x\cdot\frac{5}{2}(x^2-4)^{3/2}$$

$$= 5x\sqrt{(x^2-4)^3}$$

f) $$f(x) = \sqrt{x\sqrt{x\sqrt{x}}} = \sqrt{x\sqrt{x\cdot x^{1/2}}} = \sqrt{x\sqrt{x^{3/2}}}$$

$$= \sqrt{x\cdot x^{3/4}} = \sqrt{x^{7/4}} = x^{7/8}$$

$$f'(x) = \frac{7}{8}x^{-1/8} = \frac{7}{8\sqrt[8]{x}}$$

Lösung zu Aufgabe B1.7

a) $f'(x) = 4\cdot\left(\sin\left(e^{x^2}\right)\right)^3\cdot\cos\left(e^{x^2}\right)\cdot e^{x^2}\cdot 2x$

b) $g'(x) = \dfrac{1}{\tan\sqrt{x}}\cdot\dfrac{1}{(\cos\sqrt{x})^2}\cdot\dfrac{1}{2\sqrt{x}} = \dfrac{1}{2\sqrt{x}\cdot\sin\sqrt{x}\cdot\cos\sqrt{x}}.$

c) $h'(x) = \exp(\cos^2(x))\cdot 2\cos(x)\cdot(-\sin(x))$

d) $t'(x) = \dfrac{1,3x^{0.3}\ln(x) - x^{0,3}}{\ln^2(x)} = \dfrac{x^{0.3}(1.3\ln(x)-1)}{\ln^2(x)}$

Lösung zu Aufgabe B1.8

a) $f'(x) = 10^{x^2}\cdot\dfrac{d}{dx}\left(x^2\cdot\ln 10\right) = 10^{x^2}\cdot 2x\cdot\ln 10$

b) $f'(x) = \sqrt{x}\cdot e^x\cdot\dfrac{d}{dx}\left(\dfrac{1}{2}\ln x + x\right) = \sqrt{x}\cdot e^x\cdot\left(\dfrac{1}{2x}+1\right)$

Lösung zu Aufgabe B1.9

a) Es gilt : $f'(x) = f(x) \cdot \dfrac{d\ln(f(x))}{dx}$

$\ln(f(x)) = x + \ln 5 + 2\ln x + \ln(\ln 8 - \ln x) + 0{,}5\ln(x^3 - x)$

$$\begin{aligned}\frac{d\ln(f(x))}{dx} &= 1 + \frac{2}{x} + \left(\frac{-1/x}{\ln 8 - \ln x}\right) + \frac{1}{2}\left(\frac{3x^2-1}{x^3-x}\right)\\ &= 1 + \frac{2}{x} - \frac{1}{x(\ln 8 - \ln x)} + \frac{3x^2-1}{2(x^3-x)}\end{aligned}$$

$$\begin{aligned}\Rightarrow f'(x) &= f(x) \cdot \frac{d\ln(f(x))}{dx}\\ &= e^x \cdot 5x^2 \cdot \ln\left(\frac{8}{x}\right) \cdot \sqrt{x^3-x} \cdot \left(1 + \frac{2}{x} - \frac{1}{x(\ln 8 - \ln x)} + \frac{3x^2-1}{2(x^3-x)}\right)\end{aligned}$$

b) **Definitionsbereich von $f(x)$:**

$\mathbb{D}(f(x)) = \{x \in \mathbb{R} | x \geq 1\}$

wegen $x > 0$ für $\ln(8/x)$ **und** $x^3 - x = x(x-1)(x+1) \geq 0$.

Definitionsbereich von $f'(x)$:

$\mathbb{D}(f'(x)) = \{x \in \mathbb{R} | x > 1 \wedge x \neq 8\}$

wegen $x^3 - x \geq 0$ **und** $2(x^3 - x) \neq 0$ **und** $x(\ln 8 - \ln x) \neq 0$.

Lösung zu Aufgabe B1.10

a) Es gilt $f(x) = e^{h(x)} \Rightarrow f'(x) = h'(x)e^{h(x)}$.
Setzt man $h(x) = e^{(e^x)}$, so folgt $h'(x) = e^x \cdot e^{(e^x)}$.
Daher gilt $f'(x) = e^x \cdot e^{(e^x)} \cdot e^{\left(e^{(e^x)}\right)} = e^{x+e^x+e^{(e^x)}}$.

b) Es gilt $h(x) = a^x \Rightarrow h'(x) = a^x \ln a$ für $a > 0 \wedge a \neq 1$.
Daher ist $f'(x) = \left(e^{(e^e)}\right)^x \cdot \ln\left(e^{(e^e)}\right) = \left(e^{(e^e)}\right)^x \cdot e^e$

c) Anwendung der Kettenregel:
$f(x) = \ln(\ln x) \Rightarrow f'(x) = \dfrac{1}{x} \cdot \dfrac{1}{\ln x} = \dfrac{1}{x\ln x}$

d) $f(x) = \ln(2x) \Rightarrow f'(x) = \dfrac{2}{2x} = \dfrac{1}{x}$

e) $f(x) = e^{3x} \cdot \sin x \Rightarrow f'(x) = 3e^{3x}\sin x + e^{3x}\cos x = e^{3x}(3\sin x + \cos x)$

Lösung zu Aufgabe B1.11

$f(x) = x + x^2 - \frac{x^3}{3}$ $\qquad f'(x) = 1 + 2x - x^2$

$f''(x) = 2 - 2x$ $\qquad f'''(x) = -2$

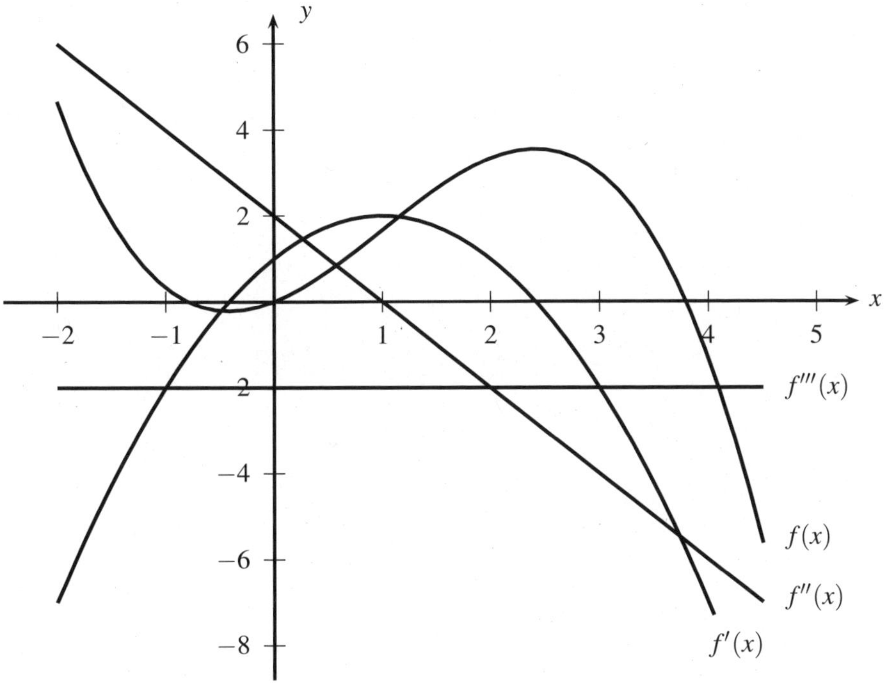

Lösung zu Aufgabe B1.12

a)

$$\begin{aligned}
f'(x) &= 4x^3 - 21x + 10 = (x-0{,}5)(4x^2+2x-20) \\
&= 4(x-0{,}5)(x-2)(x+2{,}5) = 0 \\
&\iff x = 0{,}5 \vee x = 2 \vee x = -2{,}5 \\
f''(x) &= 12x^2 - 21 \\
f''(-2{,}5) &= 54 > 0 \quad \Rightarrow \quad x_1 = -2{,}5 \text{ Minimalstelle} \\
f''(0{,}5) &= -18 < 0 \quad \Rightarrow \quad x_2 = 0{,}5 \text{ Maximalstelle} \\
f''(2) &= 27 > 0 \quad \Rightarrow \quad x_3 = 2 \text{ Minimalstelle} \\
f''(x) &= 0 \quad \iff \quad x_{4,5} = \pm\sqrt{7}/2 \approx \pm 1{,}3229 \\
f'''(x_{4,5}) &\neq 0 \quad \Rightarrow \quad x_{4,5} \text{ Wendepunkte}
\end{aligned}$$

b)

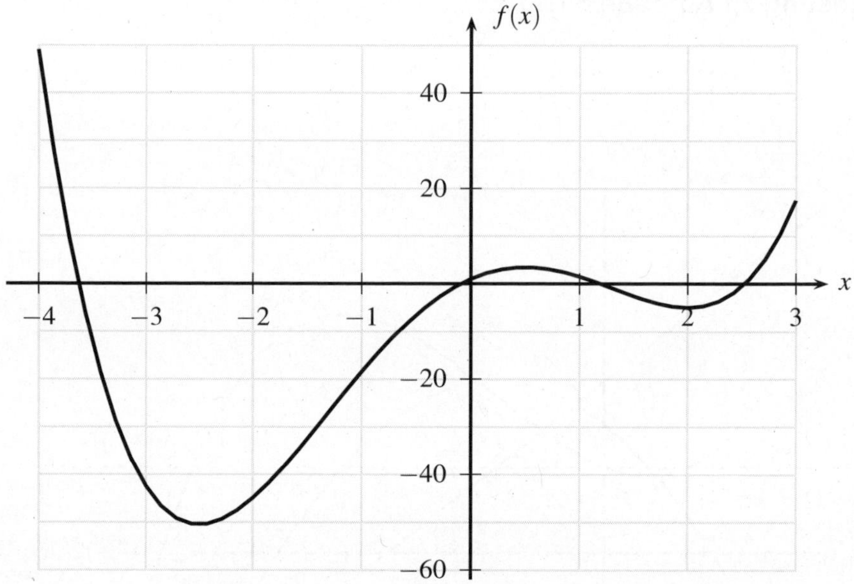

c) $\mathbb{D}(f) = \mathbb{R}, \quad \mathbb{W}(f) = \{y \in \mathbb{R} | \, y \geq -50{,}5625\} = [-50{,}5625; \, \infty)$

Lösung zu Aufgabe B1.13

$f'(x) = 3x^2 + 3x - 6 = 3(x-1)(x+2) = 0$
$f''(x) = 6x + 3 \quad f''(1) > 0 \Rightarrow \text{Min.} \quad f''(-2) < 0 \Rightarrow \text{Max.}$
f konkav links von $-0{,}5$, sonst konvex

Lösung zu Aufgabe B1.14

a) $\mathbb{D}(f) = \{x | x \in \mathbb{R}\}$
$\mathbb{W}(f) = \{y | y \geq -11\}$, vgl. c) und d)

b) Symmetrie bezüglich Koordinatenursprung, falls $f(x) = -f(-x)$:
$-f(-x) = -x^4 - 8x^3 - 18x^2 + 11 \neq f(x)$
Symmetrie bezüglich Ordinate, falls $f(x) = f(-x)$:
$f(-x) = x^4 + 8x^3 + 18x^2 - 11 \neq f(x)$
$\Rightarrow f(x)$ ist asymmetrisch.

c) $(-\infty; 0]$: streng monoton fallend, da $f'(x) < 0$ für $x < 0$
$[0; \infty)$: streng monoton steigend, da $f'(x) > 0$ für $x \in (0; \infty) \backslash \{3\}$

d) Notwendige Bedingung für Extremwerte: $f'(x) = 0$

$f'(x) = 4x^3 - 24x^2 + 36x = 4x(x-3)^2 \overset{!}{=} 0$
$\Rightarrow$ mögliche Extremwerte bei $x_1 = 0$ und $x_2 = 3$.

Hinreichende Bedingung für Extremwerte: $f''(x_{1,2}) \neq 0$
$f''(x) = 12x^2 - 48x + 36$
$f''(0) = 36 > 0 \Rightarrow$ Minimum im Punkt $x = 0;\ y = -11$,
$f''(3) = 0$, mit e) folgt: kein Extremwert im Punkt $x = 3;\ y = 16$.

e) Notwendige Bedingung für Wendepunkte: $f''(x) = 0$

$f''(x) = 12x^2 - 48x + 36 = 12(x^2 - 4x + 3) \overset{!}{=} 0$
$\Rightarrow$ mögliche Wendepunkte bei $x_{3,4} = 2 \pm \sqrt{4-3}$,
also $x_3 = 3$ und $x_4 = 1$.

Hinreichende Bedingung für Wendepunkte: $f'''(x_{3,4}) \neq 0$
$f'''(x) = 24x - 48$
$f'''(1) = -24 \Rightarrow$ Wendepunkt im Punkt $(1; 0)$,
$f'''(3) = 24 \Rightarrow$ Wendepunkt im Punkt $(3; 16)$.

f) $(-\infty; 1]$: streng konvex, da $f''(x) > 0$ für $x < 1$
$[1; 3]$: streng konkav, da $f''(x) < 0$ für $1 < x < 3$
$[3; \infty)$: streng konvex, da $f''(x) > 0$ für $x > 3$

g)

x	$f(x)$
–1	16
–0,68	0
0	-11
1	0
2	13
3	16
4	21

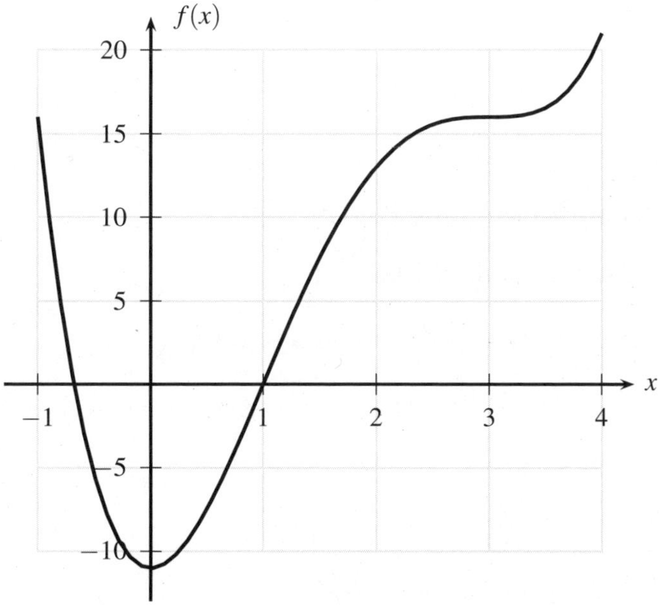

Lösung zu Aufgabe B1.15

$$V = \pi r^2 h \Rightarrow h = \frac{V}{\pi r^2}$$

$$\Rightarrow O(r,h) = 2\pi rh + 2\pi r^2 = 2\pi r \frac{V}{\pi r^2} + 2\pi r^2 \to \text{Min!}$$

$$O'(r) = -\frac{2V}{r^2} + 4\pi r \stackrel{!}{=} 0$$

$$\Rightarrow r = \sqrt[3]{\frac{V}{2\pi}} \text{ und } h = \frac{V}{\pi r^2} = \frac{V}{\pi} \cdot \sqrt[3]{\frac{2^2\pi^2}{V^2}} = \sqrt[3]{\frac{V^3}{\pi^3} \cdot \frac{2^3\pi^2}{2V^2}} = 2\sqrt[3]{\frac{V}{2\pi}}$$

Das Verhältnis zwischen Durchmesser und Höhe beträgt damit $\frac{d}{h} = \frac{2r}{h} = 1:1$; der Längsschnitt der optimalen Dose ist also quadratisch.

Lösung zu Aufgabe B1.16

a) $f(x) = 2 - 0,4x$

b) $F(x) \;=\; x \cdot (2 - 0,4x) \;=\; -0,4x^2 + 2x$

$F'(x) \;=\; -0,8x + 2 \;=\; 0 \iff x = 2,5$

$F''(x) < 0 \;\Rightarrow\; F_{\max} = 2,5 \cdot (2 - 0,4 \cdot 2,5) = 2,5$

Das flächenmaximale Rechteck hat eine Breite von 2,5 und eine Höhe von 1, also eine Fläche von 2,5.

Lösung zu Aufgabe B1.17

$A = (-2,0); \quad B = (x,0); \quad C = (x, 2 - x^2/2)$

$$\begin{aligned}
F(x) &= (x+2)(2 - x^2/2)/2 = -x^3/4 - x^2/2 + x + 2 \\
F'(x) &= -3x^2/4 - x + 1 = 0 \iff x = 2/3 \quad [\vee\, x = -2] \\
F''(x) &= -3x/2 - 1 \Rightarrow F''(2/3) = -2 < 0 \Rightarrow \text{Max.} \\
F(2/3) &= (4/3)^3 = 64/27 \approx 2,37 \\
C &= (2/3,\ 16/9)
\end{aligned}$$

Lösung zu Aufgabe B1.18

a)

Gesamtkosten:

$K(x) = 100.000 + 0{,}5x$

für $0 \leq x \leq 80.000$

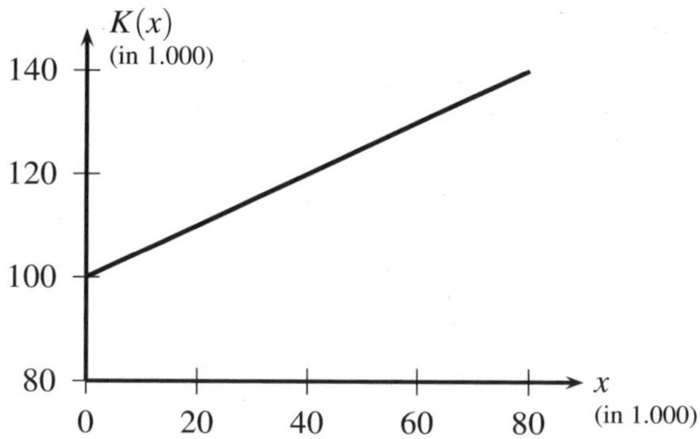

b)

Grenzkosten:

$K'(x) = 0{,}5$

Stückkosten:

$k(x) = \frac{100.000}{x} + 0{,}5$

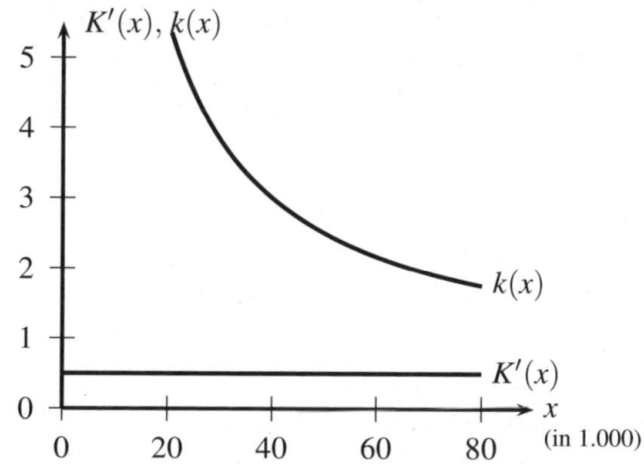

c) Es gilt $K'(x) = k(x)$ nur für $x \to \infty$
$\Rightarrow$ Es gibt keinen Schnittpunkt von Grenzkosten und Durchschnittskosten im Definitionsbereich.

d)
$$\begin{aligned} G(x) &= E(x) - K(x) = x \cdot p(x) - K(x) = \\ &= -100.000 + 9{,}5x - 0{,}0001x^2 \to \text{ Max!} \\ G'(x) &= 9{,}5 - 0{,}0002x \stackrel{!}{=} 0 \Leftrightarrow x = 9{,}5/0{,}0002 = 47.500 \\ G''(x) &= -0{,}0002 < 0 \quad \forall x \Rightarrow \text{ Max.} \end{aligned}$$

$\Rightarrow G_{max} = 125.625$ für $x_{max} = 47.500$.

Lösung zu Aufgabe B1.19

a) **1. Bedingung:** $K'(x) > 0 \; \forall \; x \geq 0$, d. h. die Kosten steigen streng monoton.

$K'(x) = 0{,}09x^2 - 3x + 36 \overset{!}{>} 0$
$\Rightarrow \; x^2 - 33{,}\overline{3}x + 400 = (x - 16{,}\overline{6})^2 + 122{,}\overline{2} > 0$

Die Nullstellen sind komplex: $x_{1,2} = 16{,}\overline{6} \pm \sqrt{16{,}\overline{6}^2 - 400}$
Hieraus folgt, dass $K'(x) > 0 \; \forall x \in \mathbb{R}$ gilt.

2. Bedingung: $K(x) \geq 0 \; \forall x \geq 0$,d. h. die Kosten sind nicht negativ.

Ist erfüllt wegen $K(0) = 150$ und 1. Bedingung.

3. Bedingung: $K(x)$ hat einen positiven konkav-konvex Wendepunkt, dieser bezeichnet gleichzeitig die Schwelle des Ertragsgesetzes.

$K''(x) = 0{,}18x - 3 \overset{!}{=} 0$
$\Rightarrow \; x = 16{,}\overline{6}$
$K'''(x) = K'''(16{,}\overline{6}) = 0{,}18 > 0$
$\Rightarrow$ konkav-konvex Wendepunkt an $x = 16{,}\overline{6}$ und $K(16{,}\overline{6}) = 472{,}\overline{2}$ (Schwelle des Ertragsgesetzes)

Aus der Gültigkeit der drei Bedingungen folgt, dass $K(x)$ eine ertragsgesetzliche Kostenfunktion ist.

b) $\dfrac{dK}{dx} = 0{,}09x^2 - 3x + 36$
$\Rightarrow \; dk = (0{,}09 \cdot 100 - 3 \cdot 10 + 36) \cdot 0{,}2 = 3$
Die Kosten steigen um ungefähr 3 Geldeinheiten.

c) Stückkosten: $k(x) = K(x)/x = 0{,}03x^2 - 1{,}5x + 36 + 150/x$
$k'(x) = 0{,}06x - 1{,}5 - 150/x^2$
$dk = (0{,}06 \cdot 15 - 1{,}5 - 150/15^2) \cdot (-0{,}3) = 0{,}38$
Die Stückkosten steigen um ungefähr 0,38 Geldeinheiten.

d) Das Betriebsminimum entspricht der Ausbringungsmenge bei minimalen variablen Stückkosten $k_v(x)$.
$k_v(x) = (K(x) - \text{Fixkosten})/x = 0{,}03x^2 - 1{,}5x + 36$
$k'(v) = 0{,}06x - 1{,}5 \overset{!}{=} 0$
$\Rightarrow \; x = 25$

Alternativer Lösungsweg: $k_v(x) \overset{!}{=} K'(x)$

e) Das Betriebsoptimum entspricht der Ausbringungsmenge bei minimalen Stückkosten $k(x)$.

$k(x) = K(x)/x = 0{,}03x^2 - 1{,}5x + 36 + 150/x$
$k(x) \overset{!}{=} K'(x)$
$\Rightarrow \; 0{,}03x^2 - 1{,}5x + 36 + 150/x = 0{,}09x^2 - 3x + 36$
$\Rightarrow \; 0{,}06x^2 - 1{,}5x - 150/x = 0 \qquad | : 0{,}06 \; | \cdot x \neq 0$

$\Rightarrow \quad f(x) = x^3 - 25x^2 - 2500 = 0$

x	30	25	27,5	28,75	28,125
$f(x)$	2000	–2500	–609	599,6094	–28,0762

$\Rightarrow$ Das Betriebsoptimum liegt ungefähr bei 28,4375.

Alternativer Lösungsweg: $k(x) \rightarrow$ min! über $k'(x) \stackrel{!}{=} 0$ ermitteln.

f)

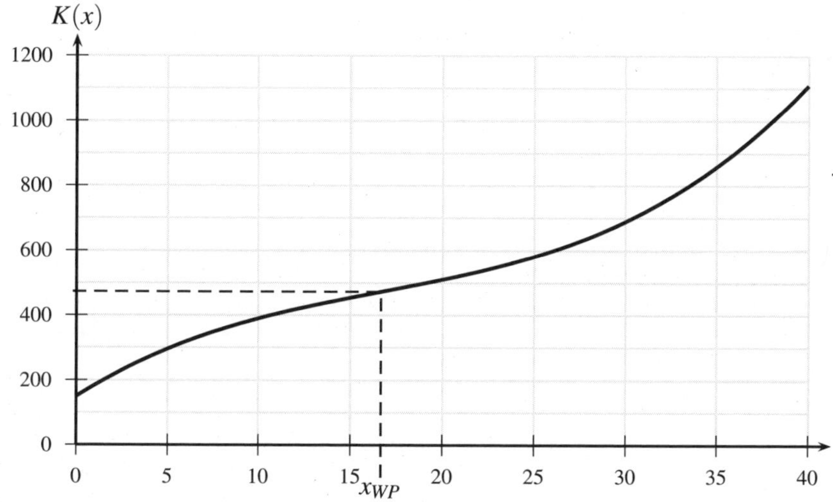

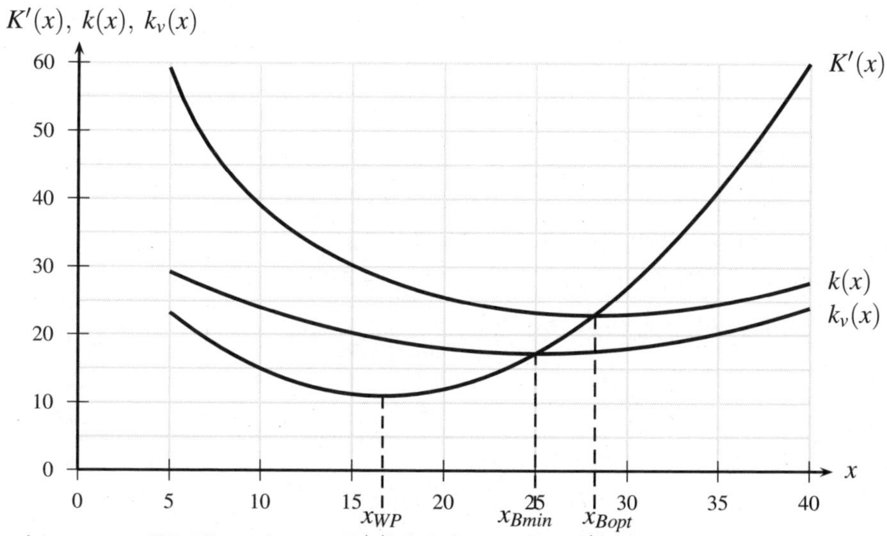

mit x_{WP} – Wendepunkt von $K(x)$ (Minimum von $K'(x)$)

x_{Bmin} – Betriebsminimum (Minimum von $k_v(x)$)

x_{Bopt} – Betriebsoptimum (Minimum von $k(x)$)

g) $\eta(K|x) = \frac{dK}{dx} \cdot \frac{x}{K} = \frac{(0{,}09x^2 - 3x + 36)x}{0{,}03x^3 - 1{,}5x^2 + 36x + 150}$

$\eta(K|x = 10) = \frac{15 \cdot 10}{390} \approx 0{,}3846$

$\Rightarrow$ An $x = 10$ führt die Erhöhung der Produktion um 1% zu einer Kostensteigerung von (nur) 0,3846%. Die Kostenfunktion ist an dieser Stelle unelastisch.

$\eta(K|x = 30) = \frac{27 \cdot 30}{690} \approx 1{,}1739$

$\Rightarrow$ An $x = 30$ führt die Erhöhung der Produktion um 1% zu einer Kostensteigerung von 1,1739%. Die Kostenfunktion ist an dieser Stelle elastisch.

Lösung zu Aufgabe B1.20

a) $\mathbb{D} = \{x \in \mathbb{R} | \; 0 \leq x \leq 40\}$
$\mathbb{W} = \{p \in \mathbb{R} | \; 0 \leq p \leq 80\}$

b) $E(x) = x \cdot p(x) = 80x - 2x^2$ (Erlösfunktion)
$G(x) = E(x) - K(x) = 80x - 2x^2 - 5x - 30 = -2x^2 + 75x - 30$

$G'(x) = -4x + 75 \stackrel{!}{=} 0$
$\Rightarrow \; x = 18{,}75$
$\Rightarrow \; p = 80 - 2 \cdot 18{,}75 = 42{,}5$
$\Rightarrow$ Cournot-Punkt bei $(x; p) = (18{,}75;\ 42{,}5)$.
Maximaler Gewinn: $G(18{,}75) = 673{,}125$

Alternativer Lösungsweg mit $E'(x) \stackrel{!}{=} K'(x)$

c) $G(x) = E(x) - K(x) = 80x - 2x^2 - 0{,}03x^3 + 1{,}5x^2 - 36x - 150$
$= -0{,}03x^3 - 0{,}5x^2 + 44x - 150$

$G'(x) = -0{,}09x^2 - x + 44 \stackrel{!}{=} 0$
$\Rightarrow \; x^2 + 11{,}\bar{1}x - 488{,}\bar{8} = 0$
$\Leftrightarrow \; x_{1,2} = -5{,}\bar{5} \pm \sqrt{5{,}\bar{5}^2 + 488{,}\bar{8}}$
$\Rightarrow \; x_1 \approx -28{,}3536 \notin \mathbb{D}; \quad x_2 \approx 17{,}2425 \in \mathbb{D}$
$\Rightarrow \; p = 80 - 2 \cdot 17{,}2425 = 45{,}5150$
$\Rightarrow$ Cournot-Punkt bei $(x; p) = (17{,}2425;\ 45{,}5150)$.
Maximaler Gewinn: $G(17{,}2425) = 306{,}2303$

Lösung zu Aufgabe B1.21

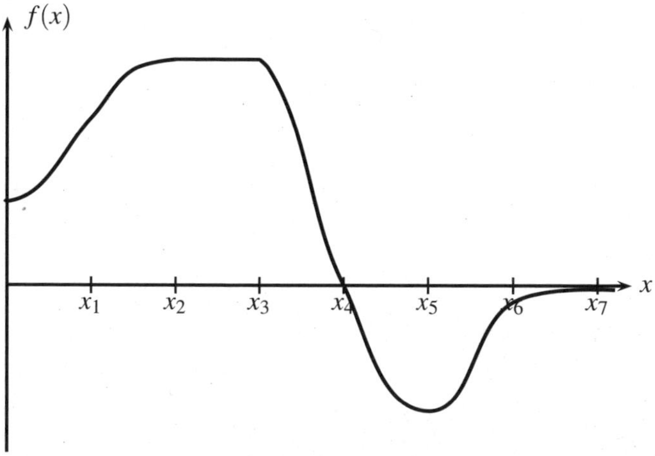

Lösung zu Aufgabe B1.22

Führt die Grenzwertbildung zu unbestimmten Ausdrücken der Form $\frac{\infty}{\infty}$ oder $\frac{0}{0}$, so wird die Regel von DE L'HOSPITAL angewendet:

$$\lim_{x \to a} \frac{g(x)}{h(x)} = \lim_{x \to a} \frac{g'(x)}{h'(x)}$$

a) $\lim\limits_{x \to \infty} \frac{x^2}{e^x} = \lim\limits_{x \to \infty} \frac{2x}{e^x} = \lim\limits_{x \to \infty} \frac{2}{e^x} = 0$

b) $\lim\limits_{x \to 1^-} \frac{x}{\sqrt{1-x}} = \infty$ („Uneigentlicher Grenzwert": Zähler $\to 1$, Nenner $\to 0$)

c) $\lim\limits_{x \to 1} \frac{(\ln x)^2}{x-1} = \lim\limits_{x \to 1} \frac{\frac{1}{x} \cdot 2 \ln x}{1} = 0$

d) $\lim\limits_{x \to -\infty} 1000 \cdot x^{50} \cdot e^{x/2} = 1000 \cdot \sqrt{\lim\limits_{x \to -\infty} x^{100} \cdot e^x} = 0$

e) $\lim\limits_{x \to \infty} \frac{0{,}01x^{2{,}1} + 0{,}1}{10x^2 + 100x} = \lim\limits_{x \to \infty} \frac{0{,}01x^{0{,}1} + 0{,}1/x^2}{10 + 100/x} = \infty$

f) $\lim\limits_{x \to 0} \frac{\ln(x+1)}{\sin x} = \lim\limits_{x \to 0} \frac{1/(x+1)}{\cos x} = 1$

g) $\lim\limits_{x\uparrow 1} \frac{\ln x}{\sqrt{1-x}} = \lim\limits_{x\uparrow 1} \frac{1/x}{-(1-x)^{-1/2}/2} = \lim\limits_{x\uparrow 1} -\frac{2\sqrt{1-x}}{x} = 0$

h) $\lim\limits_{x\to 0} \frac{\sin(x)}{\sin(2x)} = \lim\limits_{x\to 0} \frac{\cos(x)}{2\cos(2x)} = \frac{1}{2}$

i) $\lim\limits_{x\to 1} \frac{1-e^{x-1}}{2\sin(x-1)} = \lim\limits_{x\to 1} \frac{-e^{x-1}}{2\cos(x-1)} = -1/2$

Lösung zu Aufgabe B1.23

a) $$\begin{aligned} f(x) &= \ln x \text{ für } x>0, & f(e) &= 1 \\ f'(x) &= \frac{1}{x}, & f'(e) &= \frac{1}{e} \\ f''(x) &= -\frac{1}{x^2}, & f''(e) &= -\frac{1}{e^2} \end{aligned}$$

Nach dem Satz von TAYLOR gilt mit $x_0 = e$:

$$\begin{aligned} f(x) &= f(x_0) + \frac{f'(x_0)}{1!}(x-x_0) + \frac{f''(x_0)}{2!}(x-x_0)^2 + R_2(x) \\ \Rightarrow f(x) &= \frac{2x}{e} - \frac{x^2}{2e^2} - \frac{1}{2} + R_2(x). \end{aligned}$$

Es folgt für $x = 3$:

$\ln 3 \approx \frac{6}{e} - \frac{9}{2e^2} - \frac{1}{2} \approx 1{,}0983$

(Exakt ergibt sich $\ln 3 = 1{,}098612\ldots$)

b) $$\begin{aligned} f(x) &= (1+x)^{1/3} \text{ für } x \geq -1, & f(0) &= 1 \\ f'(x) &= \frac{1}{3}(1+x)^{-2/3}, & f'(0) &= 1/3 \\ f''(x) &= -\frac{2}{9}(1+x)^{-5/3}, & f''(0) &= -2/9 \end{aligned}$$

Nach dem Satz von TAYLOR gilt mit $x_0 = 0$:

$$\begin{aligned} f(x) &= f(x_0) + \frac{f'(x_0)}{1!}(x-x_0) + \frac{f''(x_0)}{2!}(x-x_0)^2 + R_2(x) \\ \Rightarrow f(x) &= 1 + \frac{1}{3}x - \frac{1}{9}x^2 + R_2(x). \end{aligned}$$

Für die Berechnung von $\sqrt[3]{0{,}72}$ ist $x = -0{,}28 = -7/25$. Es folgt

$$\begin{aligned}
\sqrt[3]{0{,}72} = f(-0{,}28) &= 1-\frac{1}{3}\cdot 0{,}28-\frac{1}{9}\cdot 0{,}28^2 \quad +R_2(x)\\
&= 1-\frac{1}{3}\cdot\frac{7}{25}-\frac{1}{9}\cdot\frac{49}{625} \quad +R_2(x)\\
&= 1-\frac{7}{75}-\frac{49}{5625} \quad +R_2(x)\\
&= \frac{5051}{5625}+R_2(x) \;=\; 0{,}8979\overline{5}+R_2(x)
\end{aligned}$$

Als Näherung erhält man also $\sqrt[3]{0{,}72}\approx 0{,}8979\overline{5}$ bei einem Fehler von $|R_2(x)|\approx 0{,}00168$.

Lösung zu Aufgabe B1.24

a) $\eta\left(f(x)|x\right) = 14x\cdot\dfrac{x}{7x^2-3} = \dfrac{14x^2}{7x^2-3}$

b) $\eta\left(f(x)|x\right)\big|_{x=0} = 0 \Rightarrow$ vollkommen unelastisch

$\eta\left(f(x)|x\right)\big|_{x=0{,}1} \approx -0{,}0478 \Rightarrow$ unelastisch

$\eta\left(f(x)|x\right)\big|_{x=1} = 3{,}5 \Rightarrow$ elastisch

c) $\eta = \dfrac{14x^2}{7x^2-3} \overset{!}{=} \infty \Leftrightarrow 7x^2-3=0 \Leftrightarrow x=\pm\sqrt{3/7}$

Lösung zu Aufgabe B1.25

a) $\mathbb{D}=\{p\in\mathbb{R}|\ 0\le p\le 50\}$
$\mathbb{W}=\{x\in\mathbb{R}|\ 0\le x\le 45\}$

b) $\eta(x|p) = \dfrac{dx}{dp}\cdot\dfrac{p}{x} = -0{,}9\cdot\dfrac{p}{45-0{,}9p} = -\dfrac{p}{50-p} = \dfrac{p}{p-50}$

$\Rightarrow \eta(x|p)<0\ \forall\, p\in\mathbb{D}$

Damit die Nachfrage elastisch ist, muss also gelten:

$\eta(x|p) = \dfrac{p}{p-50} \overset{!}{<} -1 \qquad |\cdot(p-50)<0$

$\Rightarrow p>50-p \Leftrightarrow p>25$

$\Rightarrow$ Die Nachfrage ist

- elastisch für $25<p<50$,
- vollkommen elastisch für $p=50$,
- proportional für $p=25$,
- unelastisch für $0<p<25$ und
- vollkommen unelastisch für $p=0$.

Lösung zu Aufgabe B1.26

a) $x(p) = \dfrac{250-p}{0{,}2} = 1250 - 5p$ mit $\mathbb{D}(x) = \{p \in \mathbb{R} |\, 0 \leq p \leq 250\}$

$\eta\left(x(p)|p\right) = -5 \cdot \dfrac{p}{1250-5p} = -\dfrac{p}{250-p}$

b) $\eta\left(x(p)|p\right)\big|_{p=100} = -\dfrac{100}{250-100} = -0{,}\overline{6}$

c) $\left|\eta\left(x(p)|p\right)\right| = \left|\dfrac{p}{250-p}\right| \overset{!}{>} 1$

Es gilt $p \geq 0$, so dass nur zwei Fälle unterschieden werden müssen:

1. Fall: $250 - p > 0 \Leftrightarrow p < 250$

$\Rightarrow |\eta| = \dfrac{p}{250-p} \overset{!}{>} 1 \Leftrightarrow p > 250 - p \Leftrightarrow p > 125$

Also $125 < p < 250$.

2. Fall: $250 - p < 0 \Leftrightarrow p > 250 \notin \mathbb{D}$

Insgesamt folgt: $125 < p < 250$.

Lösung zu Aufgabe B1.27

a) $E(x) = p(x) \cdot x = 300x - 0{,}4x^2$

b) $E'(x) = 300 - 0{,}8x$

c) $G(x) = E(x) - K(x) = -0{,}7x^2 + 298x - 3$

d) $G'(x) \overset{!}{=} 0 \quad \Leftrightarrow \quad -1{,}4x + 298 \overset{!}{=} 0 \quad \Rightarrow \quad x \approx 212{,}86$
Da $G''(212{,}86) < 0$ lautet die gewinnmaximale Menge $x_{max} = 212{,}86$, der zugehörige (gewinnmaximale) Preis beträgt dann $p(212{,}86) = 300 - 0{,}4 \cdot 212{,}86 = 214{,}86$.

e) $\eta(x|p) = \dfrac{dx}{dp} \cdot \dfrac{p}{x}$, wobei $x = \dfrac{300}{0{,}4} - \dfrac{p}{0{,}4} = 750 - 2{,}5p$

$\Rightarrow \eta(x|p) = -2{,}5 \cdot \dfrac{p}{750-2{,}5p} = \dfrac{p}{p-300}$

$\eta(x|p_{max} = 214{,}86) = \dfrac{214{,}86}{214{,}86-300} \approx -2{,}52$

f) Aus e) folgt: Erhöht man den Preis um 5%, so sinkt die nachgefragte Menge approximativ um $2{,}52 \cdot 5\% = 12{,}6\%$.

Lösung zu Aufgabe B1.28

a) $f(x) = 2e^{-2x^2} = p(x)$

$$\eta_f(x) = \eta(p|x) = \frac{dp}{dx} \cdot \frac{x}{p} = -4x \cdot 2e^{-2x^2} \cdot \frac{x}{2e^{-2x^2}} = -4x^2$$

b) $U'(x) = f(x)(1 + \eta_f(x)) = 2e^{-2x^2}(1 - 4x^2)$

c) **Notwendige Bedingung:**

$$\begin{aligned} U'(x) &\stackrel{!}{=} 0 \\ 2e^{-2x^2}(1-4x^2) &\stackrel{!}{=} 0 \\ \Leftrightarrow \quad x^2 &= 1/4 \\ \Leftrightarrow \quad x &= 1/2 \quad (x = -1/2 \text{ ökonomisch nicht sinnvoll}) \end{aligned}$$

Hinreichende Bedingung:

$$\begin{aligned} U''(x) &\neq 0 \\ U''(x) &= -4x \cdot 2e^{-2x^2} - (16x \cdot e^{-2x^2} + 8x^2 \cdot (-4x \cdot e^{-2x^2})) \\ &= 8xe^{-2x^2}(4x^2 - 3) \\ U''\left(\frac{1}{2}\right) &= 8 \cdot \frac{1}{2} e^{-2\cdot(1/2)^2} \left(4\left(\frac{1}{2}\right)^2 - 3\right) \\ &= 4 \cdot e^{-1/2} \cdot (-2) \approx -4{,}85 \end{aligned}$$

Da $U''(1/2) < 0$ ist der Umsatz bei $x = 0{,}5$ maximal.

Lösung zu Aufgabe B1.29

a)

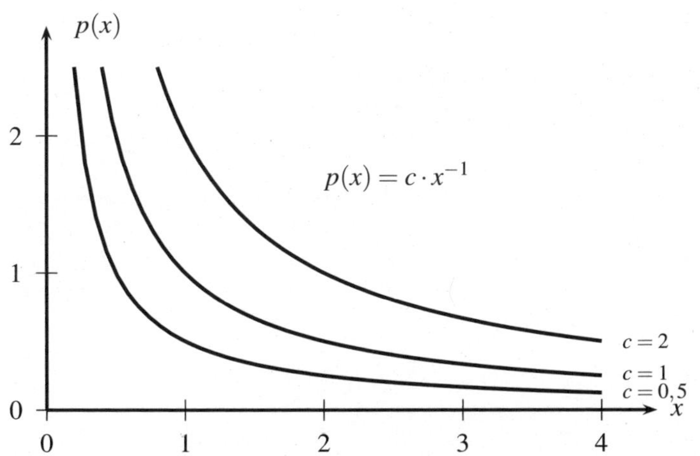

b)

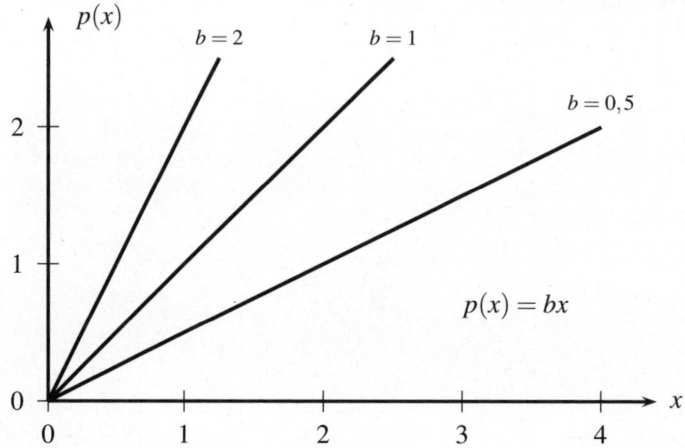

B2. Integralrechnung

Aufgabe B2.1

Bestimmen Sie die Stammfunktionen $F(x)$ der folgenden Funktionen $f(x)$:

a) $f(x) = a + bx + cx^2$, b) $f(x) = e^{a+bx}$,

c) $f(x) = 2axe^{bx^2}$, d) $f(x) = 1/x^2$,

e) $f(x) = \dfrac{2b}{a+bx}$, f) $f(x) = \dfrac{x+2}{x+1}$.

Aufgabe B2.2

Bestimmen Sie folgende Integrale:

a) $\int \left(\frac{1}{\sqrt{x}} + \frac{2}{x} \right) dx$, b) $\int \frac{1}{2} a^x \, dx$,

c) $\int \frac{1}{3} x^3 \, dx$, d) $\int 3\sqrt[3]{x} \, dx$.

Aufgabe B2.3

Ermitteln Sie die Stammfunktionen durch partielle Integration:

a) $\int x^2 e^x \, dx$, b) $\int x \ln x \, dx$,

c) $\int x^2 \sin x \, dx$, d) $\int \sin x \cdot \cos x \, dx$.

Aufgabe B2.4

Ermitteln Sie die Stammfunktionen durch Substitution:

a) $\int (5x+1)^3 \, dx$, b) $\displaystyle\int \frac{2x}{1+x^2} \, dx$,

c) $\int 2x\sqrt{1-3x^2} \, dx$, d) $\displaystyle\int \frac{g'(x)}{g(x)} \, dx$.

Aufgabe B2.5

Wie lauten folgende bestimmte Integrale?

a) $\displaystyle\int_0^{2\pi} \sin \frac{x}{4} \, dx$, b) $\displaystyle\int_{-1}^{1} |x| \, dx$,

c) $\displaystyle\int_{-2}^{2} \min\{x;x^2\} \, dx$, d) $\displaystyle\int_1^e \ln x \, dx$,

e) $\displaystyle\int_0^4 f(x) \, dx \quad \text{mit } f(x) = \begin{cases} x^2 & \text{für } 0 \le x < 1 \\ \sqrt{x} & \text{für } 1 \le x \le 4 \end{cases}$

f) $\displaystyle\int_0^1 \frac{4x+6}{x^2+3x+2} \, dx$, g) $\displaystyle\int_1^3 x^2 \ln x \, dx$.

Aufgabe B2.6

Berechnen Sie die folgenden Integrale!

a) $\displaystyle\int_0^2 \frac{x^2}{\sqrt{9-x^3}} \, dx$, b) $\int 3^x \, dx$, c) $\int t \cdot \cos(t) \, dt$.

Aufgabe B2.7

Berechnen Sie die folgenden Integrale!

a) $\int x \cdot \sin x \, dx$

b) $\int_0^1 (x^2-1)\cdot e^{-x^2/2}dx$

(Hinweis: Erst ausmultiplizieren, dann partiell integrieren.)

c) $\int (x^2-1)\cdot e^{-x^2/2}dx$

(Hinweis: $\int (x^2-1)\cdot e^{-x^2/2}dx = \int x\cdot xe^{-x^2/2}dx - \int e^{-x^2/2}dx$)

Aufgabe B2.8

Existieren die folgenden uneigentlichen Integrale?

a) $\int\limits_1^\infty \frac{1}{x}\,dx,$ b) $\int\limits_{-\infty}^1 e^x\,dx,$

c) $\int\limits_0^9 \frac{1}{\sqrt{x}}\,dx,$ d) $\int\limits_{-1}^\infty \frac{1}{x^2}\,dx.$

Aufgabe B2.9

In einem Lager sei eine mit der Zeit t linear wachsende Bedarfsrate $r(t)=a+bt$ wirksam, so dass die gesamte Entnahme im Intervall $[0;z]$ durch das Integral von $r(t)$ über $[0;z]$ gegeben ist.

a) Wie lautet die Bestandsfunktion $B(t)$ für $t\in[0;z]$, wenn in $t=0$ der Lagerbestand M beträgt?

b) Man gebe $B(t)$ für den Fall $M=400$, $a=20$ und $b=4$ an. Wann wird der Bestand null sein?

Aufgabe B2.10

Die Grenzkosten seien eine lineare Funktion der Produktionsmenge:

$$K'(x)=2+0{,}5x.$$

a) Wie groß sind die Fixkosten, wenn die Gesamtkosten bei $x=100$ genau $K(x)=45.200$ betragen?

b) Welchen Gewinn kann die Unternehmensleitung bei $x=100$ erwarten, wenn die Grenzerlösfunktion $E'(x)=10-0{,}5x$ beträgt und bei $x=8$ ein Umsatz von 50.064 erreicht wird?

c) Formulieren Sie die Preis-Absatz-funktion $p(x)$!

Aufgabe B2.11

Der Netto-Investitionsfluss einer Volkswirtschaft sei gegeben durch $I(t) = 10t^{0,5}$. Der Kapitalstock zum Zeitpunkt $t = 0$ sei $K_0 = 25{,}4644$.

a) Wie groß ist der Kapitalstock zum Zeitpunkt $t = 5$?
b) Jetzt soll gelten: $K_0 = 100$. Wie lange dauert es, bis sich der Kapitalstock verdoppelt hat?

(Hinweis: Der Netto-Investitionsfluss ist die Zunahme des Kapitalstocks.)

Aufgabe B2.12

Gegeben sei die Funktion: $f(x) = \dfrac{2x^5 - 4x^4 - 9x^3 - 15x^2 - 34x - 18}{x^3 - 2x^2 - 7x - 4}$.
Stellen Sie die Funktion als Summe aus einem Polynom und einem echt gebrochen-rationalen Rest dar! Geben Sie die Partialbruchzerlegung des Restes an! Berechnen Sie daraus $\int f(x)\,dx$! (Hinweis: (-1) ist eine Nullstelle des Nenners.)

Aufgabe B2.13

Gegeben sei die Funktion: $f(x) = \dfrac{x^2 + x + 1}{3x^4 + 12x^3 + 27x^2 + 48x + 60}$.
Geben Sie die Partialbruchzerlegung an! Berechnen Sie daraus $\int f(x)\,dx$! (Hinweis: $(2i)$ ist eine Nullstelle des Nenners.)

Aufgabe B2.14

Gegeben sei die Funktion: $f(x) = \dfrac{-2x^5 - 2x^4 + 6x^3 - 25x^2 - 4x + 64}{-2x^3 - 2x^2 + 2x - 30}$.
Stellen Sie die Funktion als Summe aus einem Polynom und einem echt gebrochen-rationalen Rest dar! Geben Sie die Partialbruchzerlegung des Restes an! Berechnen Sie daraus $\int_{-1}^{1} f(x)\,dx$! (Hinweis: (-3) ist eine Nullstelle des Nenners.)

Lösungen zum Abschnitt B2

Lösung zu Aufgabe B2.1

a) $F(x) = \int (a + bx + cx^2)\, dx = ax + \frac{b}{2}x^2 + \frac{c}{3}x^3 + C$

b) $F(x) = \int e^{a+bx}\, dx = \frac{1}{b} \int be^{a+bx}\, dx = \frac{1}{b} \cdot e^{a+bx} + C$

c) $F(x) = \int 2axe^{bx^2}\, dx = \int \frac{a}{b} \cdot \underbrace{2bx}_{g'(x)} \cdot \underbrace{e^{bx^2}}_{e^{g(x)}}\, dx = \frac{a}{b} \cdot e^{bx^2} + C$

d) $F(x) = \int x^{-2}\, dx = -\frac{1}{x} + C$

e) $F(x) = \int \frac{2b}{a+bx}\, dx = 2\int \frac{b}{a+bx}\, dx = 2\ln|a+bx| + C$

f) $$\begin{aligned} F(x) &= \int \frac{x+2}{x+1}\, dx = \int \frac{x+1}{x+1} + \frac{1}{x+1}\, dx \\ &= \int 1\, dx + \int \frac{1}{x+1}\, dx = x + \ln|x+1| + C \end{aligned}$$

Lösung zu Aufgabe B2.2

a) $$\begin{aligned} \int \left(\frac{1}{\sqrt{x}} + \frac{2}{x}\right) dx &= \int x^{-1/2}\, dx + 2\int x^{-1}\, dx \\ &= 2x^{1/2} + C_1 + 2\ln|x| + C_2 \\ &= 2(\sqrt{x} + \ln|x|) + C \quad \text{mit } C = C_1 + C_2 \end{aligned}$$

b) $\int \frac{1}{2} a^x\, dx = \frac{1}{2} \cdot \frac{a^x}{\ln a} + C \quad$ mit $a > 0;\ a \neq 1$

c) $\int \frac{1}{3} x^3\, dx = \frac{1}{12} x^4 + C$

d) $\int 3\sqrt[3]{x}\, dx = 3 \cdot \frac{3}{4} \cdot x^{4/3} + C = \frac{9}{4} x^{4/3} + C$

Lösung zu Aufgabe B2.3

Partielle Integration: $\int u \cdot v'\, dx = u \cdot v - \int u' \cdot v\, dx$

a) $\int x^2 e^x\,dx = x^2\cdot e^x - \int 2x\cdot e^x\,dx$ $\qquad u=x^2 \Rightarrow u'=2x;\quad v=e^x \Rightarrow v'=e^x$

$= x^2\cdot e^x - 2x\cdot e^x + \int 2e^x\,dx$ $\qquad u=2x \Rightarrow u'=2;\quad v=e^x \Rightarrow v'=e^x$

$= e^x(x^2-2x+2)+C$

b) $\int x\ln x\,dx = \frac{1}{2}x^2\ln x - \int \frac{1}{2}x\,dx$ $\qquad u=\ln x \Rightarrow u'=1/x;\quad v=\frac{1}{2}x^2 \Rightarrow v'=x$

$= \frac{1}{2}x^2\ln x - \frac{1}{4}x^2 + C$

$= \frac{1}{2}x^2\left(\ln x - \frac{1}{2}\right) + C$

c) $\int x^2\sin x\,dx = x^2\cdot(-\cos x) + \int 2x\cos x\,dx$ $\qquad u=x^2 \Rightarrow u'=2x;\quad v=-\cos x \Rightarrow v'=\sin x$

$= -x^2\cos x + 2x\sin x - 2\int \sin x\,dx$ $\qquad u=2x \Rightarrow u'=2;\quad v=\sin x \Rightarrow v'=\cos x$

$= -x^2\cos x + 2x\sin x + 2\cos x + C$

d) $\int \sin x\cdot\cos x\,dx = (\sin x)^2 - \int \sin x\cdot\cos x\,dx$ $\qquad u=\sin x \Rightarrow u'=\cos x;\quad v=\sin x \Rightarrow v'=\cos x$

$\Rightarrow\quad 2\int \sin x\cdot\cos x\,dx = (\sin x)^2$

$\Rightarrow\quad \int \sin x\cdot\cos x\,dx = 0{,}5\cdot(\sin x)^2 + C$

Lösung zu Aufgabe B2.4

a) $\int (5x+1)^3\,dx = \int u^3\cdot\frac{1}{5}\,du$ $\qquad u=5x+1 \Rightarrow \frac{du}{dx}=5 \Rightarrow dx=\frac{du}{5}$

$= \frac{1}{5}\cdot\frac{1}{4}\cdot u^4 + C = \frac{1}{20}(5x+1)^4 + C$

b) $\int \frac{2x}{1+x^2}\,dx = \ln(1+x^2)+C$ $\qquad f(x)=1+x^2 \Rightarrow f'(x)=2x$

c) $\int 2x\sqrt{1-3x^2}\,dx = -\frac{1}{3}\int u^{1/2}\,du$ $\qquad u=1-3x^2 \Rightarrow \frac{du}{dx}=-6x \Rightarrow -\frac{1}{3}du=2x\,dx$

$= -\frac{1}{3}\cdot\frac{2}{3}u^{3/2} + C = -\frac{2}{9}(1-3x^2)^{3/2} + C$

d) $\int \frac{g'(x)}{g(x)}\,dx = \ln|g(x)| + C$

Lösung zu Aufgabe B2.5

a) $$\int_0^{2\pi} \sin\frac{x}{4}\,dx = \int_0^{\pi/2} \sin u \cdot 4\,du$$
$$= [4(-\cos u)]_0^{\pi/2} = 4(-\cos(\pi/2)+\cos 0) = 4$$

b) $$\int_{-1}^{1} |x|\,dx = 2\int_0^1 x\,dx = \left[2\cdot\frac{1}{2}x^2\right]_0^1 = 1$$

c) $$\int_{-2}^{2} \min\{x;x^2\}\,dx = \int_{-2}^{0} x\,dx + \int_0^1 x^2\,dx + \int_1^2 x\,dx = -2+\frac{1}{3}+1{,}5 = -\frac{1}{6}$$

d) $$\int_1^e \ln x\,dx = [x\cdot\ln x - x]_1^e = 1$$

e) $$\int_0^1 x^2\,dx + \int_1^4 \sqrt{x}\,dx = \left[\frac{1}{3}x^3\right]_0^1 + \left[\frac{2}{3}x^{3/2}\right]_1^4 = 5$$

f) $$\int_0^1 \frac{4x+6}{x^2+3x+2}\,dx = 2\int_0^1 \frac{2x+3}{x^2+3x+2}\,dx = \left[2\cdot\ln(x^2+3x+2)\right]_0^1$$
$$= 2(\ln 6 - \ln 2) = 2\ln 3 \approx 2{,}1972$$

g) $$\int_1^3 x^2 \ln x\,dx = \left[\frac{x^3}{3}\ln x - \frac{1}{9}x^3\right]_1^3 = 9\ln 3 - \frac{26}{9} \approx 6{,}99862$$

(Lösung mittels partieller Integration: $u = \ln x \Rightarrow u' = 1/x$
$v' = x^2 \Rightarrow v = x^3/3$)

Lösung zu Aufgabe B2.6

a) $$\int_0^2 \frac{x^2}{\sqrt{9-x^3}}\,dx = -\frac{1}{3}\int_0^2 \frac{-3x^2}{\sqrt{9-x^3}}\,dx = -\frac{1}{3}\int_9^1 \frac{dy}{\sqrt{y}} = \frac{1}{3}[2\sqrt{y}]_1^9 = \frac{4}{3}$$

b) $$\int 3^x\,dx = \frac{1}{\ln 3}\cdot 3^x + c$$

c) $$\int t\cdot\cos(t)\,dt = t\cdot\sin t - \int \sin t\,dt = t\cdot\sin t + \cos t + c$$

Lösung zu Aufgabe B2.7

a) $\int x \cdot \sin x \, dx = -x \cdot \cos x + \int \cos x \, dx = -x \cdot \cos x + \sin x + c$

b) $\int_0^1 (x^2-1) \cdot e^{-x^2/2} \, dx = \int_0^1 x \cdot x e^{-x^2/2} \, dx - \int_0^1 e^{-x^2/2} \, dx$

$$= \left[-xe^{-x^2/2}\right]_0^1 - \int_0^1 -e^{-x^2/2} \, dx - \int_0^1 e^{-x^2/2} \, dx$$

$$= -e^{-0,5} \approx -0,6065$$

c) $\int (x^2-1) \cdot e^{-x^2/2} \, dx = \int \underbrace{x}_{u} \cdot \underbrace{xe^{-x^2/2}}_{v'} \, dx - \int e^{-x^2/2} \, dx$

$$= x \cdot \left(-e^{-x^2/2}\right) - \int \left(-e^{-x^2/2}\right) dx - \int e^{-x^2/2} \, dx = -x \cdot e^{-x^2/2} + c$$

Lösung zu Aufgabe B2.8

a) $\displaystyle\int_1^\infty \frac{1}{x} \, dx = \lim_{y \to \infty} \int_1^y \frac{1}{x} \, dx = \lim_{y \to \infty} \Big[\ln|x|\Big]_1^y = \lim_{y \to \infty} \ln y - \ln 1 = \infty$

$\Rightarrow$ Das Integral existiert nicht.

b) $\displaystyle\int_{-\infty}^1 e^x \, dx = \lim_{y \to -\infty} \int_y^1 e^x \, dx = \lim_{y \to -\infty} [e^x]_y^1 = e^1 - \lim_{y \to -\infty} e^y = e$

c)
$$\int_0^9 \frac{1}{\sqrt{x}} \, dx = \lim_{\varepsilon \to 0} \int_{0+\varepsilon}^9 \frac{1}{\sqrt{x}} \, dx = \lim_{\varepsilon \to 0} \left[2\sqrt{x}\right]_{0+\varepsilon}^9$$
$$= 2\sqrt{9} - \lim_{\varepsilon \to 0} 2\sqrt{\varepsilon} = 2\sqrt{9} = 6$$

d)
$$\int_{-1}^\infty \frac{1}{x^2} \, dx = \int_{-1}^0 \frac{1}{x^2} \, dx + \int_0^\infty \frac{1}{x^2} \, dx$$
$$= \lim_{u \to 0^-} \int_{-1}^u x^{-2} \, dx + \lim_{\substack{v \to 0^+ \\ w \to \infty}} \int_v^w x^{-2} \, dx$$
$$= \lim_{u \to 0^-} \left[-x^{-1}\right]_{-1}^u + \lim_{\substack{v \to 0^+ \\ w \to \infty}} \left[-x^{-1}\right]_v^w$$
$$= \lim_{u \to 0^-} -\left(\frac{1}{u} + 1\right) - \lim_{\substack{v \to 0^+ \\ w \to \infty}} \left(\frac{1}{w} - \frac{1}{v}\right) = \infty$$

$\Rightarrow$ Das Integral existiert nicht.

Lösung zu Aufgabe B2.9

a) Entnahme im Intervall $[0;z]$:

$$\int_0^z (a+bt)\,dt = \left[at+\frac{b}{2}t^2\right]_0^z = az+\frac{b}{2}z^2$$

Bestandsfunktion: $B(t) = M-$ Entnahme $= M - at - \frac{b}{2}t^2$

b)
$$\begin{aligned} B(t) &= 400-20t-2t^2 \overset{!}{=} 0 \\ t^2+10t-200 &= 0 \\ t_{1,2} &= -5\pm\sqrt{25+200} = -5\pm 15 \\ t_1 &= 10 \qquad (t_2=-20 \text{ nicht sinnvoll}) \end{aligned}$$

$\Rightarrow$ Der Bestand erreicht nach 10 Zeiteinheiten den Wert null.

Lösung zu Aufgabe B2.10

a)
$$\begin{aligned} K(x) &= \int K'(x)\,dx = \int(2+0{,}5x)\,dx \\ &= 2x+0{,}25x^2+C \\ K(x=100) &\overset{!}{=} 45.200 \\ \Rightarrow 2\cdot 100+0{,}25\cdot 100^2+C &= 45.200 \\ \Rightarrow C &= 42.500 \\ \Rightarrow K(x) &= 42.500+2x+0{,}25x^2 \end{aligned}$$

Die Fixkosten betragen 42.500 Geldeinheiten.

b)
$$\begin{aligned} G(x) &= E(x)-K(x) \\ E(x) &= \int(10-0{,}5x)\,dx = 10x-0{,}25x^2+C \\ E(x=8) &\overset{!}{=} 50.064 \\ \Rightarrow 10\cdot 8-0{,}25\cdot 8^2+C &= 50.064 \\ \Rightarrow C &= 50.000 \\ \Rightarrow E(x) &= 10x-0{,}25x^2+50.000 \\ \Rightarrow G(x) &= 10x-0{,}25x^2+50.000-(42.500+2x+0{,}25x^2) \\ &= 7.500+8x-0{,}5x^2 \\ \Rightarrow G(x=100) &= 7.500+8\cdot 100-0{,}5\cdot 100^2 = 3.300 \end{aligned}$$

Der Gewinn bei $x = 100$ beträgt 3.300.
(Maximaler Gewinn $G_{max} = 7.532$ bei $x = 8$)

c) $p(x) = \frac{E(x)}{x} = \frac{50.000}{x} + 10 - 0{,}25x$

Lösung zu Aufgabe B2.11

Der Kapitalstock zum Zeitpunkt $t = 5$ ergibt sich aus der Addition des zum Zeitpunkt $t = 0$ bereits vorhandenen Kapitalstocks K_0 und dessen Zunahme in den folgenden fünf Zeitperioden. Diese entspricht der Summe der in diesem Zeitraum geleisteten Nettoinvestitionen und kann durch das Integral der Investitionsfunktion im Intervall $[0; 5]$ angegeben werden:

a) $$K(5) = K_0 + \int_0^5 10t^{0,5}\,dt = K_0 + \left[10\frac{t^{1,5}}{1{,}5}\right]_0^5 = K_0 + \left[\frac{20}{3}t^{1,5}\right]_0^5$$
$$= K_0 + \frac{20}{3}5^{1,5} - \frac{20}{3}0^{1,5} = 25{,}4644 + \frac{20}{3}\cdot 5^{1,5} \approx 100$$

b) $$200 = 100 + \int_0^x 10t^{0,5}\,dt$$
$$\Leftrightarrow \int_0^x 10t^{0,5}\,dt = \left[\frac{20}{3}t^{1,5}\right]_0^x = \frac{20}{3}x^{1,5} = 100$$
$$\Leftrightarrow x^{1,5} = 15 \Leftrightarrow x \approx 6{,}0822$$

Lösung zu Aufgabe B2.12

$$\begin{array}{rl} & (2x^5 - 4x^4 - 9x^3 - 15x^2 - 34x - 18) : (x^3 - 2x^2 - 7x - 4) = 2x^2 + 5 \\ - & \underline{(2x^5 - 4x^4 - 14x^3 - 8x^2)} \\ & (5x^3 - 7x^2 - 34x - 18) \\ - & \underline{(5x^3 - 10x^2 - 35x - 20)} \\ & (3x^2 + x + 2) \quad [= \text{Divisionsrest}] \end{array}$$

$$\Rightarrow \quad \frac{2x^5 - 4x^4 - 9x^3 - 15x^2 - 34x - 18}{x^3 - 2x^2 - 7x - 4} = 2x^2 + 5 + \frac{3x^2 + x + 2}{x^3 - 2x^2 - 7x - 4}$$

Partialbruchzerlegung:

Da (-1) eine Nullstelle des Nenners ist, folgt
$N(x) = x^3 - 2x^2 - 7x - 4 = (x+1)(x^2 - 3x - 4) = (x+1)^2(x-4)$

$$\begin{aligned}
\Rightarrow \quad \frac{3x^2+x+2}{x^3-2x^2-7x-4} &= \frac{A_1}{x+1}+\frac{A_2}{(x+1)^2}+\frac{A}{x-4} \\
3x^2+x+2 &= A_1(x+1)(x-4)+A_2(x-4)+A(x+1)^2 \\
&= (A_1+A)x^2+(-3A_1+A_2+2A)x+(-4A_1-4A_2+A)
\end{aligned}$$

Koeffizientenvergleich:

$$\left.\begin{array}{rcl} 3 &=& A_1+A \\ 1 &=& -3A_1+A_2+2A \\ 2 &=& -4A_1-4A_2+A \end{array}\right\} \Rightarrow \left\{\begin{array}{rcl} A_1 &=& 21/25 \\ A_2 &=& -4/5 \\ A &=& 54/25 \end{array}\right.$$

Einsetzverfahren (alternativ):

$$\left.\begin{array}{lrcl} x=-1: & 4 &=& -5A_2 \\ x=4: & 54 &=& 25A \\ x=0: & 2 &=& -4A_1-4A_2+A \end{array}\right\} \Rightarrow \left\{\begin{array}{rcl} A_1 &=& 21/25 \\ A_2 &=& -4/5 \\ A &=& 54/25 \end{array}\right.$$

$$\Rightarrow \quad \frac{3x^2+x+2}{x^3-2x^2-7x-4} = \frac{21/25}{x+1}-\frac{4/5}{(x+1)^2}+\frac{54/25}{x-4}$$

$$\begin{aligned}
\int f(x)\,dx &= \int 2x^2+5+\frac{21/25}{x+1}-\frac{4/5}{(x+1)^2}+\frac{54/25}{x-4}\,dx \\
&= \frac{2}{3}x^3+5x+\frac{21}{25}\ln|x+1|+\frac{4/5}{x+1}+\frac{54}{25}\ln|x-4|+c
\end{aligned}$$

Lösung zu Aufgabe B2.13

Partialbruchzerlegung:

Da $(2i)$ eine Nullstelle des Nenners ist, ist auch $(-2i)$ eine Nullstelle und damit $(x-2i)(x+2i)=x^2+4$ ein Faktor. Aus einer Polynomdivision ergibt sich daher
$N(x)=3\cdot(x^2+4)(x^2+4x+5)$

$$\Rightarrow \quad \frac{x^2+x+1}{3x^4+12x^3+27x^2+48x+60} = \frac{B_1x+C_1}{x^2+4}+\frac{B_2x+C_2}{x^2+4x+5}$$

$$\begin{aligned}
x^2+x+1 &= (B_1x+C_1)3(x^2+4x+5)+(B_2x+C_2)3(x^2+4) \\
&= (3B_1+3B_2)x^3+(12B_1+3C_1+3C_2)x^2+ \\
&\quad +(15B_1+12C_1+12B_2)x+(15C_1+12C_2)
\end{aligned}$$

Koeffizientenvergleich:

$$\left.\begin{array}{rcl} 0 &=& 3B_1+3B_3 \\ 1 &=& 12B_1+3C_1+3C_2 \\ 1 &=& 15B_1+12C_1+12B_2 \\ 1 &=& 15C_1+12C_2 \end{array}\right\} \Rightarrow \left\{\begin{array}{rcl} B_1 &=& 1/15 \\ C_1 &=& 1/15 \\ B_2 &=& -1/15 \\ C_2 &=& 0 \end{array}\right.$$

Einsetzverfahren (alternativ):

$$\left.\begin{array}{llll} x=0: & 1 & = & 15C_1+12C_2 \\ x=1: & 3 & = & 30B_1+30C_1+15B_2+15C_2 \\ x=2: & 7 & = & 102B_1+51C_1+48B_2+24C_2 \\ x=-1: & 1 & = & -6B_1+6C_1-15B_2+15C_2 \end{array}\right\} \Rightarrow \left\{\begin{array}{lll} B_1 & = & 1/15 \\ C_1 & = & 1/15 \\ B_2 & = & -1/15 \\ C_2 & = & 0 \end{array}\right.$$

$$\Rightarrow \quad \frac{x^2+x+1}{3x^4+12x^3+27x^2+48x+60} = \frac{1/15x+1/15}{x^2+4} - \frac{1/15x}{x^2+4x+5}$$

$$\begin{aligned} \int f(x)\,dx &= \int \frac{1/15x+1/15}{x^2+4} - \frac{1/15x}{x^2+4x+5}\,dx \\ &= \frac{1}{30}\ln|x^2+4| + \frac{1}{30}\arctan(x/2) - \frac{1}{30}\ln|x^2+4x+5| + \\ &\quad + \frac{2}{15}\arctan(x+2)+c \end{aligned}$$

Lösung zu Aufgabe B2.14

$$\begin{array}{ll} & (-2x^5-2x^4+6x^3-25x^2-4x+64):(-2x^3-2x^2+2x-30) = x^2-2 \\ - & \underline{(-2x^5-2x^4+2x^3-30x^2)} \\ & (4x^3+5x^2-4x+64) \\ - & \underline{(4x^3+4x^2-4x+60)} \\ & (x^2+4) \quad [\text{ = Divisionsrest}] \end{array}$$

$$\Rightarrow \quad \frac{-2x^5-2x^4+6x^3-25x^2-4x+64}{-2x^3-2x^2+2x-30} = x^2-2+\frac{x^2+4}{-2x^3-2x^2+2x-30}$$

Partialbruchzerlegung:

Da (-3) eine Nullstelle des Nenners ist, folgt

$N(x) = -2x^3-2x^2+2x-30 = -2(x+3)(x^2-2x+5)$

$$\Rightarrow \quad \frac{x^2+4}{-2x^3-2x^2+2x-30} = \frac{A}{x+3} + \frac{Bx+C}{x^2-2x+5}$$

$$\begin{aligned} x^2+4 &= A(-2)(x^2-2x+5)+(Bx+C)(-2)(x+3) \\ &= (-2A-2B)x^2+(4A-6B-2C)x+(-10A-6C) \end{aligned}$$

Koeffizientenvergleich:

$$\left.\begin{array}{lll} 1 & = & -2A-2B \\ 0 & = & 4A-6B-2C \\ 4 & = & -10A-6C \end{array}\right\} \Rightarrow \left\{\begin{array}{lll} A & = & -13/40 \\ B & = & -7/40 \\ C & = & -1/8 \end{array}\right.$$

Einsetzverfahren (alternativ):

$$\left.\begin{array}{llcl} x=-3: & 13 & = & -40A \\ x=0: & 4 & = & -10A-6C \\ x=1: & 5 & = & -8A-8B-8C \end{array}\right\} \Rightarrow \left\{\begin{array}{lcl} A & = & -13/40 \\ B & = & -7/40 \\ C & = & -1/8 \end{array}\right.$$

$$\Rightarrow \quad \frac{x^2+4}{-2x^3-2x^2+2x-30} = \frac{-13/40}{x+3} + \frac{-7/40x-1/8}{x^2-2x+5}$$

$$\begin{aligned} \int_{-1}^{1} f(x)\,dx &= \int_{-1}^{1} x^2-2+\frac{-13/40}{x+3}+\frac{-7/40x-1/8}{x^2-2x+5}\,dx \\ &= \left[\frac{1}{3}x^3-2x+\frac{-13}{40}\ln|x+3|+\frac{-7}{80}\ln|x^2-2x+5|+\right. \\ &\qquad \left.+\frac{-3/5}{4}\arctan(x/2-1/2)\right]_{-1}^{1} \\ &\approx -3{,}61577 \end{aligned}$$

B3. Differential- und Differenzengleichungen

Aufgabe B3.1

Von welchem Typ und Definitionsbereich sind folgende Differentialgleichungen?

a) $y'+y^2=0$

b) $y'/y=1/n,\ n\in\mathbb{N}$

c) $\dfrac{d^2y}{dx^2}=\sqrt{y}+\sqrt{x}$

d) $\dfrac{(y'')^2}{y^2}=(y')^3$

e) $\dfrac{\partial^2 y}{\partial x\partial t}=0$

f) $a_0+a_1y=b_0+b_1y+b_2y'$

Aufgabe B3.2

Wie lauten die speziellen Lösungen der folgenden Differentialgleichungen?

a) $y'=5y+15$, wenn $y(0)=8$

b) $y'=-2y+10$, wenn $y(\ln 0{,}5)=33$

Aufgabe B3.3

Wie lautet die allgemeine Lösung von $y' = xe^{-y}$?

Aufgabe B3.4

Wie lauten die allgemeinen und die speziellen Lösungen der folgenden Differentialgleichungen?

a) $y' = \dfrac{xy}{x^2-1}$ mit $y(\sqrt{2}) = 1$, b) $y' = xy^2$ mit $y(1) = -1$.

Aufgabe B3.5

Handelt es sich im folgenden um totale Differentialgleichungen? Geben Sie für die totalen Differentialgleichungen die Lösungen an!

a) $3x^2y + 8xy^2 + (x^3 + 8x^2y + 12y^2)y' = 0$,

b) $y' = \sin y$,

c) $xy' \cos y = -\sin y$,

d) $\left(2y - \dfrac{x}{y}\right) y' = \ln y$.

Aufgabe B3.6

Ermitteln Sie die allgemeine Lösung von $xy' = y + \dfrac{x}{\sin(y/x)}$!

Aufgabe B3.7

Geben Sie die allgemeine Lösung folgender Differentialgleichungen an:

a) $y' + 3x^2y = x\exp(-x^3)$, b) $y' + \dfrac{2xy}{1+x^2} = 1$,

c) $y' + y = xe^x$, d) $(1+x^2)y' + xy = (1+x^2)^{5/2}$.

Aufgabe B3.8

Geben Sie die spezielle Lösung folgender Differentialgleichungen an, wenn jeweils $y(0) = 0$ und $y(1) = 1/e^2$ erfüllt sein muss:

a) $y'' + 4y' + 7y = 0$, b) $y'' + 6y' + 9y = 0$,

c) $2y'' - y' - y = 0$.

Aufgabe B3.9

Die Funktion $p(t)$ gibt den Preisindex in Abhängigkeit von der Zeit an. Die Inflationsrate (entspricht dem Wachstum von $p(t)$) beträgt fünf Prozent, der Preisindex zum Zeitpunkt $t = 0$ ist 100. Stellen Sie die Differentialgleichung auf, die sich aus diesen Informationen ergibt und errechnen Sie $p(t)$.

Aufgabe B3.10

Die Produktionsfunktion einer Volkswirtschaft lautet $y = \alpha t k$, wobei k der Kapitalstock ist. Dieser vergrößert sich jedes Jahr um die erzielten Gewinne, die durch $\pi = y - \beta t$ gegeben sind.

a) Berechnen Sie die allgemeine Formel für $k(t)$, $k(0)$ und die spezielle Lösung für $k(t)$!
b) Wie entwickelt sich der Kapitalstock, wenn $k(0) > \beta/\alpha$ für den Fall $\alpha > 0$?
c) Was folgt analog für den Fall $\alpha < 0$?

Aufgabe B3.11

Lösen Sie die Differenzengleichung $y_{t+1} + \left(-\frac{a_1}{b_1}\right) y_t = \frac{a_0 - b_0}{b_1}, \quad t \in \mathbb{N}$ mit

a) $a_0 = 4,\ b_0 = 2,\ a_1 = b_1 = 2,$
b) $a_0 = 2,\ b_0 = 4,\ a_1 = 1,\ b_1 = -2.$

Aufgabe B3.12

Wie lauten die speziellen Lösungen der folgenden Differenzengleichungen?

a) $y_t = -2y_{t-1} + 6$, wenn $y_0 = 18$
b) $y_t = y_{t-1} + 5$, wenn $y_3 = 22$

Aufgabe B3.13

Lösen Sie die folgenden Differenzengleichungen, indem Sie alle Konstanten gleich Eins setzen! Berechnen Sie jeweils y_0 bis y_7!

a) $y_t + y_{t-1} - \frac{3}{4} y_{t-2} = 0,$
b) $y_t + y_{t-1} + \frac{1}{4} y_{t-2} = 0,$

c) $y_t + y_{t-1} + \frac{1}{2} y_{t-2} = 0.$

Aufgabe B3.14

Der Student Hubert trifft sich des öfteren mit seinen Kommilitonen zum geselligen Beisammensein. Dabei wird auch das eine oder andere alkoholische Getränk konsumiert. Hubert weiß zwar, dass Alkohol Gehirnzellen schädigt, trinkt aber trotzdem gerne mit. Zu Beginn seines Studiums hat Hubert 500 Millionen Gehirnzellen, von denen aber bei jedem Trinkgelage ein Anteil α abstirbt. Dabei gilt: $0 < \alpha < 1$.

a) Berechnen Sie die dazugehörige Differenzengleichung und die Funktion $h(t)$, die die Anzahl von Huberts Hirnzellen in Abhängigkeit der Trinkgelage angibt.
b) Jetzt soll gelten: $\alpha = 0{,}01$. Beim wie vielten Trinkgelage hat Hubert 50% seiner urprünglichen Hirnzellen verloren? Und wann sind es 90%?

(Hinweis: Bitte versuchen Sie nicht, das Ergebnis durch praktische Anwendung herauszubekommen!)

Aufgabe B3.15

y_t ist eine Funktion, die die Anzahl von Karpfen in einem Karpfenteich zum Zeitpunkt t angibt. Das dynamische Verhalten der Funktion sei gegeben durch $y_t = ay_{t-1} + b$. Finden Sie die gleichgewichtige Anzahl von Karpfen und zeichnen Sie den Anpassungsvorgang für

a) $a = 0{,}5;\ b = 10;\ y_0 = 10$
b) $a = -0{,}5;\ b = 15;\ y_0 = 20$

Lösungen zum Abschnitt B3

Lösung zu Aufgabe B3.1

a) gewöhnliche, nicht-lineare Differentialgleichung 1. Ordnung;
Definitionsbereich von x: $\mathbb{D}_x = \mathbb{R}$, Definitionsbereich von y: $\mathbb{D}_y = \mathbb{R}$
b) gewöhnliche, homogene, lineare Differentialgleichung 1. Ordnung;
$\mathbb{D}_x = \mathbb{R}$, $\mathbb{D}_y = \mathbb{R}\backslash\{0\}$
c) gewöhnliche, nicht-lineare Differentialgleichung 2. Ordnung;
$\mathbb{D}_x = \mathbb{R}_0^+$, $\mathbb{D}_y = \mathbb{R}_0^+$

d) gewöhnliche, nicht-lineare Differentialgleichung 2. Ordnung;
$\mathbb{D}_x = \mathbb{R}$, $\mathbb{D}_y = \mathbb{R}\setminus\{0\}$

e) partielle, homogene, lineare Differentialgleichung 2. Ordnung;
$\mathbb{D}_x = \mathbb{R}$, $\mathbb{D}_y = \mathbb{R}$, $\mathbb{D}_t = \mathbb{R}$.
(Beispiel hierzu: y – radioaktiver Zerfall von x Mengeneinheiten Uran in t Zeiteinheiten)

f) gewöhnliche, inhomogene, lineare Differentialgleichung 1. Ordnung;
$\mathbb{D}_x = \mathbb{R}$, $\mathbb{D}_y = \mathbb{R}$

Lösung zu Aufgabe B3.2

a) $y(x) = ce^{5x} - 3$ (allgemeine Lösung)

$y(0) = ce^{5\cdot 0} - 3 \overset{!}{=} 8 \Rightarrow c = 11$
$y(x) = 11e^{5x} - 3$ (spezielle Lösung)

b) $y(x) = ce^{-2x} + 5$ (allgemeine Lösung)

$y(\ln 0{,}5) = ce^{-2\cdot\ln 0{,}5} + 5 = c \cdot 0{,}5^{-2} + 5 = 4c + 5 \overset{!}{=} 33 \Rightarrow c = 7$
$y(x) = 7e^{-2x} + 5$ (spezielle Lösung)

Lösung zu Aufgabe B3.3

$$\begin{aligned}
-x + y'e^y &= 0 && \text{Variablentrennung} \\
e^y\,dy &= x\,dx \\
\int e^y\,dy &= \int x\,dx \\
e^y &= 0{,}5x^2 + c, && c \in \mathbb{R} \\
y &= \ln(0{,}5x^2 + c)
\end{aligned}$$

Lösung zu Aufgabe B3.4

a) Nach Variablentrennung ergibt sich:

$$\begin{aligned}
\frac{1}{y}\,dy &= \frac{x}{x^2-1}\,dx,\ y \neq 0, x \neq \pm 1 \\
\int \frac{1}{y}\,dy &= \int \frac{x}{x^2-1}\,dx && \text{Substitution: } z = x^2 - 1 \\
\ln|y| &= \frac{1}{2}\ln|x^2-1| + c = \ln\left(\sqrt{|x^2-1|}\cdot e^c\right), && c \in \mathbb{R} \\
|y| &= \sqrt{|x^2-1|}\cdot e^c, && e^c = c^\star > 0 \\
y &= c^\star\sqrt{|x^2-1|} && \text{(allgemeine Lösung)}
\end{aligned}$$

Aus $y(\sqrt{2}) = 1$ ergibt sich mit $c^\star = 1$ die spezielle Lösung $y = \sqrt{|x^2-1|}$.

b) $$\begin{aligned} y^{-2}\,dy &= x\,dx, \quad y \neq 0, \quad \text{nach Variablentrennung} \\ -y^{-1} &= 0{,}5x^2 + c, \quad c \in \mathbb{R} \\ y &= -\frac{2}{x^2+2c} \quad \text{(allgemeine Lösung)} \end{aligned}$$

Aus der Anfangswertbedingung $y(1) = -1$ ergibt sich $c = 0{,}5$, also

$$y = -\frac{2}{x^2+1} \quad \text{(spezielle Lösung).}$$

Lösung zu Aufgabe B3.5

a) $$\begin{aligned} g(x,y) &= 3x^2y + 8xy^2 & \Rightarrow \quad g'_y(x,y) &= 3x^2 + 16xy \\ h(x,y) &= x^3 + 8x^2y + 12y^2 & \Rightarrow \quad h'_x(x,y) &= 3x^2 + 16xy \end{aligned}$$

$\Rightarrow$ Differentialgleichung ist total.

$$\begin{aligned} G(x,y) &= \int (3x^2y + 8xy^2)\,dx = x^3y + 4x^2y^2 + c \\ G'_y(x,y) &= x^3 + 8x^2y \end{aligned}$$

$h(x,y) - G'_y(x,y) = (x^3 + 8x^2y + 12y^2) - (x^3 + 8x^2y) = 12y^2$

Allgemeine Lösung: $x^3y + 4x^2y^2 + \int 12y^2\,dy = \underbrace{x^3y + 4x^2y^2 + 4y^3}_{F(x,y)=\int h(x,y)\,dy} = c$

b) $$\begin{aligned} g(x,y) &= -\sin y & \Rightarrow \quad g'_y(x,y) &= -\cos y \\ h(x,y) &= 1 & \Rightarrow \quad h'_x(x,y) &= 0 \end{aligned}$$

$\Rightarrow$ Differentialgleichung ist nicht total.

c) $$\begin{aligned} g(x,y) &= \sin y & \Rightarrow \quad g'_y(x,y) &= \cos y \\ h(x,y) &= x\cos y & \Rightarrow \quad h'_x(x,y) &= \cos y \end{aligned}$$

$\Rightarrow$ Differentialgleichung ist total.

$$\begin{aligned} G(x,y) &= \int \sin y\,dx = x\sin y + c \\ G'_y(x,y) &= x\cos y \end{aligned}$$

$h(x,y) - G'_y(x,y) = x\cos y - x\cos y = 0$

Allgemeine Lösung: $x\sin y = c$

d) $$\begin{aligned} g(x,y) &= -\ln y & \Rightarrow \quad g'_y(x,y) &= -1/y \\ h(x,y) &= 2y - x/y & \Rightarrow \quad h'_x(x,y) &= -1/y \end{aligned}$$

$\Rightarrow$ Differentialgleichung ist total.

$$\begin{aligned} G(x,y) &= -\int \ln y \, dx = -x\ln y + c \\ G'_y(x,y) &= -x/y \end{aligned}$$

$$h(x,y) - G'_y(x,y) = 2y - \frac{x}{y} + \frac{x}{y} = 2y$$

Allgemeine Lösung: $-x\ln y + y^2 = c$

Lösung zu Aufgabe B3.6

$$\begin{aligned} y' &= \frac{y}{x} + \frac{1}{\sin(y/x)} && \text{Substitution: } z = y/x \Rightarrow y = zx \\ y' &= xz' + z && \text{Produktregel} \\ xz' + z &= z + \frac{1}{\sin z} \\ \sin z \, dz &= \frac{1}{x} \, dx && \text{Variablentrennung} \\ -\cos z &= \ln|x| + c && \text{nach Integration} \\ z = \frac{y}{x} &= \arccos(-\ln|x| + c) \\ y &= x \arccos(-\ln|x| + c) \end{aligned}$$

Lösung zu Aufgabe B3.7

Es handelt sich um lineare Differentialgleichungen 1. Ordnung vom Typ

$$y' + g(x) \cdot y = h(x)$$

mit der allgemeinen Lösung

$$y = e^{-G(x)} \int h(x) e^{G(x)} \, dx$$

mit $c \in \mathbb{R}$ und $G(x) = \int g(x) \, dx$.

a) $g(x) = 3x^2 \Rightarrow G(x) = x^3$

$h(x) = xe^{-x^3}$

$$y = e^{-x^3} \int xe^{-x^3} e^{x^3} \, dx = e^{-x^3} \int x \, dx = e^{-x^3} \left(\frac{1}{2} x^2 + c \right)$$

b) $g(x) = \dfrac{2x}{1+x^2} \Rightarrow G(x) = \ln|1+x^2|$ (Substitution: $z = 1+x^2$)

$h(x) = 1$

$$\begin{aligned} y &= \frac{1}{|1+x^2|} \int |1+x^2|\, dx \\ &= \frac{1}{1+x^2}\left(x + \frac{1}{3}x^3 + c\right), \qquad \text{da stets } 1+x^2 \geq 0. \end{aligned}$$

c) $g(x) = 1 \Rightarrow G(x) = x$

$h(x) = xe^x$

$$\begin{aligned} y &= e^{-x} \int xe^x e^x\, dx = e^{-x} \int xe^{2x}\, dx \\ &= e^{-x}\left(\frac{1}{2}xe^{2x} - \frac{1}{4}e^{2x} + c\right) \qquad \text{(partielle Integration)} \\ &= \frac{1}{2}xe^x - \frac{1}{4}e^x + ce^{-x} \end{aligned}$$

d) Umschreiben in $y' + \dfrac{x}{1+x^2}y = (1+x^2)^{3/2}$

$g(x) = \dfrac{x}{1+x^2} \Rightarrow G(x) = 0{,}5\ln|1+x^2|$ (Substitution: $z = 1+x^2$)

$h(x) = (1+x^2)^{3/2}$

$$\begin{aligned} y &= \frac{1}{\sqrt{1+x^2}} \int \sqrt{(1+x^2)^3}\,\sqrt{1+x^2}\, dx = \frac{1}{\sqrt{1+x^2}} \int (1+x^2)^2\, dx \\ &= \frac{1}{\sqrt{1+x^2}}\left(x + \frac{2}{3}x^3 + \frac{1}{5}x^5 + c\right) \end{aligned}$$

Lösung zu Aufgabe B3.8

Es handelt sich um linear homogene Differentialgleichungen 2. Ordnung.

a) $a = 4,\ b = 7$

$a^2 = 16 < 28 = 4b \Rightarrow$ 3. Fall

allgemeine Lösung:

$y = ce^{-4x/2}\sin(\sqrt{7 - 4^2/4}x + d) = ce^{-2x}\sin(\sqrt{3}x + d)$

$y(0) = c\sin(d) \stackrel{!}{=} 0 \quad \Rightarrow c = 0 \vee d = 0$

$y(1) = ce^{-2}\sin(\sqrt{3} + d) \stackrel{!}{=} 1/e^2 \quad \Rightarrow c\sin(\sqrt{3} + d) = 1$

$\Rightarrow d = 0,\ c = 1/\sin(\sqrt{3}) \approx 1{,}0131$

spezielle Lösung:
$y = \frac{1}{\sin(\sqrt{3})} \cdot e^{-2x} \cdot \sin(\sqrt{3}x) \approx 1{,}0131 e^{-2x} \cdot \sin(\sqrt{3}x)$

b) $a = 6,\ b = 9$
$a^2 = 36 = 4b \ \Rightarrow 2.$ Fall
allgemeine Lösung:
$y = ce^{-6x/2} + dxe^{-6x/2} = e^{-3x}(c + dx)$
$y(0) = e^0(c+0) \stackrel{!}{=} 0 \quad \Rightarrow \ c = 0$
$y(1) = e^{-3}(c+d) \stackrel{!}{=} 1/e^2 \quad \Rightarrow \ c + d = e$
$\Rightarrow \ c = 0,\ d = e$
spezielle Lösung:
$y = e^{-3x}(ex) = xe^{-3x+1}$

c) $a = -0{,}5,\ b = -0{,}5$
$a^2 = 0{,}25 > -2 = 4b \ \Rightarrow 1.$ Fall
allgemeine Lösung:
$y = c\exp\left(\frac{0{,}5 + \sqrt{0{,}25 + 2}}{2} x\right) + d\exp\left(\frac{0{,}5 - \sqrt{0{,}25 + 2}}{2} x\right) = ce^x + de^{-x/2}$
$y(0) = c + d \stackrel{!}{=} 0 \quad \Rightarrow \ c = -d$
$y(1) = ce + de^{-0{,}5} \stackrel{!}{=} 1/e^2$
$\Rightarrow \ -de + de^{-0{,}5} = d(e^{-0{,}5} - e) \stackrel{!}{=} 1/e^2$
$\Rightarrow \ d = \frac{1}{e^2(e^{-0{,}5} - e)} = \frac{1}{e^{1{,}5} - e^3} \approx -0{,}0641$
spezielle Lösung:
$y = -\frac{1}{e^{1{,}5} - e^3} e^x + \frac{1}{e^{1{,}5} - e^3} e^{-x/2} = \frac{1}{e^{1{,}5} - e^3}(e^{-x/2} - e^x) \approx -0{,}0641(e^{1{,}5} - e^x)$

Lösung zu Aufgabe B3.9

Es ergibt sich eine linear homogene Differentialgleichung erster Ordnung:
$\frac{dp}{dt} = 0{,}05 \cdot p(t)$
mit der allgemeinen Lösung
$p(t) = ce^{0{,}05t}$.
Spezielle Lösung:
$p(0) = ce^{0{,}05 \cdot 0} = ce^0 = c \stackrel{!}{=} 100$
$\Rightarrow \ p(t) = 100e^{0{,}05t}$

Lösung zu Aufgabe B3.10

a) $y = \alpha t k$

$$\frac{dk}{dt} = y - \beta t = \alpha t k - \beta t = t(\alpha k - \beta)$$

Variablentrennung:

$$\int \frac{1}{\alpha k - \beta}\, dk = \int t\, dt$$

$$\Rightarrow \quad \frac{1}{\alpha}(\ln(\alpha k - \beta) + c_1) = \frac{t^2}{2} + c_2, \quad \text{setze } c = \exp(\alpha c_2 - c_1)/\alpha$$

$$\Rightarrow \quad k(t) = c\exp\left(\frac{\alpha t^2}{2}\right) + \frac{\beta}{\alpha} \quad \text{ist allgemeine Lösung}$$

$$\Rightarrow \quad k(0) = c + \beta/\alpha \quad \Leftrightarrow \quad c = k(0) - \beta/\alpha$$

$$\Rightarrow \quad k(t) = \left(k(0) - \frac{\beta}{\alpha}\right)\exp\left(\frac{\alpha t^2}{2}\right) + \frac{\beta}{\alpha} \quad \text{ist spezielle Lösung}$$

b) Im Fall $k(0) > \beta/\alpha$ und $\alpha > 0$ gilt: Mit $t \to \infty$ geht $k(t) \to \infty$.

c) Im Fall $\alpha < 0$ gilt: Mit $t \to \infty$ geht $k(t) \to \beta/\alpha$.

Lösung zu Aufgabe B3.11

a)
$$\begin{aligned} y_{t+1} - y_t &= 1 \\ y_t - y_{t-1} &= 1 \\ y_t &= y_{t-1} + 1 \\ y_t &= y_0 + t \quad \text{(allgemeine Lösung)} \end{aligned}$$

b)
$$\begin{aligned} y_{t+1} + 0{,}5y_t &= 1 \quad \Rightarrow \quad y_t + 0{,}5y_{t-1} = 1 \\ y_t &= -0{,}5y_{t-1} + 1 \\ y_t &= \left(-\frac{1}{2}\right)^t \left(y_0 + \frac{1}{-0{,}5-1}\right) - \frac{1}{-0{,}5-1} \\ &= \left(-\frac{1}{2}\right)^t \left(y_0 - \frac{2}{3}\right) + \frac{2}{3} \quad \text{(allgemeine Lösung)} \end{aligned}$$

Lösung zu Aufgabe B3.12

a)
$$\begin{aligned} y_t &= (-2)^t\left(y_0+\frac{6}{-2-1}\right)-\frac{6}{-2-1} \\ &= (-2)^t(y_0-2)+2 \quad \text{(allgemeine Lösung)} \end{aligned}$$

$$\begin{aligned} y_t &= (-2)^t(18-2)+2 \\ &= (-2)^t\cdot 16+2 \quad \text{(spezielle Lösung)} \end{aligned}$$

b) $y_t = y_0+5t$ (allgemeine Lösung)

$y_3 = y_0+5\cdot 3 \overset{!}{=} 22 \;\Rightarrow\; y_0 = 7$

$y_t = 7+5t$ (spezielle Lösung)

Lösung zu Aufgabe B3.13

a) $y_t+y_{t-1}-0{,}75y_{t-2}=0 \Rightarrow a=1,\ b=-0{,}75$

$1^2 > 4\cdot(-3/4) \Rightarrow a^2 > 4b$, d. h. Fall I

$$\lambda_{1,2}=\frac{-1\pm\sqrt{(-1)^2-4\cdot(-3/4)}}{2} \Rightarrow \lambda_1=0{,}5,\quad \lambda_2=-1{,}5$$

$y_t = c_1(0{,}5)^t+c_2(-1{,}5)^t, \qquad c_1=c_2=1$

$$\Rightarrow\; y_0=2,\quad y_1=-1,\quad y_2=\frac{5}{2},\quad y_3=-\frac{13}{4},\quad y_4=\frac{41}{8},$$
$$y_5=-\frac{121}{16},\quad y_6=\frac{365}{32},\quad y_7=-\frac{1093}{64}$$

b) $y_t+y_{t-1}+0{,}25y_{t-2}=0 \Rightarrow a=1,\ b=0{,}25$

$1^2 = 4\cdot(1/4) \Rightarrow a^2 = 4b$, d. h. Fall II

$y_t = c_1(-0{,}5)^t+c_2t(-0{,}5)^t, \qquad c_1=c_2=1$

$$\Rightarrow\; y_0=1,\quad y_1=-1,\quad y_2=\frac{3}{4},\quad y_3=-\frac{1}{2},\quad y_4=\frac{5}{16},$$
$$y_5=-\frac{3}{16},\quad y_6=\frac{7}{64},\quad y_7=-\frac{1}{16}$$

c) $y_t+y_{t-1}+0{,}5y_{t-2}=0 \Rightarrow a=1,\ b=0{,}5$

$1^2 < 4\cdot(1/2) \Rightarrow a^2 < 4b$, d. h. Fall III

1. $$\sin\phi=\sqrt{1-\frac{1^2}{4\cdot 0{,}5}}=\sqrt{0{,}5}\approx 0{,}7071$$
   $$\Rightarrow\; \phi_1=\pi/4\approx 0{,}7854 \;\vee\; \phi_2=3\pi/4\approx 2{,}3562$$

2. $\cos\phi = -\dfrac{1}{2\sqrt{0,5}} = -\sqrt{0,5} \approx -0,7071$

$\Rightarrow \quad \phi_3 = 3\pi/4 \approx 2,3562 \;\vee\; \phi_2 = 5\pi/4 \approx 3,9270$

1. und 2. $\Rightarrow \quad \phi = 3\pi/4$

$$y_t = \left(\frac{1}{\sqrt{2}}\right)^t \left(c_1 \cos\left(\frac{3\pi}{4}t\right) + c_2 \sin\left(\frac{3\pi}{4}t\right)\right), \qquad c_1 = c_2 = 1$$

$$\Rightarrow \; y_0 = 1, \quad y_1 = 0, \quad y_2 = -\frac{1}{2}, \quad y_3 = \frac{1}{2}, \quad y_4 = -\frac{1}{4},$$

$$y_5 = 0, \quad y_6 = \frac{1}{8}, \quad y_7 = -\frac{1}{8}$$

Lösung zu Aufgabe B3.14

a) Es ergibt sich die linear homogene Differenzengleichung erster Ordnung:
$h_t = (1-\alpha)h_{t-1}$
mit der allgemeinen Lösung
$h_t = (1-\alpha)^t h_0$.
Spezielle Lösung:
$h_t = 500.000.000 \cdot (1-\alpha)^t$

b) $250.000.000 = 500.000.000 \cdot 0,99^t$
$\Leftrightarrow \quad t = \dfrac{\ln 0,5}{\ln 0,99} \approx 68,9676$
$\Rightarrow$ Die 50%-Grenze wird beim 69. Trinkgelage überschritten.

Analog: $t = \dfrac{\ln 0,1}{\ln 0,99} \approx 229,1053$
$\Rightarrow$ Die 90%-Grenze wird beim 230. Trinkgelage überschritten.

Lösung zu Aufgabe B3.15

Linear inhomogene Differenzengleichung erster Ordnung mit der allgemeinen Lösung:

$y_t = a^t \left(y_0 + \dfrac{b}{a-1}\right) - \dfrac{b}{a-1}$, falls $a \neq 1$

a) $y_t = 0{,}5^t \left(10 + \frac{10}{0{,}5-1}\right) - \frac{10}{0{,}5-1} = -10 \cdot 0{,}5^t + 20 \underset{t\to\infty}{\longrightarrow} 20$

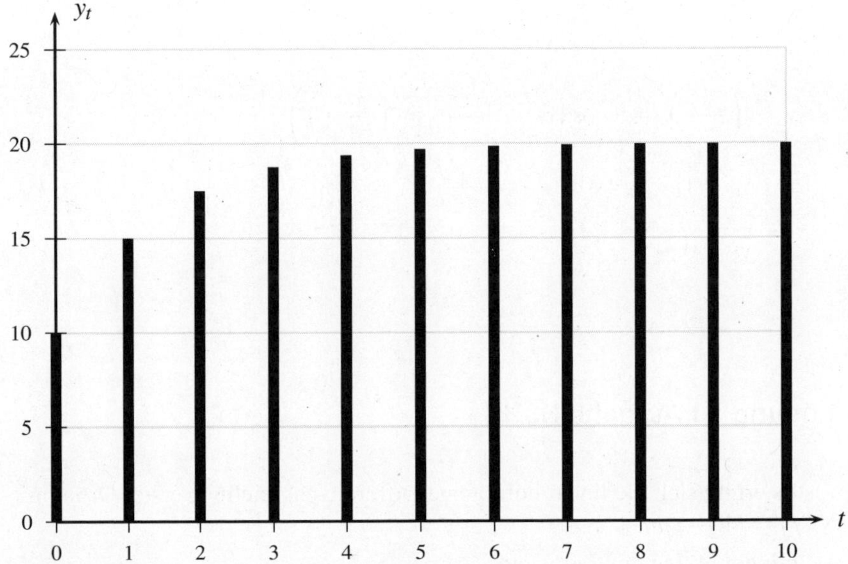

b) $y_t = (-0{,}5)^t \left(20 + \frac{15}{-0{,}5-1}\right) - \frac{15}{-0{,}5-1} = 10 \cdot (-0{,}5)^t + 10 \underset{t\to\infty}{\longrightarrow} 10$

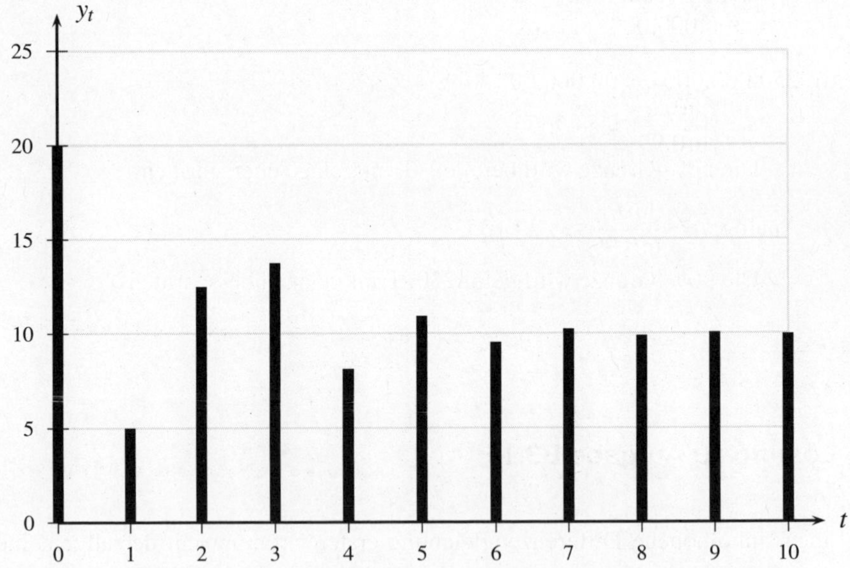

C. Lineare Algebra

C1. Vektorrechnung

Aufgabe C1.1

Stellen Sie die folgenden Vektoren als Pfeile im zweidimensionalen Koordinatensystem $\mathbb{R}^2$ dar:

$$\vec{a} = \begin{pmatrix} 1 \\ 2 \end{pmatrix}, \quad \vec{b} = \begin{pmatrix} 0 \\ 0 \end{pmatrix}, \quad \vec{c} = \begin{pmatrix} -1 \\ -1 \end{pmatrix}, \quad \vec{d} = \begin{pmatrix} -1 \\ 3 \end{pmatrix}, \quad \vec{e} = \begin{pmatrix} 1 \\ 0 \end{pmatrix}.$$

Aufgabe C1.2

Welche Punktemengen werden durch folgende Vektoren beschrieben?

a) $\begin{pmatrix} x_1 \\ x_2 \end{pmatrix} \in \mathbb{R}^2$ mit $0 \leq x_1 \leq 1,\ 0 \leq x_2 \leq 1$

b) $\begin{pmatrix} x_1 \\ x_2 \\ x_3 \end{pmatrix} \in \mathbb{R}^3$ mit $x_1^2 + x_2^2 + x_3^2 = 1$

c) $\begin{pmatrix} x_1 \\ x_2 \end{pmatrix} \in \mathbb{R}^2$ mit $x_2 = 2x_1 - 1,\ x_2 \geq 0$

d) $\begin{pmatrix} x_1 \\ x_2 \\ x_3 \end{pmatrix} \in \mathbb{R}^3$ mit $|x_1| \leq 0{,}5,\ |x_2| \leq 0{,}5,\ |x_3| \leq 0{,}5$

e) $\begin{pmatrix} x_1 \\ x_2 \end{pmatrix} \in \mathbb{R}^2$ mit $(x_1 + 1)^2 + (x_2 - 3)^2 < 4$

Aufgabe C1.3

Stellen Sie a) die Addition b) die Subtraktion der Vektoren $\vec{a}' = (5,3)$ und $\vec{b}' = (1,2)$ numerisch und graphisch dar!

Aufgabe C1.4

Sind die folgenden Vektoren linear unabhängig oder nicht?

a) $\begin{pmatrix}1\\3\\4\end{pmatrix}, \begin{pmatrix}1\\-1\\2\end{pmatrix}, \begin{pmatrix}0\\3\\-4\end{pmatrix}$; b) $\begin{pmatrix}10\\1\\0{,}1\end{pmatrix}, \begin{pmatrix}1\\0{,}1\\0{,}01\end{pmatrix}, \begin{pmatrix}1\\1\\1\end{pmatrix}$;

c) $\begin{pmatrix}2\\1\\0\end{pmatrix}, \begin{pmatrix}1\\-1\\2\end{pmatrix}, \begin{pmatrix}0\\3\\-4\end{pmatrix}$; d) $\begin{pmatrix}1\\3\\0\end{pmatrix}, \begin{pmatrix}1\\0\\1\end{pmatrix}, \begin{pmatrix}0\\1\\0\end{pmatrix}, \begin{pmatrix}0\\0\\1\end{pmatrix}$;

e) $\begin{pmatrix}2\\0\\0\\0\end{pmatrix}, \begin{pmatrix}1\\0\\3\\0\end{pmatrix}, \begin{pmatrix}5\\0\\1\\2\end{pmatrix}, \begin{pmatrix}2\\1\\0\\1\end{pmatrix}$; f) $\begin{pmatrix}1\\-1\\2\end{pmatrix}, \begin{pmatrix}3\\2\\1\end{pmatrix}, \begin{pmatrix}5\\0\\5\end{pmatrix}$.

Aufgabe C1.5

Führen Sie – sofern möglich – die folgenden Vektoroperationen durch!

a) $\begin{pmatrix}2\\0\\3\\4\end{pmatrix}' \cdot \begin{pmatrix}1\\1\\1\\1\end{pmatrix}$; b) $(1,-1,3,3) \cdot (0,2,4,0)'$;

c) $(2,4,6) \cdot \begin{pmatrix}1\\2\\-7\\8\end{pmatrix}$; d) $\begin{pmatrix}2\\1\\3\\0\end{pmatrix}' \cdot (1,0,2)'$;

e) $(25,4,1)^{-2}$; f) $\left(\begin{pmatrix}2\\6\\-1\end{pmatrix}' \cdot \begin{pmatrix}3\\6\\1\end{pmatrix}\right)^{-1}$;

g) $\left(\begin{pmatrix}2\\0\\1\\4\end{pmatrix} - 3\begin{pmatrix}-1\\2\\-1\\0\end{pmatrix}\right)'$; h) $\left(\begin{pmatrix}1\\0\\4\end{pmatrix}' \cdot \begin{pmatrix}0{,}5\\0{,}2\\0{,}125\end{pmatrix}\right) \cdot \begin{pmatrix}3\\0\\-4\\2\end{pmatrix}$.

Aufgabe C1.6

Bestimmen Sie den Rang des Systems der folgenden drei Vektoren:

$$\vec{a} = \begin{pmatrix} 2 \\ -1 \\ 0 \\ 1 \end{pmatrix}, \qquad \vec{b} = \begin{pmatrix} 0 \\ 1 \\ 3 \\ -2 \end{pmatrix}, \qquad \vec{c} = \begin{pmatrix} 2 \\ -3 \\ -6 \\ 5 \end{pmatrix}$$

Aufgabe C1.7

a) Sind die Vektoren $\vec{a} = \begin{pmatrix} 1 \\ 2 \\ 3 \end{pmatrix}$ und $\vec{b} = \begin{pmatrix} -2 \\ -1 \\ 1 \end{pmatrix}$ orthogonal?

b) Bestimmen Sie alle Vektoren $\vec{x} \in \mathbb{R}^3$, welche sowohl zu $\vec{a} = (1,3,4)'$ als auch zu $\vec{b} = (2,5,7)'$ orthogonal sind!

Aufgabe C1.8

Bilden die folgenden Vektoren eine Basis des $\mathbb{R}^3$?

$$\begin{pmatrix} 1 \\ 0 \\ 2 \end{pmatrix}, \quad \begin{pmatrix} 0 \\ -1 \\ 2 \end{pmatrix}, \quad \begin{pmatrix} 1 \\ -2 \\ 0 \end{pmatrix}$$

Aufgabe C1.9

Gibt es eine Teilmenge der folgenden Vektoren, die eine Basis des $\mathbb{R}^4$ bilden?

$$\begin{pmatrix} 1 \\ 2 \\ 0 \\ 3 \end{pmatrix}, \quad \begin{pmatrix} 0 \\ 1 \\ 0 \\ 1 \end{pmatrix}, \quad \begin{pmatrix} 4 \\ 3 \\ 0 \\ -1 \end{pmatrix}, \quad \begin{pmatrix} 2 \\ 0 \\ 2 \\ 0 \end{pmatrix}, \quad \begin{pmatrix} 4 \\ 1 \\ 1 \\ 1 \end{pmatrix}, \quad \begin{pmatrix} 0 \\ 1 \\ 0 \\ 0 \end{pmatrix}.$$

Aufgabe C1.10

Es seien

$$\vec{b}_1 = \begin{pmatrix} 1 \\ 2 \\ 2 \end{pmatrix}, \quad \vec{b}_2 = \begin{pmatrix} 3 \\ 2 \\ 1 \end{pmatrix}, \quad \vec{b}_3 = \begin{pmatrix} 1 \\ 1 \\ 1 \end{pmatrix}, \quad \vec{x} = \begin{pmatrix} 4 \\ 5 \\ 6 \end{pmatrix}.$$

Wie lauten die Koordinaten von $\vec{x}$ zur Basis $(\vec{b}_1, \vec{b}_2, \vec{b}_3)$ des $\mathbb{R}^3$?

Aufgabe C1.11

a) Gegeben sei die folgende Basis des $\mathbb{R}^3$:

$$\vec{a}_1 = \begin{pmatrix} 1 \\ 0 \\ 1 \end{pmatrix}, \quad \vec{a}_2 = \begin{pmatrix} 2 \\ 0 \\ 0 \end{pmatrix}, \quad \vec{a}_3 = \begin{pmatrix} 0 \\ 1 \\ 2 \end{pmatrix}.$$

Welche Koordinaten hat $\vec{b} = (1,\ 1,\ 1)'$ bezüglich dieser Basis?

b) Welche Koordinaten hat $\vec{c} = (0,\ 2,\ 1)'$ bezüglich der Basis aus a)?

c) Sie führen nun eine *elementare Basistransformation* durch, indem Sie den Basisvektor $\vec{a}_1$ durch $\vec{b}$ ersetzen. Welche Koordinaten besitzt $\vec{c}$ bezüglich dieser neuen Basis?

Aufgabe C1.12

a) Orthogonalisieren Sie die Vektoren

$$\vec{a}_1 = \begin{pmatrix} 1 \\ 0 \\ 1 \end{pmatrix}, \quad \vec{a}_2 = \begin{pmatrix} 2 \\ 0 \\ 0 \end{pmatrix} \quad \text{und} \quad \vec{a}_3 = \begin{pmatrix} 0 \\ 1 \\ 2 \end{pmatrix}!$$

b) Bilden Sie daraus eine Orthonormalbasis des $\mathbb{R}^3$!

Aufgabe C1.13

Bilden Sie aus den Spaltenvektoren

a) $\vec{a} = (0, -2, -1)'$, $\vec{b} = (1, 3, 0)'$ und $\vec{c} = (0, 1, -1)'$ bzw.

b) $\vec{a} = (1, 2, 4)'$, $\vec{b} = (1, 1, 2)'$ und $\vec{c} = (-2, 1, 0)'$

ein Orthonormalsystem! (Arbeiten Sie dabei mit Brüchen, nicht mit Dezimalzahlen!)

Aufgabe C1.14

Die Komponenten des Spaltenvektors $\vec{x}$ seien die ersten fünf natürlichen Zahlen.

a) Wie sieht der transponierte Vektor $\vec{x}'$ aus?

b) Welche formalen Eigenschaften muss ein Vektor haben, damit er mit $\vec{x}'$ addierbar ist?

c) Mit welchem Vektor müssten Sie $\vec{x}$ multiplizieren, wenn Sie damit die Summe seiner Komponenten erzeugen wollen? Geben Sie an, wie zu multiplizieren ist.

d) Wie müsste Ihre Antwort zu c) lauten, wenn Sie die Komponenten des Vektors $\vec{x}'$ summieren wollten?

e) Sei $\vec{y} \in \mathbb{R}^{3\times 1}$. Welches der folgenden Produkte ist definiert, wenn $\vec{x}$ den Vektor von oben bezeichnet? $\vec{x}\cdot\vec{y}$, $\vec{y}\cdot\vec{x}$, $\vec{x}'\cdot\vec{y}$, $\vec{y}\cdot\vec{x}'$

Aufgabe C1.15

Berechnen Sie die Länge (EUKLIDischer Betrag) folgender Vektoren:

$$\vec{a} = \begin{pmatrix} 1 \\ 2 \end{pmatrix}, \quad \vec{b} = \begin{pmatrix} 4 \\ 3 \\ 0 \end{pmatrix}, \quad \vec{c} = \begin{pmatrix} 12 \\ -1 \\ 5 \end{pmatrix}.$$

Aufgabe C1.16

a) Berechnen Sie den Winkel, der von den beiden Vektoren $\vec{a} = \begin{pmatrix} 3 \\ 7 \end{pmatrix}$ und $\vec{b} = \begin{pmatrix} -2 \\ 8 \end{pmatrix}$ gebildet wird!

b) Berechnen Sie für das Viereck mit den Eckpunkten

$A = (2,0,0)$, $B = (6,7,4)$,
$C = (8,9,3)$ und $D = (12,12,-1)$

die Winkel

$\alpha = \sphericalangle(\overrightarrow{AD},\overrightarrow{AB})$, $\beta = \sphericalangle(\overrightarrow{BA},\overrightarrow{BC})$, $\gamma = \sphericalangle(\overrightarrow{CB},\overrightarrow{CD})$ und $\delta = \sphericalangle(\overrightarrow{DC},\overrightarrow{DA})$!

Aufgabe C1.17

a) Berechnen Sie das Vektorprodukt $\vec{a} \times \vec{b}$ der Vektoren

$$\vec{a} = \begin{pmatrix} -1 \\ 2 \\ -3 \end{pmatrix}, \quad \vec{b} = \begin{pmatrix} -2 \\ 4 \\ 1 \end{pmatrix}!$$

b) Berechnen Sie die Beträge von $\vec{a}$, $\vec{b}$ und $\vec{a} \times \vec{b}$!

c) Berechnen Sie mit den Ergebnissen aus b) den Sinus des Winkels zwischen $\vec{a}$ und $\vec{b}$!

d) Zeigen Sie die Orthogonalität von $\vec{a} \times \vec{b}$ und $\vec{a} + \vec{b}$!

e) Welche Fläche hat das von $\vec{a}$ und $(\vec{a} + \vec{b})$ aufgespannte Parallelogramm?

f) Berechnen Sie $3(\vec{a} \times \vec{b}) + 2(\vec{b} \times \vec{a})$!

Aufgabe C1.18

Gegeben seien die Spaltenvektoren $\vec{a} = (5, -2, -1)'$ und $\vec{b} = (1, 3, 4)'$. Berechnen Sie (auf 3 Nachkommastellen)

a) $\vec{a}'\vec{b}$

b) $|\vec{a}|$

c) den Cosinus des Winkels zwischen $\vec{a}$ und $\vec{b}$ (Richtungscosinus): $\cos \sphericalangle(\vec{a}, \vec{b})$

d) $\vec{a} \times \vec{b}$

e) die Fläche des von $\vec{a}$ und $\vec{b}$ aufgespannten Parallelogramms!

Lösungen zum Abschnitt C1

Lösung zu Aufgabe C1.1

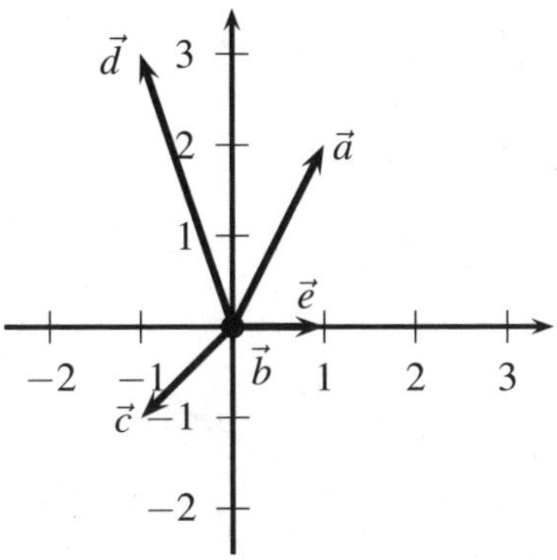

Lösung zu Aufgabe C1.2

a)

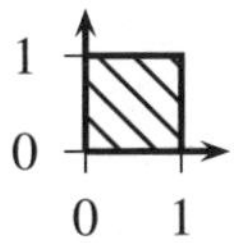

Fläche in und auf der Begrenzung des Einheitsquadrats

b) Oberfläche einer Kugel mit Radius $r = 1$ und Mittelpunkt im Koordinatenursprung

c)

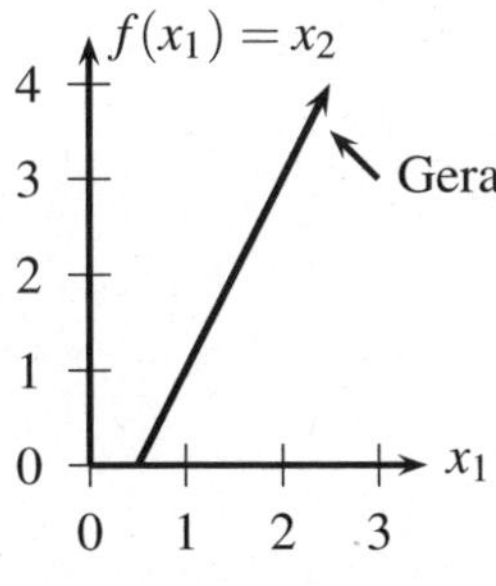

d) Würfel mit Kantenlänge 1 und Zentrum im Koordinatenursprung

e) Inneres eines Kreises mit Radius $r = 2$ und Zentrum im Punkt $(-1; 3)$

Lösung zu Aufgabe C1.3

a)

$$\vec{a}+\vec{b} = \begin{pmatrix}5\\3\end{pmatrix}+\begin{pmatrix}1\\2\end{pmatrix} = \begin{pmatrix}6\\5\end{pmatrix}$$

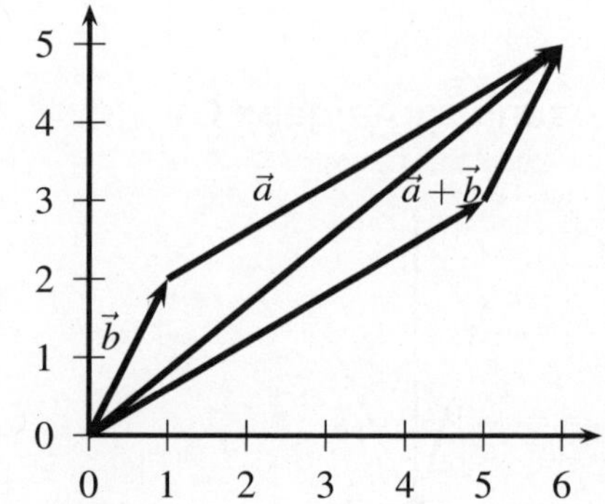

b)

$$\vec{a}-\vec{b} = \begin{pmatrix}5\\3\end{pmatrix}-\begin{pmatrix}1\\2\end{pmatrix} = \begin{pmatrix}4\\1\end{pmatrix}$$

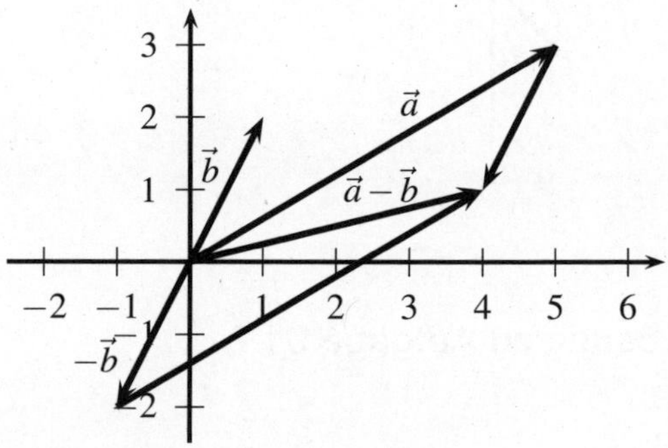

Lösung zu Aufgabe C1.4

a) linear unabhängig, denn aus

$$\lambda_1\begin{pmatrix}1\\3\\4\end{pmatrix}+\lambda_2\begin{pmatrix}1\\-1\\2\end{pmatrix}+\lambda_3\begin{pmatrix}0\\3\\-4\end{pmatrix}=\begin{pmatrix}0\\0\\0\end{pmatrix}$$

folgt

$$\begin{aligned}\lambda_1+\lambda_2 &= 0\\ 3\lambda_1-\lambda_2+3\lambda_3 &= 0\\ 4\lambda_1+2\lambda_2-4\lambda_3 &= 0\end{aligned}$$

mit der einzigen Lösung $\lambda_1=\lambda_2=\lambda_3=0$

b) linear abhängig, denn

$$\begin{pmatrix} 10 \\ 1 \\ 0{,}1 \end{pmatrix} = 10 \cdot \begin{pmatrix} 1 \\ 0{,}1 \\ 0{,}01 \end{pmatrix}.$$

c) linear abhängig, denn

$$\begin{pmatrix} 2 \\ 1 \\ 0 \end{pmatrix} - 2 \begin{pmatrix} 1 \\ -1 \\ 2 \end{pmatrix} = \begin{pmatrix} 0 \\ 3 \\ -4 \end{pmatrix}.$$

d) linear abhängig, denn vier Vektoren im $\mathbb{R}^3$ sind stets abhängig.

e) linear unabhängig, denn durch Umordnung erkennt man eine Dreiecksstruktur:

$$\begin{pmatrix} 2 & 1 & 5 & 2 \\ 0 & 0 & 0 & 1 \\ 0 & 3 & 1 & 0 \\ 0 & 0 & 2 & 1 \end{pmatrix} \longrightarrow \begin{pmatrix} 2 & 1 & 5 & 2 \\ 0 & 3 & 1 & 0 \\ 0 & 0 & 2 & 1 \\ 0 & 0 & 0 & 1 \end{pmatrix}$$

f) linear abhängig, denn

$$2 \begin{pmatrix} 1 \\ -1 \\ 2 \end{pmatrix} + \begin{pmatrix} 3 \\ 2 \\ 1 \end{pmatrix} = \begin{pmatrix} 5 \\ 0 \\ 5 \end{pmatrix}.$$

Lösung zu Aufgabe C1.5

a) Skalarprodukt: 9
b) Skalarprodukt: 10
c) nicht möglich, da Vektoren von unterschiedlicher Dimension vorliegen
d) nicht möglich, da Vektoren von unterschiedlicher Dimension vorliegen
e) nicht möglich, da nicht definiert
f) Skalarprodukt: $41^{-1} = 1/41$
g) Zeilenvektor: $(5, -6, 4, 4)$
h) Skalar · Spaltenvektor: $1 \cdot \begin{pmatrix} 3 \\ 0 \\ -4 \\ 2 \end{pmatrix} = \begin{pmatrix} 3 \\ 0 \\ -4 \\ 2 \end{pmatrix}$

Lösung zu Aufgabe C1.6

$\alpha\vec{a}+\beta\vec{b}+\gamma\vec{c}=\overrightarrow{0} \quad \Leftrightarrow \quad \alpha=-\beta/2=-\gamma \quad \Rightarrow \quad \vec{a},\, \vec{b},\, \vec{c}$ linear abhängig

$\alpha\vec{a}+\beta\vec{b}=\overrightarrow{0} \quad \Leftrightarrow \quad \alpha=\beta=0 \quad \Rightarrow \quad \vec{a},\, \vec{b}$ linear unabhängig

$\Rightarrow \quad \mathrm{rg}(\vec{a},\vec{b},\vec{c})=2$

Lösung zu Aufgabe C1.7

Die Vektoren $\vec{a}$ und $\vec{b}$ aus $\mathbb{R}^n$ sind zueinander orthogonal
$\Leftrightarrow \vec{a}'\vec{b}=\sum\limits_{i=1}^{n} a_i b_i = 0.$

a) $(1,2,3)\cdot\begin{pmatrix}-2\\-1\\1\end{pmatrix}=-2-2+3=-1\neq 0$

$\Rightarrow \vec{a}$ und $\vec{b}$ sind nicht orthogonal.

b) Gesucht: $\vec{x}=(x_1,x_2,x_3)'\in\mathbb{R}^3$ mit $\vec{x}\vec{a}'=0$ und $\vec{x}\vec{b}'=0$.

$$
\begin{array}{lrcrcrcr}
\text{(I)}: & x_1 & + & 3x_2 & + & 4x_3 & = & 0\\
\text{(II)}: & 2x_1 & + & 5x_2 & + & 7x_3 & = & 0\\
\hline
2\text{(I)}-\text{(II)}=\text{(I)'}: & & & x_2 & + & x_3 & = & 0\\
\Rightarrow & & & x_2 & & & = & -x_3\\
\text{in (I)}: & x_1 & & & + & x_3 & = & 0\\
\Rightarrow & x_1 & & & & & = & -x_3\\
\Rightarrow & x_1 & & & & & = & x_2
\end{array}
$$

$\Rightarrow \vec{x}=c(1,\ 1,\ -1)'$ mit $c\in\mathbb{R}$

Lösung zu Aufgabe C1.8

Sofern die drei Vektoren linear unabhängig sind, bilden sie eine Basis des $\mathbb{R}^3$.

$$
\begin{array}{lrcrcrcr}
\text{(I)}: & x_1 & & & + & x_3 & = & 0\\
\text{(II)}: & & - & x_2 & - & 2x_3 & = & 0\\
\text{(III)}: & 2x_1 & + & 2x_2 & & & = & 0
\end{array}
$$

$$
\begin{array}{llrcrcr}
 & 2\cdot\text{(I)}-\text{(III)}: & -2x_2 & + & 2x_3 & = & 0\\
+ & \text{(II)}: & -x_2 & - & 2x_3 & = & 0\\
\hline
 & & -3x_2 & & & = & 0
\end{array}
$$

$$\begin{aligned} &\Leftrightarrow & x_2 &= 0 \\ \text{in (II)}: & & x_3 &= 0 \\ \text{in (I)}: & & x_1 &= 0 \end{aligned}$$

$\Leftrightarrow x_1 = x_2 = x_3 = 0 \quad \Rightarrow$ lineare Unabhängigkeit $\Rightarrow$ Die Vektoren bilden eine Basis.

Lösung zu Aufgabe C1.9

Vier linear unabhängige Vektoren bilden eine Basis. Zum Beispiel sind folgende vier Vektoren linear unabhängig:

$$\begin{pmatrix} 1 \\ 2 \\ 0 \\ 3 \end{pmatrix}, \begin{pmatrix} 0 \\ 1 \\ 0 \\ 1 \end{pmatrix}, \begin{pmatrix} 2 \\ 0 \\ 2 \\ 0 \end{pmatrix} \text{ und } \begin{pmatrix} 0 \\ 1 \\ 0 \\ 0 \end{pmatrix}.$$

Lösung zu Aufgabe C1.10

$$\lambda_1 \begin{pmatrix} 1 \\ 2 \\ 2 \end{pmatrix} + \lambda_2 \begin{pmatrix} 3 \\ 2 \\ 1 \end{pmatrix} + \lambda_3 \begin{pmatrix} 1 \\ 1 \\ 1 \end{pmatrix} = \begin{pmatrix} 4 \\ 5 \\ 6 \end{pmatrix}$$

$$\begin{aligned} \text{(I)}: \quad & \lambda_1 + 3\lambda_2 + \lambda_3 = 4 \\ \text{(II)}: \quad & 2\lambda_1 + 2\lambda_2 + \lambda_3 = 5 \\ \text{(III)}: \quad & 2\lambda_1 + \lambda_2 + \lambda_3 = 6 \end{aligned}$$

$$\begin{aligned} \text{(II)} - \text{(III)}: \quad & \lambda_2 = -1 \\ \text{(I)} - \text{(II)}: \quad & -\lambda_1 + \lambda_2 = -1 \quad \Rightarrow \quad \lambda_1 = 0 \\ \text{(I)}: \quad & \lambda_3 = 4 - 3\lambda_2 - \lambda_1 = 4 + 3 = 7 \end{aligned}$$

$\Rightarrow$ Die neuen Koordinaten von $\vec{x}$ lauten $\lambda_1 = 0$, $\lambda_2 = -1$ und $\lambda_3 = 7$.

Lösung zu Aufgabe C1.11

a)
$$
\begin{aligned}
\begin{pmatrix}1\\1\\1\end{pmatrix} &= x_1\cdot\begin{pmatrix}1\\0\\1\end{pmatrix}+x_2\cdot\begin{pmatrix}2\\0\\0\end{pmatrix}+x_3\cdot\begin{pmatrix}0\\1\\2\end{pmatrix}\\
1 &= x_1+2x_2\\
1 &= x_3\\
1 &= x_1+2x_3\\
x_1 &= -1\\
x_2 &= 1\\
x_3 &= 1
\end{aligned}
$$

b)
$$
\begin{aligned}
\begin{pmatrix}0\\2\\1\end{pmatrix} &= y_1\cdot\begin{pmatrix}1\\0\\1\end{pmatrix}+y_2\cdot\begin{pmatrix}2\\0\\0\end{pmatrix}+y_3\cdot\begin{pmatrix}0\\1\\2\end{pmatrix}\\
0 &= y_1+2y_2\\
2 &= y_3\\
1 &= y_1+2y_3\\
y_1 &= -3\\
y_2 &= 3/2\\
y_3 &= 2
\end{aligned}
$$

c)
$$
\begin{aligned}
y_1^* &= y_1/x_1 = -3/-1 = 3\\
y_2^* &= y_2-y_1\cdot x_2/x_1 = 3/2-(-3)\cdot 1/(-1) = -3/2\\
y_3^* &= y_3-y_1\cdot x_3/x_1 = 2-(-3)\cdot 1/(-1) = -1
\end{aligned}
$$

oder alternativ:

$$
\begin{aligned}
\begin{pmatrix}0\\2\\1\end{pmatrix} &= y_1^*\cdot\begin{pmatrix}1\\1\\1\end{pmatrix}+y_2^*\cdot\begin{pmatrix}2\\0\\0\end{pmatrix}+y_3^*\cdot\begin{pmatrix}0\\1\\2\end{pmatrix}\\
0 &= y_1^*+2y_2^*\\
2 &= y_1^*+y_3^*\\
1 &= y_1^*+2y_3^*\\
y_1^* &= 3\\
y_2^* &= -3/2\\
y_3^* &= -1
\end{aligned}
$$

Lösung zu Aufgabe C1.12

a) $$\vec{b}_1 := \vec{a}_1 = \begin{pmatrix} 1 \\ 0 \\ 1 \end{pmatrix}$$

$$\vec{b}_2 := \vec{a}_2 - \frac{\vec{a}_2'\vec{b}_1}{|\vec{b}_1|^2} \cdot \vec{b}_1 = \begin{pmatrix} 2 \\ 0 \\ 0 \end{pmatrix} - \frac{2}{2} \cdot \begin{pmatrix} 1 \\ 0 \\ 1 \end{pmatrix} = \begin{pmatrix} 1 \\ 0 \\ -1 \end{pmatrix}$$

$$\vec{b}_3 := \vec{a}_3 - \frac{\vec{a}_3'\vec{b}_1}{|\vec{b}_1|^2} \cdot \vec{b}_1 - \frac{\vec{a}_3'\vec{b}_2}{|\vec{b}_2|^2} \cdot \vec{b}_2 = \begin{pmatrix} 0 \\ 1 \\ 2 \end{pmatrix} - \frac{2}{2} \cdot \begin{pmatrix} 1 \\ 0 \\ 1 \end{pmatrix} - \frac{-2}{2} \cdot \begin{pmatrix} 1 \\ 0 \\ -1 \end{pmatrix} = \begin{pmatrix} 0 \\ 1 \\ 0 \end{pmatrix}$$

b) $$\vec{b}_1^* := \vec{b}_1/|\vec{b}_1| = \begin{pmatrix} 1/\sqrt{2} \\ 0 \\ 1/\sqrt{2} \end{pmatrix}$$

$$\vec{b}_2^* := \vec{b}_2/|\vec{b}_2| = \begin{pmatrix} 1/\sqrt{2} \\ 0 \\ -1/\sqrt{2} \end{pmatrix}$$

$$\vec{b}_3^* := \vec{b}_3/|\vec{b}_3| = \begin{pmatrix} 0 \\ 1 \\ 0 \end{pmatrix}$$

Lösung zu Aufgabe C1.13

a) $$\vec{a}^* = \begin{pmatrix} 0 \\ -2 \\ -1 \end{pmatrix} \qquad \vec{b}^* = \begin{pmatrix} 1 \\ 3 \\ 0 \end{pmatrix} - \frac{-6}{5} \begin{pmatrix} 0 \\ -2 \\ -1 \end{pmatrix} = \begin{pmatrix} 1 \\ 3/5 \\ -6/5 \end{pmatrix}$$

$$\vec{c}^* = \begin{pmatrix} 0 \\ 1 \\ -1 \end{pmatrix} - \frac{-1}{5}\begin{pmatrix} 0 \\ -2 \\ -1 \end{pmatrix} - \frac{9/5}{14/5}\begin{pmatrix} 1 \\ 3/5 \\ -6/5 \end{pmatrix} = \begin{pmatrix} -9/14 \\ 3/14 \\ -6/14 \end{pmatrix}$$

$$\vec{a}^{**} = \frac{1}{\sqrt{5}}\begin{pmatrix} 0 \\ -2 \\ -1 \end{pmatrix} \qquad \vec{b}^{**} = \sqrt{\frac{5}{14}}\begin{pmatrix} 1 \\ 3/5 \\ -6/5 \end{pmatrix} \qquad \vec{c}^{**} = \sqrt{\frac{14}{9}}\begin{pmatrix} -9/14 \\ 3/14 \\ -3/7 \end{pmatrix}$$

b) $$\vec{a}^* = \begin{pmatrix} 1 \\ 2 \\ 4 \end{pmatrix} \qquad \vec{b}^* = \begin{pmatrix} 1 \\ 1 \\ 2 \end{pmatrix} - \frac{11}{21}\begin{pmatrix} 1 \\ 2 \\ 4 \end{pmatrix} = \begin{pmatrix} 10/21 \\ -1/21 \\ -2/21 \end{pmatrix}$$

$$\vec{c}^* = \begin{pmatrix} -2 \\ 1 \\ 0 \end{pmatrix} - \frac{0}{21}\begin{pmatrix} 1 \\ 2 \\ 4 \end{pmatrix} - \frac{-1}{105/21^2}\begin{pmatrix} 10/21 \\ -1/21 \\ -2/21 \end{pmatrix} = \begin{pmatrix} 0 \\ 4/5 \\ -2/5 \end{pmatrix}$$

$$\vec{a}^{**} = \frac{1}{\sqrt{21}}\begin{pmatrix} 1 \\ 2 \\ 4 \end{pmatrix} \qquad \vec{b}^{**} = \frac{1}{\sqrt{105}}\begin{pmatrix} 10 \\ -1 \\ -2 \end{pmatrix} \qquad \vec{c}^{**} = \frac{1}{\sqrt{20}}\begin{pmatrix} 0 \\ 4 \\ -2 \end{pmatrix}$$

Lösung zu Aufgabe C1.14

a) $\vec{x}' = (1,2,3,4,5)$

b) Zeilenvektor mit fünf Komponenten, also Element aus $\mathbb{R}^{1\times 5}$

c) Einser-Zeilenvektor, Multiplikation von links:

$$(1,1,1,1,1)\cdot\vec{x} = (1,1,1,1,1)\cdot\begin{pmatrix} 1 \\ 2 \\ 3 \\ 4 \\ 5 \end{pmatrix} = 1+2+3+4+5 = 15$$

d) Einser-Spaltenvektor, Multiplikation von rechts:

$$\vec{x}'\cdot\begin{pmatrix} 1 \\ 1 \\ 1 \\ 1 \\ 1 \end{pmatrix} = (1,2,3,4,5)\cdot\begin{pmatrix} 1 \\ 1 \\ 1 \\ 1 \\ 1 \end{pmatrix} = 1+2+3+4+5 = 15$$

e) $\vec{x}\cdot\vec{y}$ – nicht definiert

$\vec{y}\cdot\vec{x}$ – nicht definiert

$\vec{x}'\cdot\vec{y}$ – nicht definiert

$\vec{y}\cdot\vec{x}' \in \mathbb{R}^{3\times 5}$

Lösung zu Aufgabe C1.15

$|\vec{a}| = \sqrt{1^2+2^2} = \sqrt{5} \approx 2{,}24$

$|\vec{b}| = \sqrt{4^2+3^2+0} = \sqrt{25} = 5$

$|\vec{c}| = \sqrt{12^2+(-1)^2+5^2} = \sqrt{170} \approx 13{,}04$

Lösung zu Aufgabe C1.16

Bilden zwei Vektoren aus $\mathbb{R}^n$ den Winkel γ, dann gilt:

$$\cos\gamma = \frac{\vec{a}' \cdot \vec{b}}{|\vec{a}| \cdot |\vec{b}|}.$$

a) $\vec{a}' \cdot \vec{b} = 3 \cdot (-2) + 7 \cdot 8 = 50$

$|\vec{a}| = \sqrt{3^2+7^2} = \sqrt{58}, \quad |\vec{b}| = \sqrt{(-2)^2+8^2} = \sqrt{68}$

$$\Rightarrow \cos\gamma = \frac{50}{\sqrt{58}\cdot\sqrt{68}} \approx 0{,}7962$$

$$\Rightarrow \gamma \approx 37{,}23°$$

b) Die Eckpunkte können als Vektoren im dreidimensionalen Raum interpretiert werden.

$$\overrightarrow{AD} = \begin{pmatrix} 12 \\ 12 \\ -1 \end{pmatrix} - \begin{pmatrix} 2 \\ 0 \\ 0 \end{pmatrix} = \begin{pmatrix} 10 \\ 12 \\ -1 \end{pmatrix} \qquad \overrightarrow{AB} = \begin{pmatrix} 6 \\ 7 \\ 4 \end{pmatrix} - \begin{pmatrix} 2 \\ 0 \\ 0 \end{pmatrix} = \begin{pmatrix} 4 \\ 7 \\ 4 \end{pmatrix}$$

$$\Rightarrow \cos\alpha = \frac{40+84-4}{\sqrt{245}\cdot\sqrt{81}} \approx 0{,}8518 \qquad \Rightarrow \alpha = 31{,}59°$$

$$\overrightarrow{BA} = \begin{pmatrix} 2 \\ 0 \\ 0 \end{pmatrix} - \begin{pmatrix} 6 \\ 7 \\ 4 \end{pmatrix} = \begin{pmatrix} -4 \\ -7 \\ -4 \end{pmatrix} \qquad \overrightarrow{BC} = \begin{pmatrix} 8 \\ 9 \\ 3 \end{pmatrix} - \begin{pmatrix} 6 \\ 7 \\ 4 \end{pmatrix} = \begin{pmatrix} 2 \\ 2 \\ -1 \end{pmatrix}$$

$$\Rightarrow \cos\beta = \frac{-8-14+4}{\sqrt{81}\cdot\sqrt{9}} = -0{,}\overline{6} \qquad \Rightarrow \beta = 131{,}81°$$

$$\overrightarrow{CB} = \begin{pmatrix} 6 \\ 7 \\ 4 \end{pmatrix} - \begin{pmatrix} 8 \\ 9 \\ 3 \end{pmatrix} = \begin{pmatrix} -2 \\ -2 \\ 1 \end{pmatrix} \qquad \overrightarrow{CD} = \begin{pmatrix} 12 \\ 12 \\ -1 \end{pmatrix} - \begin{pmatrix} 8 \\ 9 \\ 3 \end{pmatrix} = \begin{pmatrix} 4 \\ 3 \\ -4 \end{pmatrix}$$

$$\Rightarrow \cos\gamma = \frac{-8-6-4}{\sqrt{9}\cdot\sqrt{41}} \approx -0{,}9370 \qquad \Rightarrow \gamma = 159{,}56°$$

$$\overrightarrow{DC} = \begin{pmatrix} 8 \\ 9 \\ 3 \end{pmatrix} - \begin{pmatrix} 12 \\ 12 \\ -1 \end{pmatrix} = \begin{pmatrix} -4 \\ -3 \\ 4 \end{pmatrix} \qquad \overrightarrow{DA} = \begin{pmatrix} 2 \\ 0 \\ 0 \end{pmatrix} - \begin{pmatrix} 12 \\ 12 \\ -1 \end{pmatrix} = \begin{pmatrix} -10 \\ -12 \\ 1 \end{pmatrix}$$

$$\Rightarrow \cos\delta = \frac{40+36+4}{\sqrt{41}\cdot\sqrt{245}} \approx 0{,}7982 \qquad \Rightarrow \delta = 37{,}04^\circ$$

$\alpha+\beta+\gamma+\delta = 360^\circ \Rightarrow$ Das Viereck liegt in einer Ebene.

Lösung zu Aufgabe C1.17

a) $$\vec{a}\times\vec{b} = \begin{pmatrix} -1 \\ 2 \\ -3 \end{pmatrix} \times \begin{pmatrix} -2 \\ 4 \\ 1 \end{pmatrix} = \begin{pmatrix} 2\cdot 1-(-3)\cdot 4 \\ (-3)\cdot(-2)-(-1)\cdot 1 \\ (-1)\cdot 4 - 2\cdot(-2) \end{pmatrix} = \begin{pmatrix} 14 \\ 7 \\ 0 \end{pmatrix}$$

b) $$\begin{aligned} |\vec{a}| &= \sqrt{1+4+9} = \sqrt{14} \approx 3,742 \\ |\vec{b}| &= \sqrt{4+16+1} = \sqrt{21} \approx 4,583 \\ |\vec{a}\times\vec{b}| &= \sqrt{196+49+0} = \sqrt{245} \approx 15,652 \end{aligned}$$

c) $$\sin\sphericalangle(\vec{a},\vec{b}) = \frac{|\vec{a}\times\vec{b}|}{|\vec{a}|\cdot|\vec{b}|} = \sqrt{\frac{245}{14\cdot 21}} \approx 0{,}9129$$

d) $$(\vec{a}\times\vec{b})'(\vec{a}+\vec{b}) = (14,7,0)\begin{pmatrix} -3 \\ 6 \\ -2 \end{pmatrix} = 0$$

e) $|\vec{a}\times(\vec{a}+\vec{b})| = |(\vec{a}\times\vec{a})+(\vec{a}\times\vec{b})| = |\vec{0}+(\vec{a}+\vec{b})| \approx 15,652$

f) $3(\vec{a}\times\vec{b})+2(\vec{b}\times\vec{a}) = 3(\vec{a}\times\vec{b})-2(\vec{a}\times\vec{b}) = (\vec{a}\times\vec{b})$

Lösung zu Aufgabe C1.18

a) $\vec{a}'\vec{b} = -5$

b) $|\vec{a}| = \sqrt{30} \approx 5{,}4772$

c) $\cos\sphericalangle(\vec{a},\vec{b}) = -5/(\sqrt{30}\sqrt{26}) \approx -0{,}1790$

d) $\vec{a}\times\vec{b} = (-5,-21,17)'$

e) $|\vec{a}\times\vec{b}| = \sqrt{5^2+21^2+17^2} \approx 27{,}4773$

C2. Matrixalgebra

Aufgabe C2.1

Gegeben sind $\vec{a}' = (1,2)$, $\vec{b}' = (1,2,3)$ und

$$\vec{A} = \begin{pmatrix} 3 & 2 \\ 2 & 1 \\ 1 & 0 \end{pmatrix}, \quad \vec{B} = \begin{pmatrix} 1 & 0 \\ 0 & 3 \end{pmatrix}, \quad \vec{C} = \begin{pmatrix} 2 & 0 & 1 \\ 1 & 2 & 0 \end{pmatrix}.$$

Führen Sie – sofern möglich – die folgenden Rechenoperationen durch:

a) $\vec{B}\vec{C}$;	b) $\vec{A}\vec{a}$;	c) $\vec{a}\vec{A}'$;	d) $\vec{C}\vec{b}$;
e) $\vec{b}\vec{b}'$;	f) $\vec{b}'\vec{b}$;	g) $3\vec{a} - 2\vec{b}$;	h) $\vec{B}'\vec{a}$;
i) $\vec{C}'\vec{a}$;	j) $2\vec{A} - 3\vec{C}'$;	k) $\vec{B} + \vec{C}$;	l) $\vec{A}\vec{B}\vec{C}$.

Aufgabe C2.2

Stimmen $(\vec{A} + \vec{B})(\vec{A} - \vec{B})$ und $(\vec{A} - \vec{B})(\vec{A} + \vec{B})$ überein?

Aufgabe C2.3

Gegeben ist die Matrizengleichung $\vec{A}'\vec{X} - \vec{B} = (\vec{D}\vec{F})'$. Dabei lauten

$$\vec{A} = \begin{pmatrix} 1 & 0 & 2 \\ 3 & 1 & 1 \end{pmatrix}, \quad \vec{B} = \begin{pmatrix} 2 & -7 \\ 1 & -3 \\ 4 & -3 \end{pmatrix},$$

$$\vec{D} = \begin{pmatrix} 1 & 0 & 1 \\ -2 & 0 & 1 \end{pmatrix}, \quad \vec{F} = \begin{pmatrix} -1 & -1 & 0 \\ 0 & 2 & 2 \\ 4 & 1 & 1 \end{pmatrix}.$$

Welche der folgenden $\vec{X}$–Matrizen erfüllen die Gleichung?

$$\vec{X}_1 = \begin{pmatrix} 2 & -1 \\ 0 & 2 \end{pmatrix}, \quad \vec{X}_2 = \begin{pmatrix} 0 & 2 \\ -1 & -1 \\ 4 & 0 \end{pmatrix},$$

$$\vec{X}_3 = \begin{pmatrix} 1 & 2 & -1 \\ 4 & 0 & 2 \end{pmatrix}, \quad \vec{X}_4 = \begin{pmatrix} 2 & -1 \\ 1 & 0 \end{pmatrix}.$$

Aufgabe C2.4

Es ist $\vec{A}$ eine $(3 \times 4)-$Matrix. In dieser Matrix wollen Sie die erste mit der vierten und die verdoppelte zweite mit der dritten Spalte vertauschen. Außerdem wollen Sie die dritte Zeile von der ersten Zeile subtrahieren und anschließend die zweite mit der dritten Zeile vertauschen. Wie lauten die Transformationsmatrizen und wie haben Sie diese mit $\vec{A}$ zu multiplizieren?

Aufgabe C2.5

Berechnen Sie die Inverse der folgenden Matrix $\vec{A}$ durch elementare Matrizenoperationen und verifizieren Sie Ihr Ergebnis!

$$\vec{A} = \begin{pmatrix} 1 & 0 & 3 & -1 \\ 2 & 1 & 1 & 0 \\ -2 & 0 & -5 & 2 \\ 0 & 3 & -15 & 1 \end{pmatrix}$$

Aufgabe C2.6

Die den drei Produkten P_1, P_2 und P_3 zugeordneten Kostenstellen K_1, K_2 und K_3 eines Unternehmens beliefern sich gegenseitig als Vorproduktlieferanten nach folgender Matrix $\vec{A}$ (Angaben in Produkteinheiten):

an / von	K_1	K_2	K_3
K_1	0	40	20
K_2	60	0	40
K_3	40	60	0

An den Markt liefert K_1 50 Einheiten P_1, K_2 10 Einheiten P_2 und K_3 120 Einheiten P_3. Neben den Kosten, die sich aus dem Bezug von Vorprodukten ergeben, hat jede Kostenstelle Fixkosten in Höhe von $FK_1 = 200$, $FK_2 = 440$ und $FK_3 = 360$. Es seien p_1, p_2 und p_3 die innerbetrieblichen Verrechnungspreise je Einheit P_1, P_2 und P_3. Die Marktpreise p_1^M, p_2^M und p_3^M je Einheit der drei Produkte sollen jeweils doppelt so hoch wie die innerbetrieblichen Verrechnungspreise sein. Wie hoch sind die Preise, wenn sich für jede Kostenstelle Erlöse und Kosten ausgleichen sollen?

Aufgabe C2.7

Ein Betrieb stellt aus drei Rohstoffen R_1, R_2 und R_3 in der ersten Produktionsstufe drei Zwischenprodukte Z_1, Z_2 und Z_3 her. In der zweiten Produktionsstufe werden daraus vier Endprodukte E_1, E_2, E_3 und E_4 gefertigt. Die Materialverbrauchsmatrizen beider Stufen lauten

$$\begin{array}{c} \\ R_1 \\ R_2 \\ R_3 \end{array} \begin{array}{c} \begin{array}{ccc} Z_1 & Z_2 & Z_3 \end{array} \\ \begin{pmatrix} 2 & 1 & 0 \\ 1 & 2 & 3 \\ 2 & 1 & 1 \end{pmatrix} \end{array} = \vec{S}_1 \qquad \begin{array}{c} \\ Z_1 \\ Z_2 \\ Z_3 \end{array} \begin{array}{c} \begin{array}{cccc} E_1 & E_2 & E_3 & E_4 \end{array} \\ \begin{pmatrix} 2 & 0 & 3 & 4 \\ 1 & 2 & 5 & 0 \\ 4 & 2 & 0 & 3 \end{pmatrix} \end{array} = \vec{S}_2$$

a) Wie lautet die Matrix, die den Rohstoffeinsatz je Einheit jedes Endproduktes angibt?

b) Welche Rohstoffmengen werden benötigt, wenn 100 E_1, 50 E_2, 80 E_3 und 60 E_4 hergestellt werden sollen?

Aufgabe C2.8

Berechnen Sie die Spur der Matrix $\vec{C} = \vec{A} \cdot \vec{B}$ mit

$$\vec{A} = \begin{pmatrix} 11 & 0 \\ 0 & 9 \\ 3 & 2 \\ 1{,}3 & 0 \\ 7 & 4 \\ 6 & 3 \end{pmatrix} \quad \text{und } \vec{B} = \begin{pmatrix} 0 & 7 & 3 & -5 & -1 & 2 \\ 4 & -2 & 1 & 6 & 0 & -3 \end{pmatrix}!$$

Aufgabe C2.9

Welchen Rang haben die folgenden Matrizen?

$$\vec{N} = \begin{pmatrix} 0 & 0 & 0 \\ 0 & 0 & 0 \end{pmatrix}, \quad \vec{E} = \begin{pmatrix} 1 & 0 & 0 \\ 0 & 1 & 0 \\ 0 & 0 & 1 \end{pmatrix}, \quad \vec{A} = \begin{pmatrix} 1 & 0 & 0 & 0 \\ 0 & 0 & 0 & 2 \\ 0 & 0 & 0 & 0 \end{pmatrix},$$

$$\vec{B} = \begin{pmatrix} 6 & 8 \\ 9 & 12 \end{pmatrix}, \quad \vec{C} = \begin{pmatrix} 2 & 4 & 8 & 6 \\ 1 & 0 & 2 & 4 \\ 2 & 2 & 6 & 7 \end{pmatrix}, \quad \vec{B} \cdot \vec{N}, \quad \vec{A} + \vec{C}.$$

Aufgabe C2.10

Berechnen Sie die Determinanten folgender Matrizen und geben Sie auch die Ränge an!

$$\vec{A} = \begin{pmatrix} 2 & -1 & 0 \\ 4 & 2 & -1 \\ -2 & 3 & 1 \end{pmatrix}, \quad \vec{B} = \begin{pmatrix} 2 & 6 & 4 \\ -1 & -3 & -2 \\ 0 & 1 & 0 \end{pmatrix}, \quad \vec{C} = \begin{pmatrix} 1 & 4 & 2 \\ 7 & 3 & 4 \\ 2 & 9 & 5 \end{pmatrix},$$

$$\vec{D} = \begin{pmatrix} 2 & 2 & 0 & 0 & 5 \\ 0 & 2 & 0 & 0 & 0 \\ -1 & -1 & 3 & 0 & -1 \\ 0 & 3 & 2 & 4 & 0 \\ 0 & 8 & 2 & 0 & 0 \end{pmatrix}, \quad \vec{F} = \begin{pmatrix} 0 & 0 & 1 & 0 & 1 \\ 0 & -1 & -1 & 0 & 0 \\ 1 & 1 & 0 & 0 & 0 \\ 0 & 0 & 0 & 1 & 0 \\ -1 & 0 & 0 & -1 & 1 \end{pmatrix}.$$

Aufgabe C2.11

Sei $\vec{A} \in \mathbb{R}^{10\times 10}$ eine Matrix, deren Hauptdiagonale alle natürlichen Zahlen von 1 bis 10 und sonst nur Nullen aufweist. Wie groß ist die Determinante und der Rang von $\vec{A}$?

Aufgabe C2.12

Berechnen Sie die Determinanten folgender Matrizen durch Triangulieren!

$$\vec{A} = \begin{pmatrix} -3 & 0 & 2 \\ 4 & 2 & -2 \\ 3 & 1 & -4 \end{pmatrix}, \qquad \vec{B} = \begin{pmatrix} -1 & -1 & 3 & 0 \\ 2 & 0 & 1 & -2 \\ 0 & -1 & 2 & 1 \\ -5 & -4 & 10 & 3 \end{pmatrix}$$

Aufgabe C2.13

Berechnen Sie die folgenden Determinanten!

$$|\vec{A}| = \begin{vmatrix} 1 & 0 & -1 & -1 \\ 3 & 1 & 0 & -2 \\ 1 & 0 & 2 & 1 \\ 0 & 2 & 3 & 2 \end{vmatrix} \qquad |\vec{B}| = \begin{vmatrix} 2 & 1 & 0 & 4 \\ -2 & 0 & 0 & 1 \\ 1 & 1 & 4 & 0 \\ -1 & 0 & 1 & 0 \end{vmatrix} \qquad |\vec{C}| = \begin{vmatrix} 0 & -1 & 1 \\ 1 & 2 & -1 \\ 2 & 0 & -2 \end{vmatrix}$$

$$|\vec{D}| = \begin{vmatrix} 2 & 0 & -1 & 1 & 0 \\ 0 & 0 & 0 & 0 & 1 \\ 0 & 1 & 2 & -1 & 0 \\ 1 & 2 & 0 & -2 & 0 \\ -1 & 0 & 0 & 1 & 2 \end{vmatrix}$$

Aufgabe C2.14

Wie muss die Matrix $\vec{X}$ aussehen, damit $\begin{pmatrix} 2 & 0 \\ -10 & 5 \end{pmatrix} \cdot \vec{X} = \begin{pmatrix} 1 & 0 \\ 0 & 1 \end{pmatrix}$ gilt?

Aufgabe C2.15

Gegeben ist die Matrix $\vec{A} = \begin{pmatrix} 0 & 1 & -2 \\ 5 & 2 & 3 \\ 3 & 2 & 1 \end{pmatrix}$.

a) Wie lautet die Matrix der Adjunkten zu $\vec{A}$?
b) Wie lautet die Determinante von $\vec{A}$?
c) Wie lautet $\vec{A}^{-1}$?
d) Wie lautet die Inverse der Matrix $\vec{B} = \begin{pmatrix} 1 & 1 & 1 \\ 1 & -1 & 1 \\ 1 & 1 & -1 \end{pmatrix}$?

Aufgabe C2.16

Berechnen Sie – sofern möglich – die Inversen folgender Matrizen:

$\vec{A} = \begin{pmatrix} 5 & 7 \\ 2 & 8 \end{pmatrix}$, $\vec{B} = \begin{pmatrix} 12 & 4 \\ 9 & 3 \end{pmatrix}$, $\vec{C} = \begin{pmatrix} 0 & 0 \\ 1 & 2 \end{pmatrix}$,

$\vec{D} = \begin{pmatrix} 3 & 0 \\ 0 & 1 \end{pmatrix}$, $\vec{F} = \begin{pmatrix} -2 & 1 \\ 1{,}5 & -0{,}5 \end{pmatrix}$, $\vec{G} = \begin{pmatrix} 5 & 2 \\ 7 & 8 \end{pmatrix}$,

$\vec{H} = 5 \cdot \vec{A}$, $\vec{J} = \vec{A} \cdot \vec{G}$, $\vec{K} = \begin{pmatrix} -2 & 0 & 0 \\ 1 & 1 & 4 \\ -1 & 0 & 1 \end{pmatrix}$.

Aufgabe C2.17

a) Schreiben Sie die quadratische Form

$$Q(x,y,z) = -4x^2 + 6xy - 2xz - 3y^2 + yz - z^2$$

in Matrizenschreibweise mit einer symmetrischen Matrix $\vec{A}$ und überprüfen Sie diese auf Definitheit!

b) Schreiben Sie die quadratische Form $Q(\vec{x}) = \vec{x}'\vec{B}\vec{x}$ mit

$$\vec{x} = \begin{pmatrix} x_1 \\ x_2 \\ x_3 \end{pmatrix} \text{ und } \vec{B} = \begin{pmatrix} 1 & -2 & -3 \\ -2 & 5 & 3 \\ -3 & 3 & 1 \end{pmatrix}$$

in skalarer Schreibweise! Was lässt sich über die Definitheit von $Q(\vec{x})$ aussagen?

c) Ist die Matrix $\vec{C} = \begin{pmatrix} 5 & 0 & -2 \\ 0 & 4 & 3 \\ -2 & 3 & 8 \end{pmatrix}$ positiv definit?

Aufgabe C2.18

Es sei $f(x_1,x_2,x_3) = 6x_1^2 - 2x_1x_2 + 2x_3^2$. Wie lautet $\partial f/\partial\vec{x}$ mit $\vec{x}' = (x_1,x_2,x_3)$?

Aufgabe C2.19

Bilden Sie $\partial Q(\vec{x})/\partial\vec{x}$ für $Q(\vec{x}) = \vec{x}'\vec{A}\vec{x}$ mit

$$\vec{x} = \begin{pmatrix} x_1 \\ x_2 \\ x_3 \end{pmatrix} \text{ und } \vec{A} = \begin{pmatrix} -1 & 2 & 3 \\ 2 & -5 & -3 \\ 3 & -3 & -1 \end{pmatrix}!$$

Aufgabe C2.20

Berechnen Sie die Pseudoinverse von $A = \begin{pmatrix} 2 & -1 \\ 0 & 3 \\ 1 & -2 \end{pmatrix}$!

Aufgabe C2.21

Berechnen Sie die beste approximative Lösung des Gleichungssystems

$$\begin{aligned} x_1 &+ 5x_2 &= 5 \\ 2x_1 &+ x_2 &= 4 \\ x_1 &+ x_2 &= 4 \end{aligned}$$

und skizzieren Sie die Situation!

Aufgabe C2.22

Berechnen Sie die Pseudoinverse von $A = \begin{pmatrix} 0 & 2 & -1 & 0 \\ 1 & 2 & 1 & 3 \\ 0 & 0 & 1 & 1 \end{pmatrix}$!

Lösungen zum Abschnitt C2

Lösung zu Aufgabe C2.1

a) $\vec{B}\vec{C} = \begin{pmatrix} 1 & 0 \\ 0 & 3 \end{pmatrix} \cdot \begin{pmatrix} 2 & 0 & 1 \\ 1 & 2 & 0 \end{pmatrix} = \begin{pmatrix} 2 & 0 & 1 \\ 3 & 6 & 0 \end{pmatrix}$

b) $\vec{A}\vec{a} = \begin{pmatrix} 3 & 2 \\ 2 & 1 \\ 1 & 0 \end{pmatrix} \cdot \begin{pmatrix} 1 \\ 2 \end{pmatrix} = \begin{pmatrix} 7 \\ 4 \\ 1 \end{pmatrix}$

c) $\vec{a}\vec{A}' = \begin{pmatrix} 1 \\ 2 \end{pmatrix} \cdot \begin{pmatrix} 3 & 2 & 1 \\ 2 & 1 & 0 \end{pmatrix}$ – nicht definiert

d) $\vec{C}\vec{b} = \begin{pmatrix} 2 & 0 & 1 \\ 1 & 2 & 0 \end{pmatrix} \cdot \begin{pmatrix} 1 \\ 2 \\ 3 \end{pmatrix} = \begin{pmatrix} 5 \\ 5 \end{pmatrix}$

e) $\vec{b}\vec{b}' = \begin{pmatrix} 1 \\ 2 \\ 3 \end{pmatrix} \cdot (1,2,3) = \begin{pmatrix} 1 & 2 & 3 \\ 2 & 4 & 6 \\ 3 & 6 & 9 \end{pmatrix}$ – Dyadisches Produkt

f) $\vec{b}'\vec{b} = (1,2,3) \cdot \begin{pmatrix} 1 \\ 2 \\ 3 \end{pmatrix} = 14$ – Skalarprodukt

g) $3\vec{a}-2\vec{b}=3\begin{pmatrix}1\\2\end{pmatrix}-2\begin{pmatrix}1\\2\\3\end{pmatrix}$ – nicht definiert

h) $\vec{B}'\vec{a}=\begin{pmatrix}1&0\\0&3\end{pmatrix}\cdot\begin{pmatrix}1\\2\end{pmatrix}=\begin{pmatrix}1\\6\end{pmatrix}$

i) $\vec{C}'\vec{a}=\begin{pmatrix}2&1\\0&2\\1&0\end{pmatrix}\cdot\begin{pmatrix}1\\2\end{pmatrix}=\begin{pmatrix}4\\4\\1\end{pmatrix}$

j) $2\vec{A}-3\vec{C}'=2\begin{pmatrix}3&2\\2&1\\1&0\end{pmatrix}-3\begin{pmatrix}2&1\\0&2\\1&0\end{pmatrix}=\begin{pmatrix}6&4\\4&2\\2&0\end{pmatrix}-\begin{pmatrix}6&3\\0&6\\3&0\end{pmatrix}=\begin{pmatrix}0&1\\4&-4\\-1&0\end{pmatrix}$

k) $\vec{B}+\vec{C}=\begin{pmatrix}1&0\\0&3\end{pmatrix}+\begin{pmatrix}2&0&1\\1&2&0\end{pmatrix}$ – nicht definert

l) $\vec{A}\vec{B}\vec{C}=\begin{pmatrix}3&2\\2&1\\1&0\end{pmatrix}\cdot\begin{pmatrix}1&0\\0&3\end{pmatrix}\cdot\begin{pmatrix}2&0&1\\1&2&0\end{pmatrix}$

$$=\begin{pmatrix}3&2\\2&1\\1&0\end{pmatrix}\cdot\begin{pmatrix}2&0&1\\3&6&0\end{pmatrix}=\begin{pmatrix}12&12&3\\7&6&2\\2&0&1\end{pmatrix}$$

Lösung zu Aufgabe C2.2

Nicht generell, denn $(\vec{A}+\vec{B})(\vec{A}-\vec{B})=\vec{A}^2+\vec{B}\vec{A}-\vec{A}\vec{B}-\vec{B}^2$
$(\vec{A}-\vec{B})(\vec{A}+\vec{B})=\vec{A}^2-\vec{B}\vec{A}+\vec{A}\vec{B}-\vec{B}^2$
und die Matrizenmultiplikation ist nicht kommutativ.

Lösung zu Aufgabe C2.3

$(\vec{A}')_{3\times2}\cdot\vec{X}-\vec{B}_{3\times2}=((\vec{D}\vec{F})')_{3\times2}$

$\Rightarrow \vec{X}$ muss notwendigerweise die Dimension 2×2 haben, also kommen nur die Matrizen $\vec{X}_1$ und $\vec{X}_4$ in Frage.

$$\begin{pmatrix}1&3\\0&1\\2&1\end{pmatrix}\cdot\begin{pmatrix}2&-1\\0&2\end{pmatrix}-\begin{pmatrix}2&-7\\1&-3\\4&-3\end{pmatrix}=\begin{pmatrix}0&12\\-1&5\\0&3\end{pmatrix}\neq(\vec{D}\vec{F})'=\begin{pmatrix}3&6\\0&3\\1&1\end{pmatrix}$$

$\Rightarrow \vec{X}_1$ erfüllt die Gleichung nicht.

$$\begin{pmatrix}1&3\\0&1\\2&1\end{pmatrix}\cdot\begin{pmatrix}2&-1\\1&0\end{pmatrix}-\begin{pmatrix}2&-7\\1&-3\\4&-3\end{pmatrix}=\begin{pmatrix}3&6\\0&3\\1&1\end{pmatrix}=(\vec{D}\vec{F})'=\begin{pmatrix}3&6\\0&3\\1&1\end{pmatrix}$$

$\Rightarrow \vec{X}_4$ erfüllt die Gleichung.

Lösung zu Aufgabe C2.4

$$\underbrace{\begin{pmatrix}1&0&-1\\0&0&1\\0&1&0\end{pmatrix}}_{\text{Zeilenoperationen}}\cdot\begin{pmatrix}a&b&c&d\\e&f&g&h\\i&j&k&\ell\end{pmatrix}\cdot\underbrace{\begin{pmatrix}0&0&0&1\\0&0&2&0\\0&1&0&0\\1&0&0&0\end{pmatrix}}_{\text{Spaltenoperationen}}$$

$$=\begin{pmatrix}d-\ell&c-k&2(b-j)&a-i\\\ell&k&2j&i\\h&g&2f&e\end{pmatrix}$$

Lösung zu Aufgabe C2.5

$$\begin{array}{cccc|cccc}1&0&3&-1&1&0&0&0\\2&1&1&0&0&1&0&0\\-2&0&-5&2&0&0&1&0\\0&3&-15&1&0&0&0&1\\\hline 1&0&0&0&&&&\\0&1&0&0&&&&\\0&0&1&0&&&&\\0&0&0&1&&&&\end{array}\quad\rightarrow\quad\begin{array}{cccc|cccc}1&0&3&-1&1&0&0&0\\2&1&1&0&0&1&0&0\\0&1&-4&2&0&1&1&0\\0&3&-15&1&0&0&0&1\\\hline 1&0&0&0&&&&\\0&1&0&0&&&&\\0&0&1&0&&&&\\0&0&0&1&&&&\end{array}$$

Die 2. Zeile wurde zur 3. Zeile addiert. Im nächsten Schritt wird das 2-fache der 1. Zeile von der 2. Zeile subtrahiert. Danach wird die 2. Zeile von der 3. Zeile subtrahiert und – im gleichen Tableau – das 3-fache der 2. Zeile von der 4. Zeile subtrahiert.

$$\begin{array}{cccc|cccc}1&0&3&-1&1&0&0&0\\0&1&-5&2&-2&1&0&0\\0&1&-4&2&0&1&1&0\\0&3&-15&1&0&0&0&1\\\hline 1&0&0&0&&&&\\0&1&0&0&&&&\\0&0&1&0&&&&\\0&0&0&1&&&&\end{array}\quad\rightarrow\quad\begin{array}{cccc|cccc}1&0&3&-1&1&0&0&0\\0&1&-5&2&-2&1&0&0\\0&0&1&0&2&0&1&0\\0&0&0&-5&6&-3&0&1\\\hline 1&0&0&0&&&&\\0&1&0&0&&&&\\0&0&1&0&&&&\\0&0&0&1&&&&\end{array}$$

Im nächsten Schritt wird das 3-fache der 1. Spalte von der 3. Spalte subtrahiert und die 1. Spalte zur 4. Spalte addiert. Danach wird das 5-fache der 2. Spalte zur 3. Spalte addiert und – im selben Tableau – das 2-fache der 2. Spalte von der 4. Spalte subtrahiert.

$$\begin{array}{cccc|cccc} 1 & 0 & 0 & 0 & 1 & 0 & 0 & 0 \\ 0 & 1 & -5 & 2 & -2 & 1 & 0 & 0 \\ 0 & 0 & 1 & 0 & 2 & 0 & 1 & 0 \\ 0 & 0 & 0 & -5 & 6 & -3 & 0 & 1 \\ \hline 1 & 0 & -3 & 1 & & & & \\ 0 & 1 & 0 & 0 & & & & \\ 0 & 0 & 1 & 0 & & & & \\ 0 & 0 & 0 & 1 & & & & \end{array} \rightarrow \begin{array}{cccc|cccc} 1 & 0 & 0 & 0 & 1 & 0 & 0 & 0 \\ 0 & 1 & 0 & 0 & -2 & 1 & 0 & 0 \\ 0 & 0 & 1 & 0 & 2 & 0 & 1 & 0 \\ 0 & 0 & 0 & -5 & 6 & -3 & 0 & 1 \\ \hline 1 & 0 & -3 & 1 & & & & \\ 0 & 1 & 5 & -2 & & & & \\ 0 & 0 & 1 & 0 & & & & \\ 0 & 0 & 0 & 1 & & & & \end{array}$$

Schließlich wird die 4. Spalte durch (-5) geteilt:

$$\begin{array}{cccc|cccc} 1 & 0 & 0 & 0 & 1 & 0 & 0 & 0 \\ 0 & 1 & 0 & 0 & -2 & 1 & 0 & 0 \\ 0 & 0 & 1 & 0 & 2 & 0 & 1 & 0 \\ 0 & 0 & 0 & 1 & 6 & -3 & 0 & 1 \\ \hline 1 & 0 & -3 & -1/5 & & & & \\ 0 & 1 & 5 & 2/5 & & & & \\ 0 & 0 & 1 & 0 & & & & \\ 0 & 0 & 0 & -1/5 & & & & \end{array}$$

$$\vec{A}^{-1} = \begin{pmatrix} 1 & 0 & -3 & -1/5 \\ 0 & 1 & 5 & 2/5 \\ 0 & 0 & 1 & 0 \\ 0 & 0 & 0 & -1/5 \end{pmatrix} \begin{pmatrix} 1 & 0 & 0 & 0 \\ -2 & 1 & 0 & 0 \\ 2 & 0 & 1 & 0 \\ 6 & -3 & 0 & 1 \end{pmatrix} = \begin{pmatrix} -6,2 & 0,6 & -3 & -0,2 \\ 10,4 & -0,2 & 5 & 0,4 \\ 2 & 0 & 1 & 0 \\ -1,2 & 0,6 & 0 & -0,2 \end{pmatrix}$$

Probe:

$$\begin{pmatrix} 1 & 0 & 3 & -1 \\ 2 & 1 & 1 & 0 \\ -2 & 0 & -5 & 2 \\ 0 & 3 & -15 & 1 \end{pmatrix} \begin{pmatrix} -6,2 & 0,6 & -3 & -0,2 \\ 10,4 & -0,2 & 5 & 0,4 \\ 2 & 0 & 1 & 0 \\ -1,2 & 0,6 & 0 & -0,2 \end{pmatrix} = \begin{pmatrix} 1 & 0 & 0 & 0 \\ 0 & 1 & 0 & 0 \\ 0 & 0 & 1 & 0 \\ 0 & 0 & 0 & 1 \end{pmatrix}$$

Lösung zu Aufgabe C2.6

Lösung mittels Matrizenrechnung:

$$\begin{pmatrix} 200 \\ 440 \\ 360 \end{pmatrix} + \vec{A} \begin{pmatrix} p_1 \\ p_2 \\ p_3 \end{pmatrix} = 2 \begin{pmatrix} 50 & 0 & 0 \\ 0 & 10 & 0 \\ 0 & 0 & 120 \end{pmatrix} \begin{pmatrix} p_1 \\ p_2 \\ p_3 \end{pmatrix} + \begin{pmatrix} 60 & 0 & 0 \\ 0 & 100 & 0 \\ 0 & 0 & 100 \end{pmatrix} \begin{pmatrix} p_1 \\ p_2 \\ p_3 \end{pmatrix}$$

$$\begin{pmatrix} p_1 \\ p_2 \\ p_3 \end{pmatrix} = \left(\vec{A} - \begin{pmatrix} 160 & 0 & 0 \\ 0 & 120 & 0 \\ 0 & 0 & 340 \end{pmatrix}\right)^{-1} \cdot \begin{pmatrix} -200 \\ -440 \\ -360 \end{pmatrix} = \begin{pmatrix} 4 \\ 6 \\ 2 \end{pmatrix}$$

Lösung mittels linearem Gleichungssystem:

$p_i^M = 2p_i,\ i = 1,2,3$

	Fix-kosten		Kosten für Vorleistungen			Markt-erlös	innerbetriebl. Erlöse	
K_1 :	200		$+\ 60p_2$	$+\ 40p_3$	$=$	$50 \cdot 2p_1$	$+\ 40p_1$	$+\ 20p_1$
K_2 :	440	$+\ 40p_1$		$+\ 60p_3$	$=$	$10 \cdot 2p_2$	$+\ 60p_2$	$+\ 40p_2$
K_3 :	360	$+\ 20p_1$	$+\ 40p_2$		$=$	$120 \cdot 2p_3$	$+\ 40p_3$	$+\ 60p_3$

$$\begin{array}{lrclrr}
\Rightarrow (\mathrm{I}): & 200 & = & 160p_1 & -\ 60p_2 & -\ 40p_3 \\
(\mathrm{II}): & 440 & = & -40p_1 & +\ 120p_2 & -\ 60p_3 \\
(\mathrm{III}): & 360 & = & -20p_1 & -\ 40p_2 & +\ 340p_3 \\
\hline
(\mathrm{I})' = (\mathrm{I}) + 4(\mathrm{II}): & 1960 & = & & 420p_2 & -\ 280p_3 \\
(\mathrm{II})' = (\mathrm{I}) + 8(\mathrm{III}): & 3080 & = & & -380p_2 & +\ 2680p_3 \\
\hline
(\mathrm{I})'' = 19(\mathrm{I})' + 21(\mathrm{II})': & 101.920 & = & & & 50.960p_3
\end{array}$$

$\Rightarrow p_3 = 2$

(I)' $\Rightarrow 420p_2 = 1960 + 280 \cdot 2 \Rightarrow p_2 = 6$

(I) $\Rightarrow 160p_1 = 200 + 60 \cdot 6 + 40 \cdot 2 \Rightarrow p_1 = 4$

$\Rightarrow p_1^M = 8,\ p_2^M = 12,\ p_3^M = 4$

Lösung zu Aufgabe C2.7

a) $$\vec{V} = \vec{S}_1 \cdot \vec{S}_2 = \begin{array}{c} \begin{array}{cccc} E_1 & E_2 & E_3 & E_4 \end{array} \\ \begin{pmatrix} 5 & 2 & 11 & 8 \\ 16 & 10 & 13 & 13 \\ 9 & 4 & 11 & 11 \end{pmatrix} \end{array} \begin{array}{c} R_1 \\ R_2 \\ R_3 \end{array}$$

b) $$\vec{M} = \vec{V} \cdot \begin{pmatrix} 100 \\ 50 \\ 80 \\ 60 \end{pmatrix} = \begin{pmatrix} 1960 \\ 3920 \\ 2640 \end{pmatrix}$$

Lösung zu Aufgabe C2.8

$$
\begin{aligned}
\mathrm{sp}(\vec{C}) &= \sum_{i=1}^{6} c_{ii}, \qquad \text{wegen } \vec{C}_{6\times 6} = \vec{A}_{6\times 2}\cdot \vec{B}_{2\times 6} \\
&= \sum_{i=1}^{6}\sum_{k=1}^{2} a_{ik}b_{ki}, \qquad \text{mit } c_{ii} = \sum_{k=1}^{2} a_{ik}b_{ki} \\
&= (11\cdot 0 + 0\cdot 4) + (0\cdot 7 + 9\cdot(-2)) + (3\cdot 3 + 2\cdot 1) + \\
&\quad +(1{,}3\cdot(-5) + 0\cdot 6) + (7\cdot(-1) + 4\cdot 0) + (6\cdot 2 + 3\cdot(-3)) \\
&= 0 - 18 + 11 - 6{,}5 - 7 + 3 = -17{,}5
\end{aligned}
$$

Lösung zu Aufgabe C2.9

$\mathrm{rg}(\vec{N}) = 0, \quad \mathrm{rg}(\vec{E}) = 3, \quad \mathrm{rg}(\vec{A}) = 2,$

$\mathrm{rg}(\vec{B}) = 1$, da $(2/3)\cdot$ erste Zeile $=$ zweite Zeile,

$$
\mathrm{rg}(\vec{C}) = 2, \text{ da } \begin{pmatrix} 2 & 4 & 8 & 6 \\ 1 & 0 & 2 & 4 \\ 2 & 2 & 6 & 7 \end{pmatrix} \begin{matrix} \\ \cdot(-2)+\mathrm{I} \\ -\mathrm{I} \end{matrix} \longrightarrow
$$

$$
\begin{pmatrix} 2 & 4 & 8 & 6 \\ 0 & 4 & 4 & -2 \\ 0 & -2 & -2 & 1 \end{pmatrix} \begin{matrix} \\ \\ \cdot 2 - \mathrm{II} \end{matrix} \longrightarrow \begin{pmatrix} 2 & 4 & 8 & 6 \\ 0 & 4 & 4 & -2 \\ 0 & 0 & 0 & 0 \end{pmatrix}
$$

$\mathrm{rg}(\vec{B}\vec{N}) = 0$, denn $\mathrm{rg}(\vec{B}\vec{N}) = \min\{\mathrm{rg}\,\vec{B}, \mathrm{rg}\,\vec{N}\}$,

$\mathrm{rg}(\vec{A}+\vec{C}) \leq \mathrm{rg}\,\vec{A} + \mathrm{rg}\,\vec{C} = 4$, exakt: $\mathrm{rg}(\vec{A}+\vec{C}) = 3$, weil

$$
\begin{pmatrix} 3 & 4 & 8 & 6 \\ 1 & 0 & 2 & 6 \\ 2 & 2 & 6 & 7 \end{pmatrix} \begin{matrix} \\ \cdot 3 - \mathrm{I} \\ \cdot 3 - 2\mathrm{I} \end{matrix} \longrightarrow \begin{pmatrix} 3 & 4 & 8 & 6 \\ 0 & -4 & -2 & 12 \\ 0 & -2 & 2 & 9 \end{pmatrix} \begin{matrix} \\ \\ \cdot 2 - \mathrm{II} \end{matrix} \longrightarrow \begin{pmatrix} 3 & 4 & 8 & 6 \\ 0 & -4 & -2 & 12 \\ 0 & 0 & 6 & 6 \end{pmatrix}
$$

Lösung zu Aufgabe C2.10

$|\vec{A}| \longrightarrow$

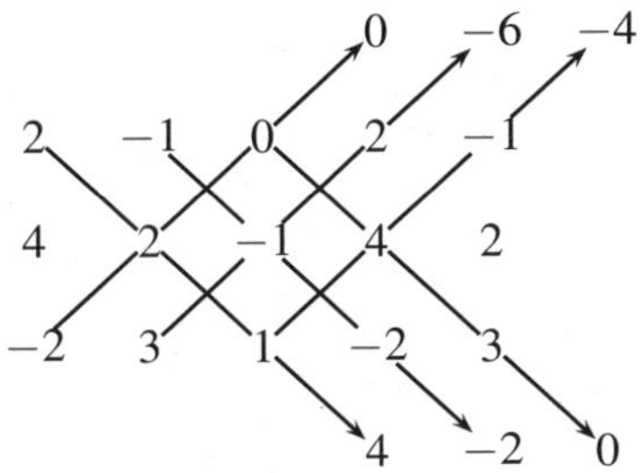

$\Rightarrow |\vec{A}| = 4 - 2 + 0 - 0 - (-6) - (-4) = 12, \quad \Rightarrow \mathrm{rg}(\vec{A}) = 3$ (voller Rang)

$|\vec{B}| \longrightarrow$

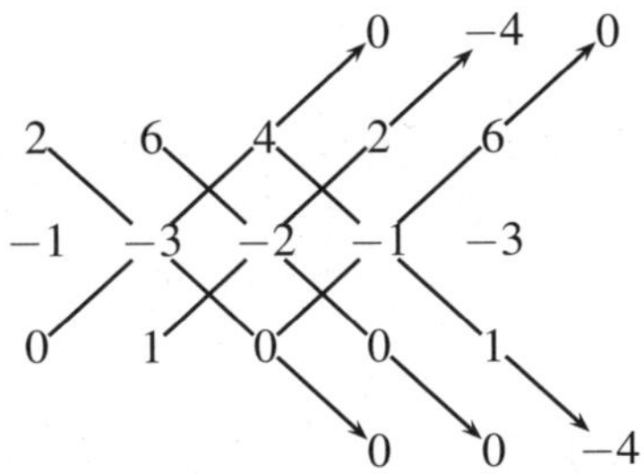

$\Rightarrow |\vec{B}| = 0 + 0 - 4 - 0 - (-4) - 0 = 0, \quad \Rightarrow \mathrm{rg}(\vec{B}) < 3$ (exakt 2)

$|\vec{C}| \longrightarrow$

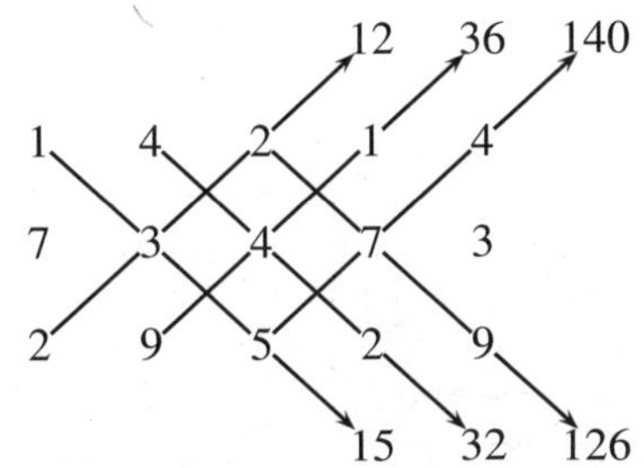

$\Rightarrow |\vec{C}| = 15 + 32 + 126 - 12 - 36 - 140 = -15, \quad \Rightarrow \mathrm{rg}(\vec{C}) = 3$ (voller Rang)

$|\vec{D}| \longrightarrow$ 1. Entwicklung nach der zweiten Zeile

$$|\vec{D}| = 2 \cdot \begin{vmatrix} 2 & 0 & 0 & 5 \\ -1 & 3 & 0 & -1 \\ 0 & 2 & 4 & 0 \\ 0 & 2 & 0 & 0 \end{vmatrix}$$

2. Entwicklung der Unterdeterminante nach der dritten Spalte

$$|\vec{D}| = 2 \cdot 4 \cdot \begin{vmatrix} 2 & 0 & 5 \\ -1 & 3 & -1 \\ 0 & 2 & 0 \end{vmatrix}$$

3. Entwicklung der Unterdeterminante nach der letzten Zeile

$$|\vec{D}| = 2 \cdot 4 \cdot (-2) \cdot \begin{vmatrix} 2 & 5 \\ -1 & -1 \end{vmatrix} = 2 \cdot 4 \cdot (-2) \cdot (-2+5) = -48$$

$\Rightarrow \mathrm{rg}(\vec{D}) = 5$

$|\vec{F}| \longrightarrow$ 1. Entwicklung nach der vierten Zeile

$$|\vec{F}| = 1 \cdot \begin{vmatrix} 0 & 0 & 1 & 1 \\ 0 & -1 & -1 & 0 \\ 1 & 1 & 0 & 0 \\ -1 & 0 & 0 & 1 \end{vmatrix}$$

2. Entwicklung nach der ersten Zeile der Unterdeterminante

$$|\vec{F}| = \begin{vmatrix} 0 & -1 & 0 \\ 1 & 1 & 0 \\ -1 & 0 & 1 \end{vmatrix} - \begin{vmatrix} 0 & -1 & -1 \\ 1 & 1 & 0 \\ -1 & 0 & 0 \end{vmatrix} = 1 - (-1) = 2$$

$\Rightarrow \mathrm{rg}(\vec{F}) = 5$

Lösung zu Aufgabe C2.11

$|\vec{A}| = 1 \cdot 2 \cdot \ldots \cdot 10 = 10! = 3.628.800;$ $\qquad \mathrm{rg}\vec{A} = 10$ (voller Rang)

Lösung zu Aufgabe C2.12

$$\begin{aligned} |\vec{A}| &= \begin{vmatrix} -3 & 0 & 2 \\ 4 & 2 & -2 \\ 3 & 1 & -4 \end{vmatrix} \underset{(I)}{=} \begin{vmatrix} -3 & 0 & 2 \\ 0 & 2 & 2/3 \\ 0 & 1 & -2 \end{vmatrix} \underset{(II)}{=} \begin{vmatrix} -3 & 0 & 2 \\ 0 & 2 & 2/3 \\ 0 & 0 & -7/3 \end{vmatrix} \\ &= (-3) \cdot 2 \cdot -\frac{7}{3} = 14 \end{aligned}$$

zu (I): a) Addition der ersten Zeile zur dritten

b) Addition von $4/3 \cdot$ Zeile 1 zu Zeile 2

zu (II): Subtraktion von $0{,}5 \cdot$ Zeile 2 von Zeile 3

$$
\begin{aligned}
|\vec{B}| &= \begin{vmatrix} -1 & -1 & 3 & 0 \\ 2 & 0 & 1 & -2 \\ 0 & -1 & 2 & 1 \\ -5 & -4 & 10 & 3 \end{vmatrix} = \begin{vmatrix} -1 & -1 & 3 & 0 \\ 0 & -2 & 7 & -2 \\ 0 & -1 & 2 & 1 \\ 0 & 1 & -5 & 3 \end{vmatrix} \\
&= \begin{vmatrix} -1 & -1 & 3 & 0 \\ 0 & -2 & 7 & -2 \\ 0 & 0 & -3/2 & 2 \\ 0 & 0 & -3/2 & 2 \end{vmatrix} = \begin{vmatrix} -1 & -1 & 3 & 0 \\ 0 & -2 & 7 & -2 \\ 0 & 0 & -3/2 & 2 \\ 0 & 0 & 0 & 0 \end{vmatrix} \\
&= (-1)\cdot(-2)\cdot\left(-\frac{3}{2}\right)\cdot 0 = 0
\end{aligned}
$$

Lösung zu Aufgabe C2.13

$$
|\vec{A}| = \begin{vmatrix} 1 & 0 & -1 & -1 \\ 3 & 1 & 0 & -2 \\ 1 & 0 & 2 & 1 \\ 0 & 2 & 3 & 2 \end{vmatrix} = 1\cdot\begin{vmatrix} 1 & -1 & -1 \\ 1 & 2 & 1 \\ 0 & 3 & 2 \end{vmatrix} + 2\cdot\begin{vmatrix} 1 & -1 & -1 \\ 3 & 0 & -2 \\ 1 & 2 & 1 \end{vmatrix} = 0 + 2\cdot 3 = 6
$$

$$
|\vec{B}| = \begin{vmatrix} 2 & 1 & 0 & 4 \\ -2 & 0 & 0 & 1 \\ 1 & 1 & 4 & 0 \\ -1 & 0 & 1 & 0 \end{vmatrix} = -4\cdot\begin{vmatrix} -2 & 0 & 0 \\ 1 & 1 & 4 \\ -1 & 0 & 1 \end{vmatrix} + \begin{vmatrix} 2 & 1 & 0 \\ 1 & 1 & 4 \\ -1 & 0 & 1 \end{vmatrix} = -4\cdot(-2) + (-3) = 5
$$

$$
|\vec{C}| = \begin{vmatrix} 0 & -1 & 1 \\ 1 & 2 & -1 \\ 2 & 0 & -2 \end{vmatrix} = 2 - 4 - 2 = -4
$$

$$
|\vec{D}| = \begin{vmatrix} 2 & 0 & -1 & 1 & 0 \\ 0 & 0 & 0 & 0 & 1 \\ 0 & 1 & 2 & -1 & 0 \\ 1 & 2 & 0 & -2 & 0 \\ -1 & 0 & 0 & 1 & 2 \end{vmatrix} = (-1)\begin{vmatrix} 2 & 0 & -1 & 1 \\ 0 & 1 & 2 & -1 \\ 1 & 2 & 0 & -2 \\ -1 & 0 & 0 & 1 \end{vmatrix} + 2\begin{vmatrix} 2 & 0 & -1 & 1 \\ 0 & 0 & 0 & 0 \\ 0 & 1 & 2 & -1 \\ 1 & 2 & 0 & -2 \end{vmatrix}
$$

$$
= -\left(\begin{vmatrix} 0 & -1 & 1 \\ 1 & 2 & -1 \\ 2 & 0 & -2 \end{vmatrix} + \begin{vmatrix} 2 & 0 & -1 \\ 0 & 1 & 2 \\ 1 & 2 & 0 \end{vmatrix}\right) = -(-4 + (1-8)) = 11
$$

Lösung zu Aufgabe C2.14

$$\vec{X} = \vec{A}^{-1} = \frac{1}{|\vec{A}|}\begin{pmatrix} a_{22} & -a_{12} \\ -a_{21} & a_{22} \end{pmatrix} = \frac{1}{2\cdot 5}\begin{pmatrix} 5 & 0 \\ 10 & 2 \end{pmatrix} = \begin{pmatrix} 0{,}5 & 0 \\ 1 & 0{,}2 \end{pmatrix}$$

Lösung zu Aufgabe C2.15

a) Die Minoren U_{ij} lauten

$$\begin{array}{lll} U_{11} = -4 & U_{12} = -4 & U_{13} = 4 \\ U_{21} = 5 & U_{22} = 6 & U_{23} = -3 \\ U_{31} = 7 & U_{32} = 10 & U_{33} = -5 \end{array}$$

Matrix der Adjunkten zu $\vec{A}$: $\vec{A}^{\star} = \begin{pmatrix} -4 & -5 & 7 \\ 4 & 6 & -10 \\ 4 & 3 & -5 \end{pmatrix}' = \begin{pmatrix} -4 & 4 & 4 \\ -5 & 6 & 3 \\ 7 & -10 & -5 \end{pmatrix}$

b) $|\vec{A}| = -4$

c) $\vec{A}^{-1} = \frac{1}{|\vec{A}|} \cdot (\vec{A}^{\star})' = \begin{pmatrix} 1 & 5/4 & -7/4 \\ -1 & -3/2 & 5/2 \\ -1 & -3/4 & 5/4 \end{pmatrix}$

d) $$\vec{B}^{-1} = \frac{1}{|\vec{B}|}\begin{pmatrix} U_{11} & -U_{21} & U_{31} \\ -U_{12} & U_{22} & -U_{32} \\ U_{13} & -U_{23} & U_{33} \end{pmatrix} = \frac{1}{4}\begin{pmatrix} 0 & 2 & 2 \\ 2 & -2 & 0 \\ 2 & 0 & -2 \end{pmatrix}$$

$$= \begin{pmatrix} 0 & 1/2 & 1/2 \\ 1/2 & -1/2 & 0 \\ 1/2 & 0 & -1/2 \end{pmatrix}$$

Lösung zu Aufgabe C2.16

$$\vec{A}^{-1} = \frac{1}{40-14}\begin{pmatrix} 8 & -7 \\ -2 & 5 \end{pmatrix} = \begin{pmatrix} 4/13 & -7/26 \\ -1/13 & 5/26 \end{pmatrix}$$

$\vec{B}^{-1}$ – nicht existent, da $|\vec{B}| = 0$

$\vec{C}^{-1}$ – nicht existent, da $|\vec{C}| = 0$

$$\vec{D}^{-1} = \frac{1}{3}\begin{pmatrix} 1 & 0 \\ 0 & 3 \end{pmatrix} = \begin{pmatrix} 1/3 & 0 \\ 0 & 1 \end{pmatrix}$$

$$\vec{F}^{-1} = \frac{1}{1-1{,}5}\begin{pmatrix} -0{,}5 & -1 \\ -1{,}5 & -2 \end{pmatrix} = \begin{pmatrix} 1 & 2 \\ 3 & 4 \end{pmatrix}$$

$\vec{G}^{-1} = (\vec{A}^{-1})'$, da $\vec{G} = \vec{A}'$, also $\vec{G}^{-1} = \begin{pmatrix} 4/13 & -1/13 \\ -7/26 & 5/26 \end{pmatrix}$

$$\vec{H}^{-1} = \frac{1}{5} \cdot \vec{A}^{-1} = \begin{pmatrix} 4/65 & -7/130 \\ -1/65 & 5/130 \end{pmatrix}$$

$$\vec{J}^{-1} = \vec{G}^{-1} \cdot \vec{A}^{-1} = \begin{pmatrix} 17/169 & -33/338 \\ -33/338 & 37/338 \end{pmatrix}$$

$$\vec{K}^{-1} = \begin{pmatrix} -1/2 & 0 & 0 \\ 5/2 & 1 & -4 \\ -1/2 & 0 & 1 \end{pmatrix}$$

Lösung zu Aufgabe C2.17

a) Für die Koeffizienten der symmetrischen (3×3)–Matrix gilt:

$$\begin{array}{rrrrrr} & a_{11}x^2 & + & 2a_{12}xy & + & 2a_{13}xz \\ & & + & a_{22}y^2 & + & 2a_{23}yz \\ & & & & + & a_{33}z^2 \\ = & -4x^2 & + & 6xy & - & 2xz \\ & & - & 3y^2 & + & yz \\ & & & & - & z^2 \end{array}$$

$$\begin{array}{llll} \Rightarrow & a_{11} = -4, & a_{12} = 3, & a_{13} = -1, \\ & & a_{22} = -3, & a_{23} = 0{,}5, \\ & & & a_{33} = -1; \end{array}$$

$$\Rightarrow \vec{A} = \begin{pmatrix} -4 & 3 & -1 \\ 3 & -3 & 0{,}5 \\ -1 & 0{,}5 & -1 \end{pmatrix}$$

Da alle Komponenten auf der Hauptdiagonalen negativ sind, kann $\vec{A}$ nur negativ (semi-)definit oder indefinit sein. Um dies zu prüfen, wird $\vec{Z} := -\vec{A}$ auf positive (Semi-)Definitheit untersucht.
Positive Definitheit von $\vec{Z}$ ist gleichbedeutend damit, dass alle Hauptabschnittsdeterminanten von $\vec{Z}$ positiv sind. Dies ist der Fall, denn

$$|z_{11}| = 4, \quad \begin{vmatrix} 4 & -3 \\ -3 & 3 \end{vmatrix} = 3, \quad |\vec{Z}| = 2.$$

Also ist $\vec{A}$ negativ definit.

(Die negative Definitheit von $\vec{A}$ folgt auch daraus, dass alle Eigenwerte von $\vec{A}$ negativ sind. Die Eigenwerte von $\vec{A}$ lauten $-6{,}7471$, $-0{,}3166$ und $-0{,}9363$.)

b) $Q(\vec{x}) = x_1^2 - 4x_1x_2 - 6x_1x_3 + 5x_2^2 + 6x_2x_3 + x_3^2$
$\vec{B}$ ist indefinit, denn die Hauptabschnittsdeterminanten sind

$$|b_{11}| = 1, \quad \begin{vmatrix} 1 & -2 \\ -2 & 5 \end{vmatrix} = 1, \quad |\vec{B}| = -17.$$

(Auch an den Eigenwerten von $\vec{B}$ (diese lauten $-2{,}0990$, $8{,}0990$ und 1) ist zu sehen, dass $\vec{B}$ indefinit ist.
Weiterhin ist $Q((1,0,0)') = 1 > 0$, $Q((1,0,1)') = -4 < 0$.)

c) $\vec{C}$ ist positiv definit, denn es gilt $\quad c_{ii} > \sum\limits_{\substack{j=1 \\ j \neq i}}^{n} |c_{ij}|, \quad \forall i = 1,2,\ldots,n \qquad (*)$

$$\begin{array}{lllllllll} c_{11} & = & 5 & > & |c_{12}| + |c_{13}| & = & 0+2 & = & 2 \\ c_{22} & = & 4 & > & |c_{21}| + |c_{23}| & = & 0+3 & = & 3 \\ c_{33} & = & 8 & > & |c_{31}| + |c_{32}| & = & 2+3 & = & 5 \end{array}$$

Hinweis: Gilt $(*)$, dann ist $\vec{C}$ positiv definit. **Achtung**: Gilt $(*)$ nicht, so kann $\vec{C}$ trotzdem positiv definit sein, s. Teilaufgabe a).

(Auch aus den Hauptabschnittsdeterminanten

$$|c_{11}| = 5, \quad \begin{vmatrix} 5 & 0 \\ 0 & 4 \end{vmatrix} = 20, \quad |\vec{C}| = 99$$

oder aus den Eigenwerten von $\vec{C}$ (diese lauten $4{,}7405$, $10{,}2151$ und $2{,}04442$) folgt die positive Definitheit von $\vec{C}$.)

Lösung zu Aufgabe C2.18

$$\frac{\partial f(\vec{x})}{\partial \vec{x}} = \begin{pmatrix} \dfrac{\partial f(\vec{x})}{\partial x_1} \\[2mm] \dfrac{\partial f(\vec{x})}{\partial x_2} \\[2mm] \dfrac{\partial f(\vec{x})}{\partial x_3} \end{pmatrix} = \begin{pmatrix} 12x_1 - 2x_2 \\ -2x_1 \\ 4x_3 \end{pmatrix}$$

Lösung zu Aufgabe C2.19

Die quadratische Form $Q(\vec{x})$ lässt sich schreiben als $Q(\vec{x}) = \sum\limits_{j=1}^{n} \sum\limits_{i=1}^{n} x_i x_j a_{ij}$.

$$\begin{aligned} \frac{\partial Q(\vec{x})}{\partial x_k} &= \sum_{j=1}^{n} x_j a_{kj} + \sum_{i=1}^{n} x_i a_{ik} = 2 \sum_{j=1}^{n} x_j a_{kj} \text{ (wegen der Symmetrie von } \vec{A}) \\ &= 2\vec{a}_k' \vec{x} \quad \text{mit } a_k' - \text{Zeile } k \text{ aus } \vec{A} \end{aligned}$$

$$\begin{aligned}\frac{\partial Q(\vec{x})}{\partial \vec{x}} &= 2\vec{A}\vec{x} \quad \text{(wenn man } k=1,\ldots,n \text{ betrachtet)}\\ &= 2\begin{pmatrix} -1 & 2 & 3\\ 2 & -5 & -3\\ 3 & -3 & -1\end{pmatrix}\begin{pmatrix} x_1\\ x_2\\ x_3\end{pmatrix} = 2\begin{pmatrix} -x_1+2x_2+3x_3\\ 2x_1-5x_2-3x_3\\ 3x_1-3x_2-x_3\end{pmatrix}\end{aligned}$$

Lösung zu Aufgabe C2.20

$$A = \begin{pmatrix} 2 & -1\\ 0 & 3\\ 1 & -2\end{pmatrix}$$

$$B = A'A = \begin{pmatrix} 5 & -4\\ -4 & 14\end{pmatrix}$$

$$C_1 = I_{(2,2)} = \begin{pmatrix} 1 & 0\\ 0 & 1\end{pmatrix}$$

$$r = \text{rg}(A) = 2$$

$$C_2 = \text{sp}(B)I_{(2,2)} - B = \begin{pmatrix} 14 & 4\\ 4 & 5\end{pmatrix}$$

$$C_2B = \begin{pmatrix} 54 & 0\\ 0 & 54\end{pmatrix} \quad \Rightarrow \quad \text{sp}(C_2B) = 108$$

$$A^- = \frac{r}{\text{sp}(C_2B)}C_2A' = \begin{pmatrix} 4/9 & 2/9 & 1/9\\ 1/18 & 5/18 & -1/9\end{pmatrix}$$

Lösung zu Aufgabe C2.21

$$\begin{array}{rcrcr} x_1 & + & 5x_2 & = & 5\\ 2x_1 & + & x_2 & = & 4\\ x_1 & + & x_2 & = & 4\end{array}$$

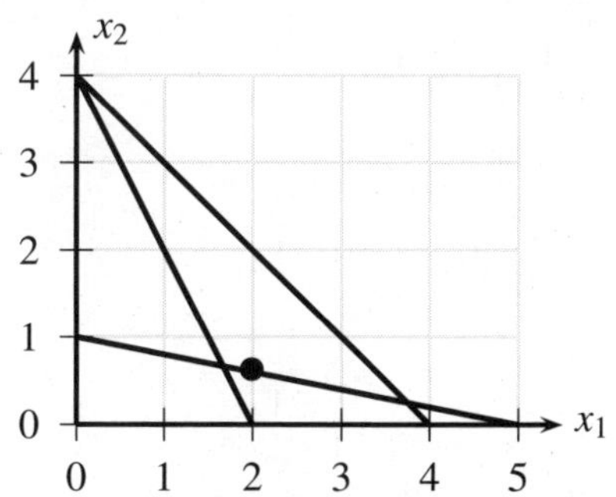

$$A = \begin{pmatrix} 1 & 5\\ 2 & 1\\ 1 & 1\end{pmatrix}$$

$$B = A'A = \begin{pmatrix} 6 & 8\\ 8 & 27\end{pmatrix}$$

$$C_1 = I_{(2,2)} = \begin{pmatrix} 1 & 0\\ 0 & 1\end{pmatrix}$$

$$r = \text{rg}(A) = 2 \; C_2 = \text{sp}(B)I_{(2,2)} - B = \begin{pmatrix} 27 & -8 \\ -8 & 6 \end{pmatrix}$$

$$C_2B = \begin{pmatrix} 98 & 0 \\ 0 & 98 \end{pmatrix} \quad \Rightarrow \quad \text{sp}(C_2B) = 196$$

$$A^- = \frac{r}{\text{sp}(C_2B)} C_2A' = \begin{pmatrix} -13/98 & 23/49 & 19/98 \\ 11/49 & -5/49 & -1/49 \end{pmatrix}$$

$$y = A^-b = \begin{pmatrix} -13/98 & 23/49 & 19/98 \\ 11/49 & -5/49 & -1/49 \end{pmatrix} \begin{pmatrix} 5 \\ 4 \\ 4 \end{pmatrix} = \begin{pmatrix} 195/98 \\ 31/49 \end{pmatrix}$$

$$|Ay - b| = \sqrt{b'(I_{(3,3)} - AA^-)b} \approx 1{,}5152$$

Lösung zu Aufgabe C2.22

$$A = \begin{pmatrix} 0 & 2 & -1 & 0 \\ 1 & 2 & 1 & 3 \\ 0 & 0 & 1 & 1 \end{pmatrix}$$

$$B = A'A = \begin{pmatrix} 1 & 2 & 1 & 3 \\ 2 & 8 & 0 & 6 \\ 1 & 0 & 3 & 4 \\ 3 & 6 & 4 & 10 \end{pmatrix}$$

$$C_1 = I_{(4,4)} = \begin{pmatrix} 1 & 0 & 0 & 0 \\ 0 & 1 & 0 & 0 \\ 0 & 0 & 1 & 0 \\ 0 & 0 & 0 & 1 \end{pmatrix}$$

$$r = \text{rg}(A) = 3$$

$$C_2 = \text{sp}(B)I_{(4,4)} - B = \begin{pmatrix} 21 & -2 & -1 & -3 \\ -2 & 14 & 0 & -6 \\ -1 & 0 & 19 & -4 \\ -3 & -6 & -4 & 12 \end{pmatrix}$$

$$C_3 = \frac{1}{2}\,\text{sp}(C_2B)I_{(4,4)} - C_2B = \begin{pmatrix} 82 & -8 & -6 & -17 \\ -8 & 17 & 26 & -18 \\ -6 & 26 & 49 & -33 \\ -17 & -18 & -33 & 30 \end{pmatrix}$$

$$C_3B = \begin{pmatrix} 9 & -2 & -4 & 4 \\ -2 & 12 & -2 & 2 \\ -4 & -2 & 9 & 4 \\ 4 & 2 & 4 & 9 \end{pmatrix} \qquad \Rightarrow \quad \text{sp}(C_3B) = 39$$

$$A^- = \frac{r}{\text{sp}(C_3B)}C_3A' = \frac{1}{13}\begin{pmatrix} -10 & 9 & -23 \\ 8 & -2 & 8 \\ 3 & -4 & 16 \\ -3 & 4 & -3 \end{pmatrix}$$

C3. Lineare Gleichungssysteme

Aufgabe C3.1

Lösen Sie das Gleichungssystem $\vec{A} \cdot \vec{x} = \vec{b}$ mit $\vec{A} = \begin{pmatrix} 3 & 4 \\ 2 & 1 \end{pmatrix}$ und $\vec{b} = \begin{pmatrix} 2 \\ 9 \end{pmatrix}$ mit Hilfe der Inversen $\vec{A}^{-1}$!

Aufgabe C3.2

Geben Sie den Rang aller Koeffizientenmatrizen und aller erweiterten Koeffizientenmatrizen für nachfolgende lineare Gleichungssysteme an! Ermitteln Sie damit die Anzahl der Lösungen des jeweiligen Gleichungssystems! Bestimmen Sie für die regulären Koeffizientenmatrizen die Inverse und mit ihr die Lösung des Systems!

a) $\begin{pmatrix} 4 & 3 \\ -1 & 5 \end{pmatrix} \cdot \begin{pmatrix} x_1 \\ x_2 \end{pmatrix} = \begin{pmatrix} 10 \\ 9 \end{pmatrix}$

b) $\begin{pmatrix} 1 & 1 \\ 1 & -1 \\ 3 & -1 \\ 4 & -2 \end{pmatrix} \cdot \begin{pmatrix} x_1 \\ x_2 \end{pmatrix} = \begin{pmatrix} -4 \\ 1 \\ -2 \\ -1 \end{pmatrix}$

c) $\begin{pmatrix} 2 & -5 & 1 \\ 1 & 6 & -1 \\ -3 & 1 & -2 \end{pmatrix} \cdot \begin{pmatrix} x_1 \\ x_2 \\ x_3 \end{pmatrix} = \begin{pmatrix} 9 \\ -7 \\ -8 \end{pmatrix}$

d) $\begin{pmatrix} -2 & 1 & -1 \\ 4 & -5 & 4 \\ 3 & -10 & 15 \\ 5 & -14 & 18 \end{pmatrix} \cdot \begin{pmatrix} x_1 \\ x_2 \\ x_3 \end{pmatrix} = \begin{pmatrix} 11 \\ -18 \\ -60 \\ -67 \end{pmatrix}$

e) $\begin{pmatrix} 10 & -1 & 5 \\ -2 & 3 & 1 \\ 26 & 3 & 17 \end{pmatrix} \cdot \begin{pmatrix} x_1 \\ x_2 \\ x_3 \end{pmatrix} = \begin{pmatrix} 330 \\ 10 \\ 1010 \end{pmatrix}$

f) $\begin{pmatrix} 2 & 7 & -4 \\ -6 & -21 & 12 \\ -14 & -49 & 28 \end{pmatrix} \cdot \begin{pmatrix} x_1 \\ x_2 \\ x_3 \end{pmatrix} = \begin{pmatrix} -17 \\ 51 \\ 119 \end{pmatrix}$

g) $\begin{pmatrix} 3 & 1 & 5 \\ 4 & 2 & 8 \\ 2 & 1 & 4 \end{pmatrix} \cdot \begin{pmatrix} x_1 \\ x_2 \\ x_3 \end{pmatrix} = \begin{pmatrix} 5 \\ 7 \\ 4 \end{pmatrix}$

Aufgabe C3.3

Lösen Sie die Gleichungssysteme aus der Aufgabe C3.2 nach der CRAMER-Regel, sofern sie anwendbar ist!

Aufgabe C3.4

Lösen Sie die folgenden Gleichungssysteme mittels CRAMER-Regel!

a) $\begin{aligned} 5x_1 &+ 3x_2 &= 3 \\ 2x_1 &+ x_2 &= 2 \end{aligned}$

b) $\begin{aligned} 5x_1 &+ 3x_2 &+ x_3 &= 2 \\ -2x_1 &+ 2x_2 &+ 3x_3 &= 3 \\ 2x_1 &+ 2x_2 &+ 2x_3 &= 4 \end{aligned}$

Aufgabe C3.5

Lösen Sie die Gleichungssysteme aus Aufgabe C3.2 mit dem Eliminationsverfahren nach JORDAN! Zeigen Sie bei widersprüchlichen Systemen, wo der Widerspruch liegt! Geben Sie bei mehrdeutig lösbaren Systemen alle Formen allgemeiner Lösungen nebst der zugehörigen Basislösung an!

Aufgabe C3.6

Wie lauten die Lösungsmengen der linearen Gleichungssysteme, für die sich nach Berechnung des JORDAN-Verfahrens folgende Schlusstableaus ergeben?

a)

Endtableau		b_2	b_1
x_1	3	−2	4
x_2	5	0	3
b_3	6	0	0

b)

Endtableau		b_2	x_2	b_3
x_1	3	−6	2	4
x_3	5	1	−8	0

Aufgabe C3.7

Lösen Sie die Gleichungssysteme aus der Aufgabe C3.2 mit Hilfe der elementaren Basistransformation!

Aufgabe C3.8

Lösen Sie die Gleichungssysteme aus der Aufgabe C3.2 mit dem Triangularisierungsverfahren!

Aufgabe C3.9

Der Geflügelmasthof von Bauer Gurke hat einen Jahresertrag vor Steuern in Höhe von 100.000€ erwirtschaftet. Leichtsinnigerweise hatte Bauer Gurke seiner Frau am Anfang des Jahres versprochen, 10% des Gewinnes nach Steuern und Gebühren an den ortsansässigen Tierschutzverein zu spenden. Außerdem werden eine allgemeine Hühnersteuer von 5% der Gewinne (nach Spenden) sowie eine Gänse-Gebühr in Höhe von 40% der Gewinne (nach Spenden und Steuern) erhoben. Helfen Sie Bauer Gurke dabei, die Höhe seiner Spende (S), der Hühnersteuer (H) und der Gänse-Gebühr (G) zu bestimmen, indem Sie

a) das Gleichungssystem aufstellen und
b) mit Hilfe des CRAMER-Verfahrens lösen.

Lösungen zum Abschnitt C3

Lösung zu Aufgabe C3.1

$$\vec{A}\vec{x} = \vec{b} \Rightarrow \underbrace{\vec{A}^{-1}\vec{A}}_{\vec{E}}\vec{x} = \vec{A}^{-1}\vec{b} \Rightarrow \vec{x} = \vec{A}^{-1}\vec{b}$$

$$\begin{pmatrix} x_1 \\ x_2 \end{pmatrix} = \frac{1}{3-8}\begin{pmatrix} 1 & -4 \\ -2 & 3 \end{pmatrix}\begin{pmatrix} 2 \\ 9 \end{pmatrix} = \begin{pmatrix} 34/5 \\ -23/5 \end{pmatrix}$$

Lösung zu Aufgabe C3.2

a) $\text{rg}\vec{A} = 2$ (voll)	$\text{rg}(\vec{A},\vec{b}) = 2$	eine Lösung
b) $\text{rg}\vec{A} = 2$ (voll)	$\text{rg}(\vec{A},\vec{b}) = 2$	eine Lösung
c) $\text{rg}\vec{A} = 3$ (voll)	$\text{rg}(\vec{A},\vec{b}) = 3$	eine Lösung
d) $\text{rg}\vec{A} = 3$ (voll)	$\text{rg}(\vec{A},\vec{b}) = 3$	eine Lösung
e) $\text{rg}\vec{A} = 2$ (Rangabfall von 1)	$\text{rg}(\vec{A},\vec{b}) = 2$	unendlich viele Lösungen
f) $\text{rg}\vec{A} = 1$ (Rangabfall von 2)	$\text{rg}(\vec{A},\vec{b}) = 1$	unendlich viele Lösungen
g) $\text{rg}\vec{A} = 2$ (Rangabfall von 1)	$\text{rg}(\vec{A},\vec{b}) = 3$	keine Lösung

Reguläre Koeffizientenmatrizen haben die Systeme aus Teilaufgabe a) und c):

a) $$\begin{pmatrix} x_1 \\ x_2 \end{pmatrix} = \vec{A}^{-1}\begin{pmatrix} b_1 \\ b_2 \end{pmatrix} = \begin{pmatrix} 5/23 & -3/23 \\ 1/23 & 4/23 \end{pmatrix}\begin{pmatrix} 10 \\ 9 \end{pmatrix} = \begin{pmatrix} 1 \\ 2 \end{pmatrix}$$

c) $$\begin{pmatrix} x_1 \\ x_2 \\ x_3 \end{pmatrix} = \vec{A}^{-1}\begin{pmatrix} b_1 \\ b_2 \\ b_3 \end{pmatrix} = \begin{pmatrix} 11/28 & 9/28 & 1/28 \\ -5/28 & 1/28 & -3/28 \\ -19/28 & -13/28 & -17/28 \end{pmatrix}\begin{pmatrix} 9 \\ -7 \\ -8 \end{pmatrix} = \begin{pmatrix} 1 \\ -1 \\ 2 \end{pmatrix}$$

Lösung zu Aufgabe C3.3

Anwendbar ist die CRAMER-Regel auf die Gleichungssysteme der Teilaufgaben a) und c):

a) $$\begin{pmatrix} 4 & 3 \\ -1 & 5 \end{pmatrix}\begin{pmatrix} x_1 \\ x_2 \end{pmatrix} = \begin{pmatrix} 10 \\ 9 \end{pmatrix}$$

$$|\vec{A}| = 20-(-3) = 23$$

$$|\vec{A}_1| = \begin{vmatrix} 10 & 3 \\ 9 & 5 \end{vmatrix} = 50-27 = 23 \Rightarrow x_1 = \frac{|\vec{A}_1|}{|\vec{A}|} = 1$$

$$|\vec{A}_2| = \begin{vmatrix} 4 & 10 \\ -1 & 9 \end{vmatrix} = 36+10 = 46 \Rightarrow x_2 = \frac{|\vec{A}_2|}{|\vec{A}|} = 2$$

c) $\begin{pmatrix} 2 & -5 & 1 \\ 1 & 6 & -1 \\ -3 & 1 & -2 \end{pmatrix} \begin{pmatrix} x_1 \\ x_2 \\ x_3 \end{pmatrix} = \begin{pmatrix} 9 \\ -7 \\ -8 \end{pmatrix}$

$$\begin{aligned} |\vec{A}| &= -28 \\ |\vec{A}_1| &= -28 & \Rightarrow\; x_1 &= 1 \\ |\vec{A}_2| &= 28 & \Rightarrow\; x_2 &= -1 \\ |\vec{A}_3| &= -56 & \Rightarrow\; x_3 &= 2 \end{aligned}$$

Lösung zu Aufgabe C3.4

a) $\begin{pmatrix} 5 & 3 \\ 2 & 1 \end{pmatrix} \begin{pmatrix} x_1 \\ x_2 \end{pmatrix} = \begin{pmatrix} 3 \\ 2 \end{pmatrix}$

$$\begin{aligned} |\vec{A}| &= -1 \\ |\vec{A}_1| &= \begin{vmatrix} 3 & 3 \\ 2 & 1 \end{vmatrix} = -3 \Rightarrow x_1 = \frac{-3}{-1} = 3 \\ |\vec{A}_2| &= \begin{vmatrix} 5 & 3 \\ 2 & 2 \end{vmatrix} = 4 \Rightarrow x_2 = \frac{4}{-1} = -4 \end{aligned}$$

b) $\begin{pmatrix} 5 & 3 & 1 \\ -2 & 2 & 3 \\ 2 & 2 & 2 \end{pmatrix} \begin{pmatrix} x_1 \\ x_2 \\ x_3 \end{pmatrix} = \begin{pmatrix} 2 \\ 3 \\ 4 \end{pmatrix}$

$$\begin{aligned} |\vec{A}| &= 12 \\ |\vec{A}_1| &= \begin{vmatrix} 2 & 3 & 1 \\ 3 & 2 & 3 \\ 4 & 2 & 2 \end{vmatrix} = 12 \Rightarrow x_1 = \frac{12}{12} = 1 \\ |\vec{A}_2| &= \begin{vmatrix} 5 & 2 & 1 \\ -2 & 3 & 3 \\ 2 & 4 & 2 \end{vmatrix} = -24 \Rightarrow x_2 = \frac{-24}{12} = -2 \\ |\vec{A}_3| &= \begin{vmatrix} 5 & 3 & 2 \\ -2 & 2 & 3 \\ 2 & 2 & 4 \end{vmatrix} = 36 \Rightarrow x_2 = \frac{36}{12} = 3 \end{aligned}$$

Lösung zu Aufgabe C3.5

a)

Tab. 0		x_1	x_2
b_1	10	[4]	3
b_2	9	−1	5

Tab. 1		b_1	x_2
x_1	2,5	0,25	0,75
b_2	11,5	0,25	[5,75]

Tab. 2		b_1	b_2
x_1	1	5/23	−3/23
x_2	2	1/23	4/23

$\left.\begin{matrix} 5/23 & -3/23 \\ 1/23 & 4/23 \end{matrix}\right\} = \vec{A}^{-1}$

Eindeutig lösbar: $x_1 = 1,\ x_2 = 2$.

b)

Tab. 0		x_1	x_2
b_1	−4	[1]	1
b_2	1	1	−1
b_3	−2	3	−1
b_4	−1	4	−2

Tab. 1		b_1	x_2
x_1	−4	1	1
b_2	5	−1	[−2]
b_3	10	−3	−4
b_4	15	−4	−6

Tab. 2		b_1	b_2
x_1	−1,5	0,5	0,5
x_2	−2,5	0,5	−0,5
b_3	0	−1	−2
b_4	0	−1	−3

Eindeutig lösbar: $x_1 = -1{,}5,\ x_2 = -2{,}5$.

c)

Tab. 0		x_1	x_2	x_3
b_1	9	[2]	−5	1
b_2	−7	1	6	−1
b_3	−8	−3	1	−2

Tab. 1		b_1	x_2	x_3
x_1	4,5	0,5	−2,5	0,5
b_2	−11,5	−0,5	8,5	−1,5
b_3	5,5	1,5	−6,5	[−0,5]

Tab. 2		b_1	x_2	b_3
x_1	10	2	−9	1
b_2	−28	−5	[28]	−3
x_3	−11	−3	13	−2

Tab. 3		b_1	b_2	b_3
x_1	1	11/28	9/28	1/28
x_2	−1	−5/28	1/28	−3/28
x_3	2	−19/28	−13/28	−17/28

(Rechter Block von Tab. 3) $= \vec{A}^{-1}$

Eindeutig lösbar: $x_1 = 1,\ x_2 = -1,\ x_3 = 2$.

d)

Tab. 0		x_1	x_2	x_3
b_1	11	[−2]	1	−1
b_2	−18	4	−5	4
b_3	−60	3	−10	15
b_4	−67	5	−14	18

Tab. 1		b_1	x_2	x_3
x_1	−5,5	−0,5	−0,5	0,5
b_2	4	2	−3	[2]
b_3	−43,5	1,5	−8,5	13,5
b_4	−39,5	2,5	−11,5	15,5

Tab. 2		b_1	x_2	b_2
x_1	−6,5	−1	0,25	−0,25
x_3	2	1	−1,5	0,5
b_3	−70,5	−12	[11,75]	−6,75
b_4	−70,5	−13	11,75	−7,75

Tab. 3		b_1	b_3	b_2
x_1	-5	$-35/47$	$-1/47$	$-5/47$
x_3	-7	$-25/47$	$6/47$	$-17/47$
x_2	-6	$-48/47$	$4/47$	$-27/47$
b_4	0	-1	-1	-1

Eindeutig lösbar: $x_1 = -5,\ x_2 = -6,\ x_3 = -7$

e) **1. Variante:**

Tab. 0		x_1	x_2	x_3
b_1	330	$\boxed{10}$	-1	5
b_2	10	-2	3	1
b_3	1010	26	3	17

Tab. 1		b_1	x_2	x_3
x_1	33	0,1	$-0{,}1$	0,5
b_2	76	0,2	2,8	$\boxed{2}$
b_3	152	$-2{,}6$	5,6	4

Tab. 2		b_1	x_2	b_2
x_1	14	0,05	$-0{,}8$	$-0{,}25$
x_3	38	0,1	1,4	0,5
b_3	0	-3	0	-2

$$\begin{aligned} \Rightarrow\quad 14 &= x_1 - 0{,}8x_2 \\ 38 &= x_3 + 1{,}4x_2 \\ 0 &= 0x_2 \qquad \text{(kein Widerspruch)} \end{aligned}$$

$$\Rightarrow\quad \left.\underbrace{\begin{pmatrix} x_1 \\ x_3 \end{pmatrix} = \begin{pmatrix} 14 \\ 38 \end{pmatrix}}_{\text{Basislösung}} + \begin{pmatrix} 0{,}8 \\ -1{,}4 \end{pmatrix} x_2 \quad \right\} \begin{array}{l} \text{allgemeine Lösung,} \\ x_2 \text{ freie Variable} \end{array}$$

Mehrdeutig lösbar, Basislösung mit $x_2 = 0 \Rightarrow x_1 = 14,\ x_3 = 38$

2. Variante:

Pivotelement in Tableau 0: $\boxed{-1}$, Pivotelement in Tableau 1: $\boxed{16}$

$$\begin{aligned} \Rightarrow\quad -17{,}5 &= x_2 - 1{,}25x_1 \\ 62{,}5 &= x_3 + 1{,}75x_1 \\ 0 &= 0x_1 \qquad \text{(kein Widerspruch)} \end{aligned}$$

$$\Rightarrow \underbrace{\begin{pmatrix} x_2 \\ x_3 \end{pmatrix} = \begin{pmatrix} -17{,}5 \\ 62{,}5 \end{pmatrix}}_{\text{Basislösung}} + \begin{pmatrix} 1{,}25 \\ -1{,}75 \end{pmatrix} x_1 \quad \left.\right\} \text{allgemeine Lösung, } x_1 \text{ freie Variable}$$

Mehrdeutig lösbar, Basislösung mit $x_1 = 0 \Rightarrow x_2 = -17{,}5,\ x_3 = 62{,}5$

3. Variante:

Pivotelement in Tableau 0: $\boxed{10}$, Pivotelement in Tableau 1: $\boxed{2{,}8}$

$$\begin{aligned} \Rightarrow\quad 250/7 &= x_1 + (4/7)x_3 \\ 190/7 &= x_2 + (5/7)x_3 \\ 0 &= 0x_3 \qquad \text{(kein Widerspruch)} \end{aligned}$$

$$\Rightarrow \underbrace{\begin{pmatrix} x_1 \\ x_2 \end{pmatrix} = \begin{pmatrix} 250/7 \\ 190/7 \end{pmatrix}}_{\text{Basislösung}} - \begin{pmatrix} 4/7 \\ 5/7 \end{pmatrix} x_3 \quad \left.\right\} \text{allgemeine Lösung, } x_3 \text{ freie Variable}$$

Mehrdeutig lösbar, Basislösung mit $x_3 = 0 \Rightarrow x_1 = 250/7,\ x_2 = 190/7$

f)

Tab. 0		x_1	x_2	x_3
b_1	−17	$\boxed{2}$	7	−4
b_2	51	−6	−21	12
b_3	119	−14	−49	28

Tab. 1		b_1	x_2	x_3
x_1	−8,5	0,5	3,5	−2
b_2	0	3	0	0
b_3	0	7	0	0

$\Rightarrow -8{,}5 = x_1 + 3{,}5x_2 - 2x_3$

1. Lösung: (x_2, x_3 – freie Variable)

$$\underbrace{x_1 = -8{,}5}_{\text{Basislösung}} \; -3{,}5x_2 + 2x_3 \quad \left.\right\} \text{allgemeine Lösung}$$

2. Lösung: (x_1, x_3 – freie Variable)

$$\left.\underbrace{x_2 = -17/7}_{\text{Basislösung}} - 2/7\,x_1 + 4/7\,x_3 \right\}\text{ allgemeine Lösung}$$

3. Lösung: (x_1, x_2 – freie Variable)

$$\left.\underbrace{x_3 = 4{,}25}_{\text{Basislösung}} \; + 0{,}5x_1 + 1{,}75x_2 \right\}\text{ allgemeine Lösung}$$

g)

Tab. 0		x_1	x_2	x_3
b_1	5	3	[1]	5
b_2	7	4	2	8
b_3	4	2	1	4

Tab. 1		x_1	b_1	x_3
x_2	5	3	1	5
b_2	−3	−2	−2	−2
b_3	−1	[−1]	−1	−1

Tab. 2		b_3	b_1	x_3
x_2	2	3	−2	2
b_2	−1	−2	0	0
x_1	1	−1	1	1

Widerspruch, denn aus der zweiten Zeile von Tableau 2 folgt:
$-1 = 0x_3$
Also gibt es keine Lösung, $\mathbb{L} = \varnothing$.

Lösung zu Aufgabe C3.6

a) $\mathbb{L} = \{\,\}$

b) $\mathbb{L} = \left\{ \vec{x} = \begin{pmatrix} x_1 \\ x_2 \\ x_3 \end{pmatrix} \in \mathbb{R}^3 \;\middle|\; x_1 = 3 - 2x_2;\ x_3 = 5 + 8x_2;\ x_2 \in \mathbb{R} \right\}$

Lösung zu Aufgabe C3.7

a)

Tab. 0		x_1	x_2	b_1	b_2
b_1	10	[4]	3	1	0
b_2	9	−1	5	0	1

Tab. 1					
x_1	2,5	1	0,75	0,25	0
b_2	11,5	0	[5,75]	0,25	1

Tab. 2					
x_1	1	1	0	5/23	−3/23
x_2	2	0	1	1/23	4/23

$\left.\begin{matrix} 5/23 & -3/23 \\ 1/23 & 4/23 \end{matrix}\right\} = \vec{A}^{-1}$

Eindeutig lösbar: $x_1 = 1,\ x_2 = 2$.

b)

Tab. 0		x_1	x_2	b_1	b_2	b_3	b_4
b_1	−4	[1]	1	1	0	0	0
b_2	1	1	−1	0	1	0	0
b_3	−2	3	−1	0	0	1	0
b_4	−1	4	−2	0	0	0	1

Tab. 1							
x_1	−4	1	1	1	0	0	0
b_2	5	0	[−2]	−1	1	0	0
b_3	10	0	−4	−3	0	1	0
b_4	15	0	−6	−4	0	0	1

Tab. 2							
x_1	−1,5	1	0	0,5	0,5	0	0
x_2	−2,5	0	1	0,5	−0,5	0	0
b_3	0	0	0	−1	−2	1	0
b_4	0	0	0	−1	−3	0	1

Eindeutig lösbar: $x_1 = -1{,}5,\ x_2 = -2{,}5$.

c)

Tab. 0		x_1	x_2	x_3	b_1	b_2	b_3
b_1	9	$\boxed{2}$	−5	1	1	0	0
b_2	−7	1	6	−1	0	1	0
b_3	−8	−3	1	−2	0	0	1

Tab. 1							
x_1	4,5	1	−2,5	0,5	0,5	0	0
b_2	−11,5	0	8,5	−1,5	−0,5	1	0
b_3	5,5	0	−6,5	$\boxed{-0{,}5}$	1,5	0	1

Tab. 2							
x_1	10	1	−9	0	2	0	1
b_2	−28	0	$\boxed{28}$	0	−5	1	−3
x_3	−11	0	13	1	−3	0	−2

Tab. 3							
x_1	1	1	0	0	11/28	9/28	1/28
x_2	−1	0	1	0	−5/28	1/28	−3/28
x_3	2	0	0	1	−19/28	−13/28	−17/28

$\} = \vec{A}^{-1}$

Eindeutig lösbar: $x_1 = 1,\ x_2 = -1,\ x_3 = 2.$

d)

Tab. 0		x_1	x_2	x_3	b_1	b_2	b_3	b_4
b_1	11	$\boxed{-2}$	1	−1	1	0	0	0
b_2	−18	4	−5	4	0	1	0	0
b_3	−60	3	−10	15	0	0	1	0
b_4	−67	5	−14	18	0	0	0	1

Tab. 1								
x_1	−5,5	1	−0,5	0,5	−0,5	0	0	0
b_2	4	0	−3	$\boxed{2}$	2	1	0	0
b_3	−43,5	0	−8,5	13,5	1,5	0	1	0
b_4	−39,5	0	−11,5	15,5	2,5	0	0	1

Tab. 2								
x_1	−6,5	1	0,25	0	−1	−0,25	0	0
x_3	2	0	−1,5	1	1	0,5	0	0
b_3	−70,5	0	$\boxed{11{,}75}$	0	−12	−6,75	1	0
b_4	−70,5	0	11,75	0	−13	−7,75	0	1

Tab. 3								
x_1	-5	1	0	0	$-35/47$	$-5/47$	$-1/47$	0
x_3	-7	0	0	1	$-25/47$	$-17/47$	$6/47$	0
x_2	-6	0	1	0	$-48/47$	$-27/47$	$4/47$	0
b_4	0	0	0	0	-1	-1	-1	1

Eindeutig lösbar: $x_1 = -5,\ x_2 = -6,\ x_3 = -7$

e) **1. Variante:**

Tab. 0		x_1	x_2	x_3	b_1	b_2	b_3
b_1	330	$\boxed{10}$	-1	5	1	0	0
b_2	10	-2	3	1	0	1	0
b_3	1010	26	3	17	0	0	1
Tab. 1							
x_1	33	1	$-0{,}1$	0,5	0,1	0	0
b_2	76	0	2,8	$\boxed{2}$	0,2	1	0
b_3	152	0	5,6	4	$-2{,}6$	0	1
Tab. 2							
x_1	14	1	$-0{,}8$	0	0,05	$-0{,}25$	0
x_2	38	0	1,4	1	0,1	0,5	0
b_3	0	0	0	0	-3	-2	0

$$\Rightarrow \begin{pmatrix} 1 \\ 0 \\ 0 \end{pmatrix} x_1 + \begin{pmatrix} -0{,}8 \\ 1{,}4 \\ 0 \end{pmatrix} x_2 + \begin{pmatrix} 0 \\ 1 \\ 0 \end{pmatrix} x_3 = \begin{pmatrix} 0{,}05 \\ 0{,}1 \\ -3 \end{pmatrix} b_1 + \begin{pmatrix} -0{,}25 \\ 0{,}5 \\ -2 \end{pmatrix} b_2 + \begin{pmatrix} 0 \\ 0 \\ 1 \end{pmatrix} b_3$$

$$\left.\underbrace{\begin{pmatrix} x_1 \\ x_3 \end{pmatrix} = \begin{pmatrix} 14 \\ 38 \end{pmatrix}}_{\text{Basislösung}} - \begin{pmatrix} -0{,}8 \\ 1{,}4 \end{pmatrix} x_2 \right\} \begin{array}{l} \text{allgemeine Lösung,} \\ x_2 \text{ freie Variable} \end{array}$$

Mehrdeutig lösbar, Basislösung mit $x_2 = 0 \Rightarrow x_1 = 14,\ x_3 = 38$

2. und 3. Variante: Siehe Musterlösung zu Aufgabe C3.5e).

f)

Tab. 0		x_1	x_2	x_3			
b_1	-17	$\boxed{2}$	7	-4	1	0	0
b_2	51	-6	-21	12	0	1	0
b_3	119	-14	-49	28	0	0	1
Tab. 1							
x_1	$-8{,}5$	1	$3{,}5$	-2	$0{,}5$	0	0
b_2	0	0	0	0	3	1	0
b_3	0	0	0	0	7	0	1

$$\Rightarrow \begin{pmatrix}1\\0\\0\end{pmatrix} x_1 + \begin{pmatrix}3{,}5\\0\\0\end{pmatrix} x_2 + \begin{pmatrix}-2\\0\\0\end{pmatrix} x_3 = \begin{pmatrix}0{,}5\\3\\7\end{pmatrix} b_1 + \begin{pmatrix}0\\1\\0\end{pmatrix} b_2 + \begin{pmatrix}0\\0\\1\end{pmatrix} b_3$$

$$\Rightarrow x_1 + 3{,}5x_2 - 2x_3 = -8{,}5$$

1. Lösung: (x_2, x_3 – freie Variable)

$$\left.\underbrace{x_1 = -8{,}5}_{\text{Basislösung}} \; -3{,}5x_2 + 2x_3 \right\} \text{allgemeine Lösung}$$

2. Lösung: (x_1, x_3 – freie Variable)

$$\left.\underbrace{x_2 = -17/7}_{\text{Basislösung}} -2/7x_1 + 4/7x_3 \right\} \text{allgemeine Lösung}$$

3. Lösung: (x_1, x_2 – freie Variable)

$$\left.\underbrace{x_3 = 4{,}25}_{\text{Basislösung}} \; +0{,}5x_1 + 1{,}75x_2 \right\} \text{allgemeine Lösung}$$

g)

Tab. 0		x_1	x_2	x_3	b_1	b_2	b_3
b_1	5	3	$\boxed{1}$	5	1	0	0
b_2	7	4	2	8	0	1	0
b_3	4	2	1	4	0	0	1
Tab. 1							
x_2	5	3	1	5	1	0	0
b_2	-3	-2	0	-2	-2	1	0
b_3	-1	$\boxed{-1}$	0	-1	-1	0	1
Tab. 2							
x_2	2	0	1	2	-2	0	3
b_2	-1	0	0	0	0	1	-2
x_1	1	1	0	1	1	0	-1

Widerspruch, denn aus der zweiten Zeile von Tableau 2 folgt:

$$\begin{aligned} 0x_1 + 0x_2 + 0x_3 &= 0b_1 + 1b_2 - 2b_3 \\ b_2 &= 2b_3 \\ 7 &\neq 2 \cdot 4 = 8 \end{aligned}$$

Damit das System lösbar wird (jedoch mehrdeutig), müsste gelten: $b_2 = 2b_3$.

Lösung zu Aufgabe C3.8

a)

	x_1	x_2	
Tab. 0	**[4]**	3	10
	−1	5	9
Tab. 1	4	3	10
	0	5,75	11,5

$$\begin{aligned} 5{,}75x_2 &= 11{,}5 \Leftrightarrow x_2 = 2 \\ 4x_1 + 3x_2 &= 10 \Leftrightarrow x_1 = 1 \end{aligned}$$

b)

	x_1	x_2	
Tab. 0	**[1]**	1	−4
	1	−1	1
	3	−1	−2
	4	−2	−1
Tab. 1	1	1	−4
	0	−2	5
	0	−4	10
	0	−6	15

$$\begin{aligned} & -2x_2 = 5 \\ \Leftrightarrow\ & -4x_2 = 10 \\ \Leftrightarrow\ & -6x_2 = 15 \Leftrightarrow x_2 = -2{,}5 \\ & x_1 + x_2 = 4 \Leftrightarrow x_1 = -1{,}5 \end{aligned}$$

c)

	x_1	x_2	x_3	
Tab. 0	**[−2]**	−5	1	9
	1	6	−1	−7
	−3	1	−2	−8
Tab. 1	−2	−5	1	9
	0	**[8,5]**	−1,5	−11,5
	0	−6,5	−0,5	5,5
Tab. 2	−2	−5	1	9
	0	8,5	−1,5	−11,5
	0	0	−28/17	−56/17

$$-\frac{28}{17}x_3 = -\frac{56}{17} \quad\Leftrightarrow\quad x_3 = 2$$
$$8{,}5x_2 - 1{,}5x_3 = 8{,}5x_2 - 3 = -11{,}5 \quad\Leftrightarrow\quad x_2 = -1$$
$$2x_1 - 5x_2 + x_3 = 2x_1 + 5 + 2 = 9 \quad\Leftrightarrow\quad x_1 = 1$$

d)

	x_1	x_2	x_3	
Tab. 0	[−2]	1	−1	11
	4	−5	4	−18
	3	−10	15	−60
	5	−14	18	−67
Tab. 1	−2	1	−1	11
	0	[−3]	2	4
	0	−8,5	13,5	−43,5
	0	−11,5	15,5	−39,5
Tab. 2	−2	1	−1	11
	0	−3	2	4
	0	0	$7{,}8\overline{3}$	$-54{,}8\overline{3}$
	0	0	$7{,}8\overline{3}$	$-54{,}8\overline{3}$

$$7{,}8\overline{3}x_3 = -54{,}8\overline{3} \quad\Leftrightarrow\quad x_3 = -7$$
$$-3x_2 + 2x_3 = -3x_2 - 14 = 4 \quad\Leftrightarrow\quad x_2 = -6$$
$$-2x_1 + x_2 - x_3 = -2x_1 - 6 + 7 = 11 \quad\Leftrightarrow\quad x_1 = -5$$

e)

	x_1	x_2	x_3	
Tab. 0	[10]	−1	5	330
	−2	3	1	10
	26	3	17	1010
Tab. 1	10	−1	5	330
	0	[2,8]	2	76
	0	−5,6	4	152
Tab. 2	10	−1	5	330
	0	2,8	2	76
	0	0	0	0

$$\begin{aligned} 0x_3 &= 0 &\Leftrightarrow\quad & x_3 \in \mathbb{R} \text{ bel. (freie Variable)} \\ 2{,}8x_2 + 2x_3 &= 76 &\Leftrightarrow\quad & x_2 = \frac{190}{7} - \frac{5}{7}x_3 \\ 10x_1 - x_2 + 5x_3 &= 330 &\Leftrightarrow\quad & x_1 = \frac{250}{7} - \frac{4}{7}x_3 \end{aligned}$$

f)

	x_1	x_2	x_3	
Tab. 0	**[2]**	7	−4	−17
	−6	−21	12	51
	−14	−49	28	119
Tab. 1	2	7	−4	−17
	0	0	0	0
	0	0	0	0

$$\begin{aligned} 0x_2 + 0x_3 &= 0 &\Leftrightarrow\quad & x_2, x_3 \in \mathbb{R} \text{ bel. (freie Variablen)} \\ 2x_1 + 7x_2 - 4x_3 &= -17 &\Leftrightarrow\quad & x_1 = -17 - 7x_2 + 4x_3 \end{aligned}$$

g)

	x_1	x_2	x_3	
Tab. 0	**[3]**	1	5	5
	4	2	8	7
	2	1	4	4
Tab. 1	3	1	5	5
	0	**[2/3]**	4/3	1/3
	0	1/3	2/3	2/3
Tab. 2	3	1	5	5
	0	2/3	4/3	1/3
	0	0	0	1/2

$$\begin{aligned} 0x_3 &= 1/2 \quad \text{Widerspruch!} \\ \Rightarrow \mathbb{L} &= \varnothing \end{aligned}$$

Lösung zu Aufgabe C3.9

a)
$$\begin{aligned} S &= 0{,}1 \cdot (100.000 - H - G) \\ H &= 0{,}05 \cdot (100.000 - S) \\ G &= 0{,}4 \cdot (100.000 - S - H) \end{aligned}$$

bzw.

$$\begin{aligned} 0{,}1G + 0{,}1H + S &= 10.000 \\ H + 0{,}05S &= 5.000 \\ G + 0{,}4H + 0{,}4S &= 40.000 \end{aligned}$$

bzw.

$\vec{A}\vec{x} = \vec{b}$

mit $\vec{A} = \begin{pmatrix} 0{,}1 & 0{,}1 & 1 \\ 0 & 1 & 0{,}05 \\ 1 & 0{,}4 & 0{,}4 \end{pmatrix}$, $\vec{x} = \begin{pmatrix} G \\ H \\ S \end{pmatrix}$, $\vec{b} = \begin{pmatrix} 10.000 \\ 5.000 \\ 40.000 \end{pmatrix}$

b) $\det(\vec{A}) = -0{,}957$

$$G = -\frac{1}{0{,}957} \det \begin{pmatrix} 10.000 & 0{,}1 & 1 \\ 5.000 & 1 & 0{,}05 \\ 40.000 & 0{,}4 & 0{,}4 \end{pmatrix} = -\frac{-34.200}{0{,}957} \approx 35.736{,}6771$$

$$H = -\frac{1}{0{,}957} \det \begin{pmatrix} 0{,}1 & 10.000 & 1 \\ 0 & 5.000 & 0{,}05 \\ 1 & 40.000 & 0{,}4 \end{pmatrix} = -\frac{-4.500}{0{,}957} \approx 4.702{,}1944$$

$$S = -\frac{1}{0{,}957} \det \begin{pmatrix} 0{,}1 & 0{,}1 & 10.000 \\ 0 & 1 & 5.000 \\ 1 & 0{,}4 & 40.000 \end{pmatrix} = -\frac{-5.700}{0{,}957} \approx 5.956{,}1129$$

$\Rightarrow$ Bauer Gurke muss für die Gänse-Gebühr 35.736,68 €, für die Hühnersteuer 4.702,19€ und für Spenden 5.956,11€ aufbringen.

C4. Eigenwerte und -vektoren

Aufgabe C4.1

Gegeben ist die Matrix $\vec{A} = \begin{pmatrix} 4 & 1 \\ 5 & 3{,}5 \end{pmatrix}$.

a) Wie lauten die Eigenwerte und Eigenvektoren?

b) Berechnen Sie $\vec{A}^{-1}$ und die zugehörigen Eigenwerte und Eigenvektoren und vergleichen Sie mit den Resultaten unter a)!

Aufgabe C4.2

Die Aufteilung der Kunden von drei Kaufhäusern einer größeren Stadt kann sich unter dem Einfluss einer konstanten Übergangsmatrix $\vec{T}$ zwar ändern, bleibt in der Summe dieser Kunden aber konstant.

zu / von	A	B	C	Σ
A	0,5	0,4	0,1	1
B	0,2	0,5	0,3	1
C	0,1	0,4	0,5	1

a) Stellen Sie Überlegungen an über den Zahlenwert des hier relevanten Eigenwertes!

b) Berechnen Sie für diesen Eigenwert den zu erwartenden (stationären) Endzustand der Aufteilung, bei dem sich Wanderungsgewinne und -verluste bei jedem Kaufhaus exakt ausgleichen!

Lösungen zum Abschnitt C4

Lösung zu Aufgabe C4.1

a) **Eigenwerte:**

$$|\vec{A}-\lambda\vec{E}| = \begin{vmatrix} 4-\lambda & 1 \\ 5 & 3{,}5-\lambda \end{vmatrix} = 9-7{,}5\lambda+\lambda^2 \overset{!}{=} 0$$

$$\Rightarrow \lambda_{1,2} = 3{,}75 \pm \sqrt{3{,}75^2-9}$$

$$\Rightarrow \lambda_1 = 6,\ \lambda_2 = 1{,}5$$

Eigenvektor von $\vec{A}$ zu $\lambda_1 = 6$:

$(\vec{A}-6\vec{E})\vec{x} = \vec{0}$

$$\begin{pmatrix} -2 & 1 \\ 5 & -2{,}5 \end{pmatrix}\begin{pmatrix} x_1 \\ x_2 \end{pmatrix} = \begin{pmatrix} 0 \\ 0 \end{pmatrix} \Rightarrow \left.\begin{matrix} -2x_1 & = & -x_2 \\ 5x_1 & = & 2{,}5x_2 \end{matrix}\right\} \Rightarrow x_1 = 0{,}5x_2$$

$$\Rightarrow \vec{x} = \begin{pmatrix} 0{,}5c \\ c \end{pmatrix} \text{ mit } c \in \mathbb{R}$$

Eigenvektor von $\vec{A}$ zu $\lambda_2 = 1{,}5$:

$(\vec{A}-1{,}5\vec{E})\vec{y} = \vec{0}$

$$\begin{pmatrix} 2{,}5 & 1 \\ 5 & 2 \end{pmatrix}\begin{pmatrix} y_1 \\ y_2 \end{pmatrix} = \begin{pmatrix} 0 \\ 0 \end{pmatrix} \Rightarrow \left.\begin{matrix} 2{,}5y_1 & = & -y_2 \\ 5y_1 & = & -2y_2 \end{matrix}\right\} \Rightarrow y_1 = -0{,}4y_2$$

$$\Rightarrow \vec{y} = \begin{pmatrix} -0{,}4c \\ c \end{pmatrix} \text{ mit } c \in \mathbb{R}$$

b) $$\vec{A}^{-1} = \frac{1}{9}\begin{pmatrix} 3{,}5 & -1 \\ -5 & 4 \end{pmatrix} = \vec{B}$$

Eigenwerte:

$$|\vec{B} - \kappa\vec{E}| = \begin{vmatrix} \frac{7}{18} - \kappa & -\frac{1}{9} \\ -\frac{5}{9} & \frac{4}{9} - \kappa \end{vmatrix} = \frac{1}{9} - \frac{5}{6}\kappa + \kappa^2 \stackrel{!}{=} 0$$

$$\Rightarrow \kappa_{1,2} = \frac{5}{12} \pm \sqrt{\frac{25}{144} - \frac{1}{9}} = \frac{5}{12} \pm \sqrt{\frac{9}{144}}$$

$$\Rightarrow \kappa_1 = \frac{8}{12} = \frac{2}{3} = \frac{1}{\lambda_2},\ \kappa_2 = \frac{2}{12} = \frac{1}{6} = \frac{1}{\lambda_1}$$

Eigenvektor von $\vec{A}^{-1}$ zu $\kappa_1 = 2/3$:

$$\left(\vec{A}^{-1} - \frac{2}{3}\vec{E}\right)\vec{x} = \vec{0}$$

$$\begin{pmatrix} \frac{7}{18} - \frac{2}{3} & -\frac{1}{9} \\ -\frac{5}{9} & \frac{4}{9} - \frac{2}{3} \end{pmatrix}\begin{pmatrix} x_1 \\ x_2 \end{pmatrix} = \begin{pmatrix} 0 \\ 0 \end{pmatrix} \Rightarrow \left.\begin{array}{rcl} -\frac{5}{18}x_1 & = & \frac{1}{9}x_2 \\ -\frac{5}{9}x_1 & = & \frac{2}{9}5x_2 \end{array}\right\} \Rightarrow x_1 = -0{,}4x_2$$

$$\Rightarrow \vec{x} = \begin{pmatrix} -0{,}4c \\ c \end{pmatrix} \text{ mit } c \in \mathbb{R}$$

Eigenvektor von $\vec{A}^{-1}$ zu $\kappa_2 = 1/6$:

$$\left(\vec{A}^{-1} - \frac{1}{6}\vec{E}\right)\vec{y} = \vec{0}$$

$$\begin{pmatrix} \frac{7}{18} - \frac{1}{6} & -\frac{1}{9} \\ -\frac{5}{9} & \frac{4}{9} - \frac{1}{6} \end{pmatrix}\begin{pmatrix} y_1 \\ y_2 \end{pmatrix} = \begin{pmatrix} 0 \\ 0 \end{pmatrix} \Rightarrow \left.\begin{array}{rcl} \frac{4}{18}y_1 & = & \frac{1}{9}y_2 \\ -\frac{5}{9}y_1 & = & -\frac{5}{18}y_2 \end{array}\right\} \Rightarrow y_1 = 0{,}5y_2$$

$$\Rightarrow \vec{y} = \begin{pmatrix} 0{,}5c \\ c \end{pmatrix} \text{ mit } c \in \mathbb{R}$$

Fazit:
Die Eigenwerte von $\vec{A}$ und $\vec{A}^{-1}$ sind reziprok, die Eigenvektoren identisch!

Lösung zu Aufgabe C4.2

a) Stationarität des Übergangsprozesses bedeutet, dass die relevanten Eigenwerte gleich Eins sind: $\vec{T} \cdot \vec{x} = \lambda \cdot \vec{x}$ mit $\lambda \cdot \vec{x} = \vec{x} \Rightarrow \lambda = 1$
(Die Komponenten des Vektors $\vec{x} \in \mathbb{R}^{3\times 1}$ bezeichnen die Anzahlen derjenigen Personen, die das Kaufhaus A, B bzw. C besuchen.)

b) Damit $\vec{T} \cdot \vec{x}$ (= Anzahl der Personen im Kaufhaus A, B bzw. C in der nachfolgenden Periode) sinnvoll berechnet werden kann, muss die angegebene Matrix zunächst transformiert werden. Mit dem Ansatz $(\vec{T} - \lambda\vec{E})\vec{x} = \vec{0}$ erhält man wegen $\lambda = 1$:

$$\begin{array}{lrcrcrcl} \text{(I)}: & -0{,}5x_1 & + & 0{,}2x_2 & + & 0{,}1x_3 & = & 0 \\ \text{(II)}: & 0{,}4x_1 & - & 0{,}5x_2 & + & 0{,}4x_3 & = & 0 \\ \text{(II)}: & 0{,}1x_1 & + & 0{,}3x_2 & - & 0{,}5x_3 & = & 0 \end{array}$$

Sowohl $10(\text{I}) + 50(\text{III})$ als auch $-10(\text{II}) + 40(\text{III})$ ergeben

$$\begin{array}{rcl} 17x_2 - 24x_3 & = & 0 \; (\Rightarrow \text{Das Gleichungssystem ist unterbestimmt} \\ & & \quad \Rightarrow \text{Es gibt mehrere Lösungen)} \\ \Rightarrow \quad x_2 & = & \frac{24}{17}x_3 \\ \Rightarrow \quad x_1 & = & \frac{13}{17}x_3 \\ \Rightarrow \quad \vec{x} & = & \left(\frac{13}{17}x_3, \frac{24}{17}x_3, x_3\right)' \end{array}$$

Ein zulässiger Lösungsvektor ist beispielsweise $\vec{x}^{\star} = \begin{pmatrix} 0{,}241 \\ 0{,}444 \\ 0{,}315 \end{pmatrix}$.

Für diesen Vektor addieren sich die Komponenten zu eins, so dass für die stationäre Aufteilung gilt: 24,1% der Kunden besuchen Kaufhaus A, 44,4% besuchen B und 31,5% besuchen Kaufhaus C.

D. Funktionen mit mehreren Variablen

D1. Differentialrechnung

Aufgabe D1.1

Gegeben ist die COBB-DOUGLAS-Funktion $y = 2x_1^{0,3} \cdot x_2^{0,7}$. Wie lauten

a) die Isoquanten,
b) die Schnitte parallel zur x_1–Achse,
c) die Schnitte parallel zur x_2–Achse,
d) die Schnitte entlang der Geraden
$x_1 = x_2$, $x_1 = 2x_2$ und $x_1 = 0{,}5x_2$?

Aufgabe D1.2

Bilden Sie für die Funktionen die partiellen Ableitungen nach x und nach y:

a) $f(x,y) = 2xy - 5x^2 + y + 1$, b) $f(x,y) = x^3 - 5x^2y - 5xy^2 + y^3$,

c) $f(x,y) = \sqrt{x} + \dfrac{x}{y}$, d) $f(x,y) = x \cdot \exp(\sqrt{1-y}) + \ln y$,

e) $f(x,y) = 0{,}1x^2y^{2/3}$.

Aufgabe D1.3

Geben Sie alle partiellen Ableitungen zweiter Ordnung folgender Funktionen an:

a) $f(x,y) = x^2 + xy^2 + y$, b) $f(x,y) = x/y$,

c) $f(x,y) = x^2 \cdot \sin(xy)$, d) $f(x,y) = \ln(xy)$.

Aufgabe D1.4

Bestimmen Sie den Homogenitätsgrad folgender Funktionen! Überprüfen Sie anhand von a) die EULERsche Homogenitätsrelation!

a) $f(x,y) = xy$, b) $f(x_1,\ldots,x_n) = \sum_{i=1}^{n} \alpha_i x_i$,

c) $f(x_1,x_2) = \sqrt{\frac{x_1^3}{x_2^2}}$, d) $f(x_1,x_2) = \frac{x_1^2 - x_2^2 - x_1 x_2}{x_1^2 + x_2^2}$,

e) $f(x) = a + bx$, f) $f(x_1,x_2) = x_1^a \cdot x_2^b$,

g) $f(x,y) = \frac{x^3 + xy^2}{x^2 y + y^3}$.

Aufgabe D1.5

Seien $f(x_1,x_2) = 7x_1^2 + 4x_2^3 - 2x_1x_2$ und $(x_1^*;x_2^*) = (3;-1)$.

a) Wie lautet der Funktionswert f an der Stelle $(x_1^*;x_2^*) = (3;-1)$?
b) Wie lautet der Funktionswert von f, wenn x_1^* um 0,1 und x_2^* um 0,2 steigen?
c) Wie groß ist die (exakte) Veränderung von f, wenn x_1^* um 0,1 und x_2^* um 0,2 steigen?
d) Berechnen Sie die näherungsweise Veränderung von f mit Hilfe des totalen Differentials, wenn x_1^* um 0,1 und x_2^* um 0,2 steigen!

Aufgabe D1.6

Gegeben ist die Funktion
$f(x,y) = -x^2 + 10x - y^2 + 10y - 40$.

a) Berechnen Sie näherungsweise $f(x_0 + \Delta x, y_0)$ und $f(x_0, y_0 + \Delta y)$ mittels partieller Differentiale für

$(x_0;y_0) = (7;4)$ und $\Delta x = 0{,}5$ bzw. $\Delta y = 0{,}5$;

$(x_0;y_0) = (5;5)$ und $\Delta x = 0{,}2$ bzw. $\Delta y = 0{,}1$.

Vergleichen Sie die Näherung mit der exakten Lösung! Wie verlaufen die achsenparallelen Tangenten an der Funktion im Punkt (5; 5)?

b) Berechnen Sie näherungsweise $f(x_0+\Delta x, y_0+\Delta y)$ mit Hilfe des totalen Differentials für

$$(x_0, y_0) = (7;4) \quad \text{und} \quad \Delta x = 0{,}1, \quad \Delta y = 0{,}3;$$
$$(x_0, y_0) = (5;5) \quad \text{und} \quad \Delta x = 0{,}1, \quad \Delta y = 0{,}1.$$

Wie groß ist der Approximationsfehler absolut und relativ?

Aufgabe D1.7

Eine Produktionsfunktion sei $x(r_1, r_2) = 5r_1^{0,2}r_2^{0,8}$. Ausgehend vom Einsatzniveau $r_1 = 10$ und $r_2 = 12$ werden

a) der erste Faktor um 0,2 Einheiten erhöht, während der zweite Faktor konstant bleibt,

b) der zweite Faktor um 0,5 Einheiten gesenkt, während der erste Faktor konstant bleibt,

c) der erste Faktor um 0,1 Einheiten und der zweite Faktor um 0,3 Einheiten erhöht.

Berechnen Sie die Veränderung des Outputs mit Hilfe des Differentials!

Aufgabe D1.8

Berechnen Sie den Gradienten folgender Funktionen an den angegebenen Stellen $(x_0; y_0)$:

a) $f(x,y) = -4x - 2y + 4, \quad (x_0; y_0) = (3;2);$

b) $f(x,y) = xy, \quad (x_0; y_0) = (1;2);$

c) $f(x,y) = \sqrt{x} + \frac{x}{y}, \quad (x_0; y_0) = (4;2).$

Aufgabe D1.9

Bestimmen Sie die partiellen Elastizitäten von

a) $f(x,y) = x^2 + xy + y^2$, b) $f(x,y) = \sqrt{xy}$!

Aufgabe D1.10

Gegeben ist die Produktionsfunktion $P(A,K) = cA^{\alpha}K^{\beta}$ mit $c = 100$, $\alpha = 0{,}7$ und $\beta = 0{,}4$.

a) Interpretieren Sie die Parameter c, α und β!

b) Wie groß ist die Veränderung von P bei $K = 50$, wenn A von 10 um eine Einheit ansteigt?

c) Vergleichen Sie die Höhe des Grenzproduktes von A bei $A = 10$ und $K = 50$ mit Ihrem Ergebnis aus b)!

d) Wie groß ist die Arbeitsproduktivität im Punkt $A = 10, K = 50$?

e) Zeigen Sie, dass bei dieser Funktion die Grenzprodukte der einzelnen Faktoren monoton fallen!

f) Berechnen und interpretieren Sie den Wert der Grenzrate der technischen Substitution des Faktors Arbeit durch den Faktor Kapital für $K = 50$ und $A = 10$!

Aufgabe D1.11

Gegeben ist die Funktion $x_1(p_1, p_2) = a_0 + a_1p_1 + a_2p_2$ als Nachfragefunktion der Gütermenge des Produktes x_1, dessen Preis p_1 ist. p_2 sei der Preis des Produktes x_2.

a) Welche Vorzeichen erwarten Sie bei a_0, a_1, a_2?

b) Wie lauten die Preiselastizität der Nachfragemenge x_1 bezüglich des Preises p_1 und die Kreuzpreiselastizität der Nachfragemenge x_1 bezüglich des Preises p_2?

Aufgabe D1.12

Geben Sie für die CES-Produktionsfunktion

$$X = \gamma(\delta A^{-\rho} + (1-\delta)K^{-\rho})^{-r/\rho}$$

mit	X	–	Output,
	A	–	Arbeitseinsatz,
	K	–	Kapitaleinsatz
	$\gamma > 0$	–	Skalierungsparameter
	$r > 0$	–	Homogenitätsparameter
	$0 \leq \delta \leq 1$	–	Distributionsparameter
	$-1 \leq \rho < \infty$	–	Substitutionsparameter

die Outputelastizitäten in Bezug a) auf den Faktor Arbeit und b) auf den Faktor Kapital an!

Lösungen zum Abschnitt D1

Lösung zu Aufgabe D1.1

a) Isoquantengleichung: $y = c =$ konstant

$c = 2x_1^{0,3} \cdot x_2^{0,7} \Leftrightarrow x_2 = \left(\frac{c}{2} x_1^{-3/10}\right)^{10/7} = \left(\frac{c}{2}\right)^{10/7} \cdot x_1^{-3/7}$

b) **Partielle Faktorvariation**

(Schnitte parallel zur x_1–Achse: Faktor x_1 variiert, x_2 ist konstant)

$y = 2x_1^{0,3} \cdot c^{0,7}$

c) **Partielle Faktorvariation**

(Schnitte parallel zur x_2–Achse: Faktor x_2 variiert, x_1 ist konstant)

$y = 2c^{0,3} \cdot x_2^{0,7}$

d) **Proportionale Faktorvariation**

(Schnitte entlang der Geraden $x_1 = a \cdot x_2 \Rightarrow y = 2(ax_2)^{0,3} x_2^{0,7} = 2a^{0,3} x_2$)

$x_1 = x_2 \Rightarrow a = 1 \Rightarrow y = 2x_2$

$x_1 = 2x_2 \Rightarrow a = 2 \Rightarrow y = 2^{1,3} x_2$

$x_1 = 0{,}5x_2 \Rightarrow a = 0{,}5 \Rightarrow y = 2^{0,7} x_2$

Lösung zu Aufgabe D1.2

a) $\frac{\partial f(x,y)}{\partial x} = 2y - 10x$; $\quad \frac{\partial f(x,y)}{\partial y} = 2x + 1$

b) $\frac{\partial f(x,y)}{\partial x} = 3x^2 - 10xy - 5y^2$; $\quad \frac{\partial f(x,y)}{\partial y} = -5x^2 - 10xy + 3y^2$

c) $\frac{\partial f(x,y)}{\partial x} = \frac{1}{2\sqrt{x}} + \frac{1}{y}$; $\quad \frac{\partial f(x,y)}{\partial y} = -\frac{x}{y^2}$

d) $\frac{\partial f(x,y)}{\partial x} = \exp(\sqrt{1-y})$; $\quad \frac{\partial f(x,y)}{\partial y} = -\frac{x}{2\sqrt{1-y}} \exp(\sqrt{1-y}) + \frac{1}{y}$

e) $\frac{\partial f(x,y)}{\partial x} = 0{,}2xy^{2/3}$; $\quad \frac{\partial f(x,y)}{\partial y} = \frac{0{,}2}{3} x^2 y^{-1/3} = \frac{0{,}2x^2}{3\sqrt[3]{y}}$

Lösung zu Aufgabe D1.3

a)
$$\begin{aligned}\frac{\partial f}{\partial x} &= 2x+y^2, & \frac{\partial f}{\partial y} &= 2xy+1,\\ \frac{\partial f}{\partial x^2} &= 2, & \frac{\partial f}{\partial y^2} &= 2x,\\ \frac{\partial^2 f}{\partial x \partial y} &= 2y\end{aligned}$$

b)
$$\begin{aligned}\frac{\partial f}{\partial x} &= \frac{1}{y}, & \frac{\partial f}{\partial y} &= -\frac{x}{y^2},\\ \frac{\partial f}{\partial x^2} &= 0, & \frac{\partial f}{\partial y^2} &= \frac{2x}{y^3},\\ \frac{\partial^2 f}{\partial x \partial y} &= -\frac{1}{y^2}\end{aligned}$$

c)
$$\begin{aligned}\frac{\partial f}{\partial x} &= 2x\sin(xy)+x^2y\cos(xy), & \frac{\partial f}{\partial y} &= x^3\cos(xy),\\ \frac{\partial f}{\partial x^2} &= (2-x^2y^2)\sin(xy)+4xy\cos(xy), & \frac{\partial f}{\partial y^2} &= -x^4\sin(xy),\\ \frac{\partial^2 f}{\partial x \partial y} &= 3x^2\cos(xy)-x^3y\sin(xy)\end{aligned}$$

d) $f(x,y)=\ln(xy)=\ln x+\ln y$
$$\begin{aligned}\frac{\partial f}{\partial x} &= \frac{1}{x}, & \frac{\partial f}{\partial y} &= \frac{1}{y},\\ \frac{\partial f}{\partial x^2} &= -\frac{1}{x^2}, & \frac{\partial f}{\partial y^2} &= -\frac{1}{y^2},\\ \frac{\partial^2 f}{\partial x \partial y} &= 0\end{aligned}$$

Lösung zu Aufgabe D1.4

a) $f(\lambda x,\lambda y)=(\lambda x)(\lambda y)=\lambda^2 xy=\lambda^2 f(x,y)$

$\Rightarrow$ Homogenitätsgrad: $r=2$

EULERsche Homogenitätsrelation:
$$\begin{aligned} r\cdot f(x,y) &= \frac{\partial f}{\partial x}\cdot x+\frac{\partial f}{\partial y}\cdot y\\ 2xy &= yx+xy\end{aligned}$$

b) $f(\lambda x_1, \ldots, \lambda x_n) = \sum_{i=1}^{n} \alpha_i \lambda x_i = \lambda f(x_1, \ldots, x_n)$

$\Rightarrow f$ ist linear homogen (homogen vom Grad 1).

c) $f(\lambda x_1, \lambda x_2) = \sqrt{\frac{(\lambda x_1)^3}{(\lambda x_2)^2}} = \sqrt{\lambda^{3-2}} \cdot \sqrt{\frac{x_1^3}{x_2^2}} = \lambda^{1/2} \cdot f(x_1, x_2)$

$\Rightarrow f$ homogen vom Grad 0,5.

d) $f(\lambda x_1, \lambda x_2) = \frac{(\lambda x_1)^2 - (\lambda x_2)^2 - (\lambda x_1)(\lambda x_2)}{(\lambda x_1)^2 + (\lambda x_2)^2} = \frac{\lambda^2(x_1^2 - x_2^2 - x_1 x_2)}{\lambda^2(x_1^2 + x_2^2)} =$

$= \lambda^0 \cdot f(x_1, x_2)$

$\Rightarrow f$ homogen vom Grad 0.

e) $f(\lambda x) = a + \lambda bx \neq \lambda(a + bx) \Rightarrow f$ ist inhomogen für $a \neq 0$.

f) $f(\lambda x_1, \lambda x_2) = (\lambda x_1)^a \cdot (\lambda x_2)^b = \lambda^{a+b} f(x_1, x_2)$

$\Rightarrow f$ homogen vom Grad $a + b$.

g) $f(\lambda x, \lambda y) = \frac{(\lambda x)^3 + (\lambda x)(\lambda y)^2}{(\lambda x)^2(\lambda y) + (\lambda y)^3} = \frac{\lambda^3(x^3 + xy^2)}{\lambda^3(x^2 y + y^3)} = \lambda^0 f(x, y)$

$\Rightarrow$ Homogenitätsgrad: $r = 0$

Lösung zu Aufgabe D1.5

a) $f(3; -1) = 7 \cdot 9 + (-4) + 2 \cdot 3 = 65$

b) $f(3{,}1; -0{,}8) = 7 \cdot 3{,}1^2 - 4 \cdot 0{,}8^3 + 2 \cdot 3{,}1 \cdot 0{,}8 = 70{,}182$

c) $\Delta = 5{,}182$

d) $df = (14x_1^* - 2x_2^*) \cdot 0{,}1 + (12(x_2^*)^2 - 2x_1^*) \cdot 0{,}2 = (14 \cdot 3 + 2) \cdot 0{,}1 + (12 - 2 \cdot 3) \cdot 0{,}2$
$= 4{,}4 + 1{,}2 = 5{,}6$

Lösung zu Aufgabe D1.6

a) $\frac{\partial f(x,y)}{\partial x} = -2x + 10; \quad \frac{\partial f(x,y)}{\partial y} = -2y + 10$

1. $(x_0, y_0) = (7; 4)$:

für $\Delta x = 0{,}5$:

$$d_x f(x,y) = \frac{\partial f(x,y)}{\partial x} \cdot \Delta x = (-2 \cdot 7 + 10) \cdot 0{,}5 = -2$$

für $\Delta y = 0{,}5$:

$$d_y f(x,y) = \frac{\partial f(x,y)}{\partial y} \cdot \Delta y = (-2 \cdot 4 + 10) \cdot 0{,}5 = 1$$

Näherungswerte:

$$f(7+0{,}5;4) \approx f(7;4)+d_x f(x,y) = 5-2 = 3$$
$$f(7;4+0{,}5) \approx f(7;4)+d_y f(x,y) = 5+1 = 6$$

Exakte Werte:

$$f(7{,}5;4) = -7{,}5^2+75-4^2+40-40 = 2{,}75$$
$$f(7;4{,}5) = -7^2+70-4{,}5^2+45-40 = 5{,}75$$

2. $(x_0, y_0) = (5;5)$:

für $\Delta x = 0,2$:

$$d_x f(x,y) = \frac{\partial f(x,y)}{\partial x} \cdot \Delta x = (-2 \cdot 5+10) \cdot 0{,}2 = 0$$

für $\Delta y = 0,1$:

$$d_y f(x,y) = \frac{\partial f(x,y)}{\partial y} \cdot \Delta y = (-2 \cdot 5+10) \cdot 0{,}1 = 0$$

Näherungswerte:

$$f(5+0{,}2;5) \approx f(5;5)+d_x f(x,y) = 10+0 = 10$$
$$f(5;5+0{,}1) \approx f(5;5)+d_y f(x,y) = 10+0 = 10$$

Exakte Werte:

$$f(5{,}2;5) = -5{,}2^2+52-5^2+50-40 = 9{,}96$$
$$f(5;5{,}1) = -5^2+50-5{,}1^2+51-40 = 9{,}99$$

Im Punkt (5; 5) verlaufen die beiden achsenparallelen Tangenten horizontal.

b) 1. $(x_0, y_0) = (7;4)$:

Die partiellen Differentiale lauten

für $\Delta x = 0,1$:

$$d_x f(x,y) = \frac{\partial f(x,y)}{\partial x} \cdot \Delta x = (-2 \cdot 7+10) \cdot 0{,}1 = -0{,}4$$

für $\Delta y = 0,3$:

$$d_y f(x,y) = \frac{\partial f(x,y)}{\partial y} \cdot \Delta y = (-2 \cdot 4+10) \cdot 0{,}3 = 0{,}6$$

Totales Differential:

$$df = d_x f + d_y f = -0{,}4+0{,}6 = 0{,}2$$

Näherungswert:

$$f(7+0{,}1;4+0{,}3) \approx f(7;4)+df = 5+0{,}2 = 5{,}2$$

Exakter Wert:

$$f(7{,}1;4{,}3) = -7{,}1^2+71-4{,}3^2+43-40 = 5{,}1$$

$\Rightarrow$ absoluter Fehler $= |5{,}2 - 5{,}1| = 0{,}1$

relativer Fehler $= \dfrac{\text{absoluter Fehler}}{\text{exakter Wert}} = \dfrac{0{,}1}{5{,}1} \approx 0{,}0196 = 1{,}96\%$

2. $(x_0, y_0) = (5;\, 5)$:

Die partiellen Differentiale lauten:

$$\begin{aligned} d_x f(x,y) &= 0 \quad \text{für} \quad \Delta x = 0{,}1 \\ d_y f(x,y) &= 0 \quad \text{für} \quad \Delta y = 0{,}1 \end{aligned}$$

Totales Differential:

$d f = d_x f + d_y f = 0 + 0 = 0$

Näherungswert:

$f(5+0{,}1;\, 5+0{,}1) \approx f(5;\, 5) + d f = 10 + 0 = 10$

Exakter Wert:

$f(5{,}1;\, 5{,}1) = -5{,}1^2 + 51 - 5{,}1^2 + 51 - 40 = 9{,}98$

$\Rightarrow$ absoluter Fehler $= |10 - 9{,}98| = 0{,}02$

relativer Fehler $= = \dfrac{0{,}02}{9{,}98} \approx 0{,}0020 = 0{,}2\%$

Lösung zu Aufgabe D1.7

$$\frac{\partial x}{\partial r_1} = r_1^{-0{,}8} r_2^{0{,}8} = \left(\frac{r_2}{r_1}\right)^{0{,}8}$$

$$\frac{\partial x}{\partial r_2} = 4 r_1^{0{,}2} r_2^{-0{,}2} = 4\left(\frac{r_1}{r_2}\right)^{0{,}2}$$

a) $dx = \left.\dfrac{\partial x}{\partial r_1}\right|_{r_1=10,\; r_2=12} \cdot dr_1 = \left(\dfrac{12}{10}\right)^{0{,}8} \cdot 0{,}2 \approx 0{,}2314$

b) $dx = \left.\dfrac{\partial x}{\partial r_2}\right|_{r_1=10,\; r_2=12} \cdot dr_2 = 4 \cdot \left(\dfrac{10}{12}\right)^{0{,}2} \cdot (-0{,}5) \approx -1{,}9284$

c) $dx = \left.\dfrac{\partial x}{\partial r_1}\right|_{r_1=10,\; r_2=12} \cdot dr_1 + \left.\dfrac{\partial x}{\partial r_2}\right|_{r_1=10,\; r_2=12} \cdot dr_2$

$= \left(\dfrac{12}{10}\right)^{0{,}8} \cdot 0{,}1 + 4 \cdot \left(\dfrac{10}{12}\right)^{0{,}2} \cdot 0{,}3 \approx 1{,}2727$

Lösung zu Aufgabe D1.8

a) $\nabla f(x,y) = \left(\frac{\partial f(x,y)}{\partial x}; \frac{\partial f(x,y)}{\partial y}\right) = (-4;-2)$

(Ergebnis unabhängig von x und y)

b) $\nabla f(x,y) = (y;x), \quad \nabla f(x=1,y=2) = (2;1)$

c) $\nabla f(x,y) = \left(\frac{1}{2\sqrt{x}} + \frac{1}{y}; -\frac{x}{y^2}\right), \quad \nabla f(x=4,y=2) = \left(\frac{3}{4};-1\right)$

Lösung zu Aufgabe D1.9

a) $z := f(x,y) = x^2 + xy + y^2$

$$\frac{\partial z}{\partial x} = 2x + y \quad \Rightarrow$$

$$\eta(z|x) = \frac{\partial z}{\partial x} \cdot \frac{x}{z} = (2x+y) \cdot \frac{x}{x^2+xy+y^2} = \frac{2x^2+xy}{x^2+xy+y^2}$$

$$\frac{\partial z}{\partial y} = x + 2y \quad \Rightarrow$$

$$\eta(z|y) = \frac{\partial z}{\partial y} \cdot \frac{y}{z} = (x+2y) \cdot \frac{y}{x^2+xy+y^2} = \frac{xy+2y^2}{x^2+xy+y^2}$$

b) $z := f(x,y) = \sqrt{xy}$

$$\frac{\partial z}{\partial x} = 0{,}5x^{-0{,}5}y^{0{,}5} = 0{,}5\sqrt{y/x} \quad \Rightarrow$$

$$\eta(z|x) = \frac{\partial z}{\partial x} \cdot \frac{x}{z} = 0{,}5\sqrt{\frac{y}{x}} \cdot \frac{x}{\sqrt{xy}} = 0{,}5$$

$$\frac{\partial z}{\partial y} = 0{,}5x^{0{,}5}y^{-0{,}5} = 0{,}5\sqrt{x/y} \quad \Rightarrow$$

$$\eta(z|y) = \frac{\partial z}{\partial y} \cdot \frac{y}{z} = 0{,}5\sqrt{\frac{x}{y}} \cdot \frac{y}{\sqrt{xy}} = 0{,}5$$

Lösung zu Aufgabe D1.10

a) c – Skalierungsfaktor,
α, β – Homogenitätsfaktoren (steigt der Faktor A bzw. K um das λ–fache, so steigt P um das λ^{α}– bzw. λ^{β}–fache)

b) $P(A=10,K=50) \quad = \quad 100\cdot 10^{0,7}\cdot 50^{0,4} = 2396{,}56$

$P(A=11,K=50) \quad = \quad 100\cdot 11^{0,7}\cdot 50^{0,4} = 2561{,}90$

$\Rightarrow \Delta P = 2561{,}90 - 2396{,}56 = 165{,}34$

c) $$\left.\frac{\partial P}{\partial A}\right|_{A=10,K=50} = 0{,}7\cdot 100A^{-0,3}K^{0,4}\Big|_{A=10,K=50} = 70\cdot 10^{-0,3}\cdot 50^{0,4} = 167{,}76$$

Die Steigung der Funktion P in Richtung von A im Punkt $A = 10, K = 50$ beträgt 167,76, d. h. erhöht man den Arbeitseinsatz von $A = 10$ um eine infinitesimal kleine Einheit, so steigt P um 167,76 infinitesimal kleine Einheiten.

d) $\frac{P}{A} = \frac{2396{,}56}{10} = 239{,}656$

Je Arbeitseinheit werden ca. 240 Produkteinheiten hergestellt.

e) $$\frac{\partial P}{\partial A} = \alpha c A^{\alpha-1}K^{\beta} = \underbrace{\alpha c K^{\beta}}_{=\text{konst.}}\cdot\frac{1}{A^{1-\alpha}}$$

$$\frac{\partial P}{\partial K} = \beta c A^{\alpha}K^{1-\beta} = \underbrace{\beta c A^{\alpha}}_{=\text{konst.}}\cdot\frac{1}{K^{1-\beta}}$$

$\Rightarrow \frac{\partial P}{\partial A}$ bzw. $\frac{\partial P}{\partial K}$ fällt mit steigendem A bzw. K.

f) $$\frac{dA}{dK} = \frac{\partial P/\partial K}{\partial P/\partial A} = \frac{\beta c A^{\alpha}K^{\beta-1}}{\alpha c K^{\beta}A^{\alpha-1}} = \frac{\beta A}{\alpha K} = \frac{0{,}4\cdot 10}{0{,}7\cdot 50} \approx 0{,}1143$$

$\Rightarrow$ Ausgehend von den Faktor-Einsatzwerten $A = 10$ und $K = 50$ kann eine Kapitaleinheit durch approximativ 0,1143 Arbeitseinheiten ersetzt werden.

Lösung zu Aufgabe D1.11

a) a_0 – Nachfrage, wenn die Preise für beide Güter null sind $\Rightarrow a_0 > 0$

a_1 – Bei „normalen“ Produkten sinkt die nachgefragte Menge mit steigendem Preis $\Rightarrow a_1 < 0$

a_2 – Bei Substitutionsgütern steigt die nachgefragte Menge von x_1 mit steigendem Preis des Gutes $x_2 \Rightarrow a_2 > 0$.
Bei komplementären Gütern sinkt die nachgefragte Menge von x_1 mit steigendem Preis des Gutes $x_2 \Rightarrow a_2 < 0$.
Bei unabhängigen Gütern verändert sich die nachgefragte Menge von x_1 weder mit steigendem noch mit sinkendem Preis des Gutes x_2 $\Rightarrow a_2 = 0$.

b) Preiselastizität: $\eta(x_1|p_1) = \dfrac{\partial x_1}{\partial p_1} \cdot \dfrac{p_1}{x_1} = \dfrac{a_1 p_1}{a_0 + a_1 p_1 + a_2 p_2}$

Kreuzpreiselastizität: $\eta(x_1|p_2) = \dfrac{\partial x_1}{\partial p_2} \cdot \dfrac{p_2}{x_1} = \dfrac{a_2 p_2}{a_0 + a_1 p_1 + a_2 p_2}$

Lösung zu Aufgabe D1.12

a)
$$\begin{aligned}
\frac{\partial X}{\partial A} &= \gamma\left(-\frac{r}{\rho}\right)(\delta A^{-\rho} + (1-\delta)K^{-\rho})^{-\frac{r}{\rho}-1}(-\rho)\delta A^{-\rho-1} \\
&= \gamma r \delta A^{-\rho-1}(\delta A^{-\rho} + (1-\delta)K^{-\rho})^{-\frac{r+1}{\rho}}
\end{aligned}$$

Outputelastizität bezüglich Faktor Arbeit:

$$\begin{aligned}
\eta(X|A) &= \frac{\partial X}{\partial A} \cdot \frac{A}{X} = \frac{\gamma r \delta A^{-\rho-1}(\delta A^{-\rho} + (1-\delta)K^{-\rho})^{-\frac{r}{\rho}-1} \cdot A}{\gamma(\delta A^{-\rho} + (1-\delta)K^{-\rho})^{-r/\rho}} \\
&= r\delta \frac{A^{-\rho}}{\delta A^{-\rho} + (1-\delta)K^{-\rho}} = \frac{r\delta}{\delta + (1-\delta)(K/A)^{-\rho}}
\end{aligned}$$

b)
$$\frac{\partial X}{\partial K} = \gamma\left(-\frac{r}{\rho}\right)(\delta A^{-\rho} + (1-\delta)K^{-\rho})^{-\frac{r}{\rho}-1}(-\rho)(1-\delta)K^{-\rho-1}$$

Outputelastizität bezüglich Faktor Kapital:

$$\begin{aligned}
\eta(X|K) &= \frac{\partial X}{\partial K} \cdot \frac{K}{X} = \frac{\gamma r(1-\delta)(\delta A^{-\rho} + (1-\delta)K^{-\rho})^{-\frac{r}{\rho}-1} \cdot K^{-\rho-1}K}{\gamma(\delta A^{-\rho} + (1-\delta)K^{-\rho})^{-r/\rho}} \\
&= r(1-\delta)\frac{K^{-\rho}}{\delta A^{-\rho} + (1-\delta)K^{-\rho}} = \frac{r(1-\delta)}{\delta(A/K)^{-\rho} + (1-\delta)}
\end{aligned}$$

D2. Extrema und Sattelpunkte

Aufgabe D2.1

Untersuchen Sie folgende Funktionen auf Extrema und Sattelpunkte:

a) $f(x,y) = 64 - 2x^2 - 3x + 3y^2 - y$,

b) $f(x,y) = \dfrac{1}{3}x^3 - x^2 + y^3 - 12y$,

c) $f(x,y) = x^2 y + xy^2$.

Aufgabe D2.2

a) Zeigen Sie, dass die Funktion $f(x,y) = a + x^2 - y^2$ bei $x = y = 0$ einen stationären Punkt besitzt!

b) Prüfen Sie, ob die HESSE-Determinante an dieser Stelle größer als null ist!

c) Welche Eigenschaft hat eine Funktion $f(x,y)$ in einem stationären Punkt, wenn die HESSE-Determinante für diesen Punkt größer (kleiner) als null ist?

Aufgabe D2.3

Bestimmen Sie die Extremwerte folgender Funktionen unter Verwendung der Variablensubstitution:

a) $f(x,y) = -5x^3 + y^3 + 3x^2$ mit der Nebenbedingung $x - y = 1$,

b) $f(x_1,x_2,x_3,x_4) = x_1^2 + x_2^2 + x_3^2 + x_4^2$
mit den Nebenbedingungen $x_1 + x_2 = 6$ und $x_2 - x_3 = 3$.

Aufgabe D2.4

Gegeben sind die Funktionen

$$f(x,y) = x^{1/3}y^{2/3} \quad \text{und} \quad g(x,y) = 9 - x - y.$$

Ermitteln Sie – soweit existent – die Extremwerte von $f(x,y)$ unter der Nebenbedingung $g(x,y) = 0$ nach der LAGRANGE-Methode! (Notwendige und hinreichende Bedingungen prüfen!)

Aufgabe D2.5

Die Funktion $f(x,y) = 2xy - 3y$ soll maximiert werden. Dabei ist jedoch die Bedingung $y = -2x$ stets zu erfüllen. Lösen Sie das Problem mit der LAGRANGE-Methode! Wie lautet der maximale Funktionswert? Überprüfen Sie die Maximum-Eigenschaft, indem Sie einfach die Zielfunktion für zwei „benachbarte" Punkte der Maximalstelle (auf der Restriktion) berechnen!

Aufgabe D2.6

Gegeben ist die Funktion $f(x_1,x_2,x_3) = 3x_1^2 + 2x_2^2 + 4x_3^2$ mit den Nebenbedingungen

$$\begin{aligned} (\text{I}): \quad x_1 + 2x_2 &= 8 \\ (\text{II}): \quad 4x_2 - 4x_3 &= -12. \end{aligned}$$

a) Stellen Sie die LAGRANGE-Funktion L auf!

b) Bestimmen Sie den Gradienten der LAGRANGE-Funktion und setzen Sie ihn gleich $\vec{0}$! Geben Sie das zugehörige Gleichungssystem in Matrizenschreibweise an!

c) Die Lösung des Gleichungssystems ist $(x_1^\star, x_2^\star, x_3^\star, \lambda^\star, \kappa^\star) = (4,\ 2,\ 5,\ -24,\ 10)$. Bestimmen Sie damit den Extremwert von f unter den Nebenbedingungen! Wie lautet der Extremwert von L?

d) Überlegen Sie, von welcher Art das Extremum von f unter den Nebenbedingungen ist!

Aufgabe D2.7

Ein Konsument will den Nutzen U bei der Verausgabung seines Einkommens E maximieren. Er hat die Wahl zwischen zwei Gütern x_1, x_2 mit zugehörigen Preisen p_1, p_2 und sucht nun die nutzenmaximale Mengenkombination. Es gelten die Beziehungen:

$E = p_1x_1 + p_2x_2 \quad$ mit $E = 10,\ p_1 = 1,\ p_2 = 2$
$U = x_1 \cdot x_2^2.$

Lösen Sie das Problem mit dem LAGRANGE-Ansatz und interpretieren Sie den LAGRANGE-Multiplikator!

Aufgabe D2.8

Eine gesamtwirtschaftliche Produktionsfunktion laute:

$y = \sqrt{x_1x_2} \quad$ mit x_1 – Arbeit, x_2 – Kapital.

a) Wie sind x_1 und x_2 unter der Nebenbedingung $x_1 + x_2 = 100$ aufzuteilen, damit y maximal wird? Wie lauten der Maximalwert und der LAGRANGE-Multiplikator $\lambda^\star$? Interpretieren Sie $\lambda^\star$!

b) Geben Sie für die optimale Allokation aus a) die Veränderungsraten des Outputs und dessen Elastizitäten bzgl. Arbeit bzw. Kapital an!

Aufgabe D2.9

Bauer Gurke baut auf einem Feld Kartoffeln an. Da es in diesem Jahr sehr viele Kartoffelkäfer gibt, muss Bauer Gurke mehrfach mit Insektengift (I) spritzen, um seine Ernte zu retten. Außerdem düngt er sein Feld regelmäßig mit Schweinegülle (S). Der endgültige Kartoffelertrag (K) ist gegeben durch

$$K = 1000 I^{0,25} S^{0,75}, \qquad \text{mit } I, S > 0$$

Das ganze Feld einmal mit Insektengift einzusprühen dauert zwei Tage, für einen kompletten Umlauf mit Schweinegülle muss Bauer Gurke sogar vier Tage lang auf seinem Trecker sitzen. Leider dürfen die Anwendungen nur in den ersten 80 Tagen nach der Aussaat erfolgen.

a) Helfen Sie Bauer Gurke, seine Zeit so aufzuteilen, dass er am Ende möglichst viele Kartoffeln ernten kann, indem Sie die optimalen Werte für I und S und die daraus folgende Anzahl von Kartoffeln berechnen.

b) Aufgrund widriger Wetterumstände und einer Familienfeier kann Bauer Gurke nur an 73 der 80 Tage aufs Feld fahren. Wie hoch ist der dadurch verursachte Verlust? (Berechnung mit Hilfe des LAGRANGE-Multiplikators)

Lösungen zum Abschnitt D2

Lösung zu Aufgabe D2.1

a)
$$\begin{aligned}\frac{\partial f}{\partial x} &= -4x-3 \stackrel{!}{=} 0\\ \frac{\partial f}{\partial y} &= 6y-1 \stackrel{!}{=} 0\end{aligned}$$

$\Rightarrow$ stationärer Punkt bei $(x^\star, y^\star) = (-3/4,\, 1/6)$

$$\frac{\partial^2 f}{\partial x^2} = -4, \qquad \frac{\partial^2 f}{\partial y^2} = 6, \qquad \frac{\partial^2 f}{\partial x \partial y} = 0$$

$$\Rightarrow \left.\frac{\partial^2 f}{\partial x^2} \cdot \frac{\partial^2 f}{\partial y^2} - \left(\frac{\partial^2 f}{\partial x \partial y}\right)^2\right|_{x^\star, y^\star} = -24 < 0$$

$\Rightarrow$ Sattelpunkt bei $(x^\star, y^\star) = (-3/4,\, 1/6)$

b)
$$\begin{aligned}\frac{\partial f}{\partial x} &= x^2-2x \stackrel{!}{=} 0\\ \frac{\partial f}{\partial y} &= 3y^2-12 \stackrel{!}{=} 0\end{aligned}$$

$\Rightarrow$ stationäre Punkte bei
$$\begin{aligned}(x_1^\star, y_1^\star) &= (0, -2)\\ (x_2^\star, y_2^\star) &= (0, 2)\\ (x_3^\star, y_3^\star) &= (2, -2)\\ (x_4^\star, y_4^\star) &= (2, 2)\end{aligned}$$

$$\frac{\partial^2 f}{\partial x^2} = 2x-2, \qquad \frac{\partial^2 f}{\partial y^2} = 6y, \qquad \frac{\partial^2 f}{\partial x \partial y} = 0$$

$$\Rightarrow \frac{\partial^2 f}{\partial x^2} \cdot \frac{\partial^2 f}{\partial y^2} - \left(\frac{\partial^2 f}{\partial x \partial y}\right)^2 \Bigg|_{x_i^\star, y_i^\star} = \begin{cases} (-2)\cdot(-12) - 0^2 = 24 > 0, & i=1 \\ (-2)\cdot 12 - 0^2 = -24 < 0, & i=2 \\ 2\cdot(-12) - 0^2 = -24 < 0, & i=3 \\ 2\cdot 12 - 0^2 = 24 > 0, & i=4 \end{cases}$$

$\Rightarrow$ lokales Maximum bei $(x_1^\star, y_1^\star) = (0, -2)$
Sattelpunkt bei $(x_2^\star, y_2^\star) = (0, 2)$
Sattelpunkt bei $(x_3^\star, y_3^\star) = (2, -2)$
lokales Minimum bei $(x_4^\star, y_4^\star) = (2, 2)$

c) $$\frac{\partial f}{\partial x} = 2xy + y^2 \stackrel{!}{=} 0$$
$$\frac{\partial f}{\partial y} = x^2 + 2xy \stackrel{!}{=} 0$$

$\Rightarrow$ stationärer Punkt bei $(x^\star, y^\star) = (0, 0)$

$$\frac{\partial^2 f}{\partial x^2} = 2y, \qquad \frac{\partial^2 f}{\partial y^2} = 2x, \qquad \frac{\partial^2 f}{\partial x \partial y} = 2x + 2y$$

$$\Rightarrow \frac{\partial^2 f}{\partial x^2} \cdot \frac{\partial^2 f}{\partial y^2} - \left(\frac{\partial^2 f}{\partial x \partial y}\right)^2 \Bigg|_{x^\star, y^\star} = 0 \cdot 0 - 0^2 = 0$$

$\Rightarrow$ keine eindeutige Aussage möglich

Lösung zu Aufgabe D2.2

a) Für stationäre Punkte sind alle ersten partiellen Ableitungen der Funktion gleich Null.

$$\frac{\partial f}{\partial x}\bigg|_{x=y=0} = 2x\Big|_{x=y=0} = 0$$

$$\frac{\partial f}{\partial y}\bigg|_{x=y=0} = -2y\Big|_{x=y=0} = 0$$

$\Rightarrow (x^\star, y^\star) = (0, 0)$ ist stationärer Punkt von $f(x, y)$.

b) Die HESSE-Matrix $\vec{H}$ ist die Matrix der zweiten partiellen Ableitungen von $f(x, y)$:

$$\vec{H} = \begin{pmatrix} \frac{\partial^2 f}{\partial x^2} & \frac{\partial^2 f}{\partial x \partial y} \\ \frac{\partial^2 f}{\partial y \partial x} & \frac{\partial^2 f}{\partial y^2} \end{pmatrix} = \begin{pmatrix} 2 & 0 \\ 0 & -2 \end{pmatrix} \quad \forall x, y \in \mathbb{R}$$

$$\Rightarrow |\vec{H}| = \frac{\partial^2 f}{\partial x^2} \cdot \frac{\partial^2 f}{\partial y^2} - \left(\frac{\partial^2 f}{\partial x \partial y}\right)^2 = 2 \cdot (-2) - (0 \cdot 0) = -4 \neq 0$$

$\Rightarrow$ Die HESSE-Determinante ist für alle x und y kleiner als null.

c) Für Funktionen mit zwei Variablen gilt:
Es liegt an $(x^\star, y^\star)$ eine Extremstelle vor, falls

$\nabla f(x,y)\Big|_{x=x^\star, y=y^\star} = \vec{0}$ (stationärer Punkt) und

$|\vec{H}| > 0$ gilt.

Gilt zusätzlich $\frac{\partial^2 f}{\partial x^2} < 0$ bzw. $\frac{\partial^2 f}{\partial x^2} > 0$, so liegt ein Maximum bzw. Minimum vor.

Ist $|\vec{H}| < 0$ für einen stationären Punkt erfüllt, so liegt an dieser Stelle ein Sattelpunkt vor.

Lösung zu Aufgabe D2.3

a) Nebenbedingung nach y aufgelöst: $y = x - 1$; in die Zielfunktion eingesetzt:

$$f(x,y) = f^\star(x) = f(x, x-1) = -5x^3 + (x-1)^3 + 3x^2 \longrightarrow \begin{matrix}\text{Min! bzw.}\\ \text{Max!}\end{matrix}$$

$$f^{\star\prime}(x) = -15x^2 + 3(x-1)^2 + 6x \stackrel{!}{=} 0 \Rightarrow x_1 = 0{,}5,\ x_2 = -0{,}5$$

$$f^{\star\prime\prime}(x) = -30x + 6(x-1) + 6 = -24x$$

$f^{\star\prime\prime}(0{,}5) = -12 < 0$

$\Rightarrow$ Maximum bei $x = 0{,}5,\ y = 0{,}5 - 1 = -0{,}5$

$f^{\star\prime\prime}(-0{,}5) = 12 > 0$

$\Rightarrow$ Minimum bei $x = -0{,}5,\ y = -0{,}5 - 1 = -1{,}5$

b) Aus $x_1 + x_2 = 6$ und $x_2 - x_3 = 3$ folgt
$x_2 = x_3 + 3$ und $x_1 = 6 - x_2 = 6 - x_3 - 3 = 3 - x_3$
Einsetzen in die Zielfunktion liefert:

$$f^\star(x_3, x_4) = f(3 - x_3, x_3 + 3, x_3, x_4) = (3 - x_3)^2 + (x_3 + 3)^2 + x_3^2 + x_4^2$$

$$\frac{\partial f^\star}{\partial x_3} = -2(3 - x_3) + 2(x_3 + 3) + 2x_3 = 6x_3 \stackrel{!}{=} 0$$

$$\frac{\partial f^\star}{\partial x_4} = 2x_4 \stackrel{!}{=} 0$$

$\Rightarrow$ stationärer Punkt von $f^\star$ bei $(x_3^\star, x_4^\star) = (0, 0)$

$$\frac{\partial^2 f^\star}{\partial x_3^2} = 6, \qquad \frac{\partial^2 f^\star}{\partial x_4^2} = 2, \qquad \frac{\partial^2 f^\star}{\partial x_3 \partial x_4} = 0$$

$$\Rightarrow \frac{\partial^2 f^\star}{\partial x_3^2} \cdot \frac{\partial^2 f^\star}{\partial x_4^2} - \left(\frac{\partial^2 f^\star}{\partial x_3 \partial x_4} \right)^2 \Bigg|_{x_3^\star, x_4^\star} = 12 > 0$$

$\Rightarrow (x_3^\star; x_4^\star) = (0; 0)$ ist eine Minimumstelle von $f^\star$. Diese liegt bei der Originalfunktion f bei $(3; 3; 0; 0)$.

Lösung zu Aufgabe D2.4

$L = x^{1/3} y^{2/3} + \lambda(9 - x - y)$

Notwendige Bedingungen:

$$\begin{aligned}
\text{(I)}: \quad \frac{\partial L}{\partial x} &= \frac{1}{3} x^{-2/3} y^{2/3} - \lambda = \frac{1}{3} \sqrt[3]{\frac{y^2}{x^2}} - \lambda \overset{!}{=} 0 \\
\text{(II)}: \quad \frac{\partial L}{\partial y} &= \frac{2}{3} x^{1/3} y^{-1/3} - \lambda = \frac{2}{3} \sqrt[3]{\frac{x}{y}} - \lambda \overset{!}{=} 0 \\
\text{(III)}: \quad \frac{\partial L}{\partial \lambda} &= 9 - x - y \overset{!}{=} 0
\end{aligned}$$

Aus (I) und (II) folgt:

$$\begin{aligned}
\frac{1}{3} \sqrt[3]{\frac{y^2}{x^2}} &= \frac{2}{3} \sqrt[3]{\frac{x}{y}} \\
\frac{y^2}{x^2} &= 8 \frac{x}{y} \iff y^3 = 8x^3 \iff y = 2x
\end{aligned}$$

In (III) eingesetzt:

$$\begin{aligned}
9 - x - 2x &= 0 \\
3x &= 9 \\
x^\star &= 3 \Rightarrow y^\star = 6
\end{aligned}$$

Aus (I) folgt: $\lambda^\star = \frac{1}{3} \sqrt[3]{\frac{36}{9}} = \frac{1}{3} \sqrt[3]{4} \approx 0{,}5291$

Hinreichende Bedingung:

$$\begin{aligned}
\Delta &= \frac{\partial^2 L}{\partial x^2} \cdot \left(\frac{\partial g}{\partial y} \right)^2 - 2 \frac{\partial^2 L}{\partial x \partial y} \cdot \frac{\partial g}{\partial x} \cdot \frac{\partial g}{\partial y} + \frac{\partial^2 L}{\partial y^2} \cdot \left(\frac{\partial g}{\partial x} \right)^2 \Bigg|_{x^\star, y^\star, \lambda^\star} \\
&= \left(-\frac{2}{9} \sqrt[3]{\frac{y^2}{x^5}} \right) \cdot (-1)^2 - 2 \cdot \frac{2}{9} \sqrt[3]{\frac{1}{x^2 y}} \cdot (-1) \cdot (-1) + \\
&\quad + \left(-\frac{2}{9} \sqrt[3]{\frac{x}{y^4}} \right) \cdot (-1)^2 \Bigg|_{x^\star, y^\star, \lambda^\star} \\
&= -\frac{2}{9} \sqrt[3]{\frac{36}{243}} - \frac{4}{9} \sqrt[3]{\frac{1}{54}} - \frac{2}{9} \sqrt[3]{\frac{3}{1296}} \approx -0{,}2646 < 0
\end{aligned}$$

$\Rightarrow$ Maximum von f an der Stelle $x^\star = 3, \quad y^\star = 6, \quad \lambda^\star \approx 0{,}5291$

Lösung zu Aufgabe D2.5

$$
\begin{aligned}
f(x,y) &= 2xy-3y \quad \wedge \quad g(x,y)=2x+y=0 \\
L(x,y,\lambda) &= 2xy-3y+\lambda(2x+y) \\
L_x(x,y,\lambda) &= 2y+2\lambda=0 \iff y=-\lambda \\
L_y(x,y,\lambda) &= 2x-3+\lambda=0 \iff x=(3-\lambda)/2 \\
L_\lambda(x,y,\lambda) &= 2x+y=3-\lambda-\lambda=0 \iff \lambda=3/2 \\
\Rightarrow \quad & x=3/4, \quad y=-3/2, \quad f(x,y)=9/4 \\
9/4 &> f(0{,}74;-1{,}48)=f(0{,}76;-1{,}52)=2{,}2496
\end{aligned}
$$

Lösung zu Aufgabe D2.6

a) $L=3x_1^2+2x_2^2+4x_3^2+\lambda(8-x_1-2x_2)+\kappa(4x_2-4x_3+12)$

b) $\nabla L(x_1,x_2,x_3,\lambda,\kappa)=\left(\frac{\partial L}{\partial x_1},\frac{\partial L}{\partial x_2},\frac{\partial L}{\partial x_3},\frac{\partial L}{\partial \lambda},\frac{\partial L}{\partial \kappa}\right)'$

$$
\nabla L=\begin{pmatrix} 6x_1-\lambda \\ 4x_2-2\lambda+4\kappa \\ 8x_3-4\kappa \\ 8-x_1-2x_2 \\ 4x_2-4x_3+12 \end{pmatrix} \overset{!}{=} \begin{pmatrix} 0\\0\\0\\0\\0 \end{pmatrix} = \vec{0}
$$

c) Die Lösung von $\nabla L=\vec{0}$: $x_1^\star=4$, $x_2^\star=2$, $x_3^\star=5$, $\lambda^\star=24$, $\kappa^\star=10$ ist eine potentielle Extremstelle von L. L hat an dieser Stelle den Wert $L^\star=3\cdot16+2\cdot4+4\cdot25+(-24)\cdot(4+4-8)+10\cdot(8-20+12)=156$.

d) Um nachzuprüfen, von welcher Art die Stationarität von L an dieser Stelle ist, wird L in der Nachbarschaft von $(x_1^\star;x_2^\star;x_3^\star;\lambda^\star;\kappa^\star)$ ausgewertet. Dort liegt L überall höher als 156, so dass die stationäre Stelle eine Minimalstelle ist.

Lösung zu Aufgabe D2.7

$L=x_1x_2^2+\lambda(10-x_1-2x_2)$

Notwendige Bedingungen:

$$
\text{(I)}: \quad \frac{\partial L}{\partial x_1} = x_2^2-\lambda \overset{!}{=} 0
$$

$$(\text{II}): \quad \frac{\partial L}{\partial x_2} = 2x_1x_2 - 2\lambda \overset{!}{=} 0$$

$$(\text{III}): \quad \frac{\partial L}{\partial \lambda} = 10 - x_1 - 2x_2 \overset{!}{=} 0$$

Aus (I) und (II) folgt: $x_1 = x_2$

In (III) eingesetzt: $x_1^\star = x_2^\star = 10/3 = 3\,\frac{1}{3}$

Aus z. B. (I) folgt: $\lambda^\star = 100/9 = 11\,\frac{1}{9}$

Interpretation von λ: Erhöhung (Senkung) von E um eine Geldeinheit erhöht (senkt) den Nutzen des Konsumenten um $11\,\frac{1}{9}$ Nutzeneinheiten.

Hinreichende Bedingung:

Sei $\phi(x_1, x_2) = E - p_1x_1 - p_2x_2 = 10 - x_1 - 2x_2$.

$$\begin{aligned}
\Delta &= \left.\frac{\partial^2 L}{\partial x_1^2} \cdot \left(\frac{\partial \phi}{\partial x_2}\right)^2 - 2\frac{\partial^2 L}{\partial x_1 \partial x_2} \cdot \frac{\partial \phi}{\partial x_1} \cdot \frac{\partial \phi}{\partial x_2} + \frac{\partial^2 L}{\partial x_2^2} \cdot \left(\frac{\partial \phi}{\partial x_1}\right)^2 \right|_{x_1^\star, x_2^\star, \lambda^\star} \\
&= 0 \cdot (-2)^2 - 2 \cdot 2x_2 \cdot (-1) \cdot (-2) + 2x_1 \cdot (-1)^2 \big|_{x_1^\star, x_2^\star, \lambda^\star} \\
&= 0 \cdot 4 - 2 \cdot 2 \cdot \frac{10}{3} \cdot (-1)(-2) + 2 \cdot \frac{10}{3} \cdot 1 = 0 - \frac{80}{3} + \frac{20}{3} = -20 < 0
\end{aligned}$$

$\Rightarrow$ Maximum von U an der Stelle $x_1^\star = 10/3, \quad x_2^\star = 10/3, \quad \lambda^\star = 100/9;$

$U^\star = x_1^\star x_2^{\star 2} = 1000/27 = 37\,\frac{1}{27}$

Lösung zu Aufgabe D2.8

a) $L = x_1^{0,5} x_2^{0,5} + \lambda(100 - x_1 - x_2)$

Notwendige Bedingungen:

$$(\text{I}): \quad L_{x_1}(x_1, x_2, \lambda) = 0{,}5x_1^{-0,5}x_2^{0,5} - \lambda \overset{!}{=} 0$$

$$(\text{II}): \quad L_{x_2}(x_1, x_2, \lambda) = 0{,}5x_1^{0,5}x_2^{-0,5} - \lambda \overset{!}{=} 0$$

$$(\text{III}): \quad L_{\lambda}(x_1, x_2, \lambda) = 100 - x_1 - x_2 \overset{!}{=} 0$$

Aus (I) und (II) folgt: $x_1 = x_2$

In (III) eingesetzt: $x_1^\star = x_2^\star = 50$

Aus z. B. (I) folgt: $\lambda^\star = 0{,}5$

Interpretation von λ: Erhöhung (Senkung) des Wertes der Nebenbedingung (100) um eine Geldeinheit erhöht (senkt) den Output um 0,5 Einheiten.

Hinreichende Bedingung:

Sei $\phi(x_1,x_2) = 100 - x_1 - x_2$.

$$\frac{\partial^2 L}{\partial x_1^2} = -0{,}25 x_1^{-1{,}5} x_2^{0{,}5} = -0{,}25\sqrt{\frac{x_2}{x_1^3}}$$

$$\frac{\partial^2 L}{\partial x_2^2} = -0{,}25 x_1^{0{,}5} x_2^{-1{,}5} = -0{,}25\sqrt{\frac{x_1}{x_2^3}}$$

$$\frac{\partial^2 L}{\partial x_1 \partial x_2} = 0{,}25 x_1^{-0{,}5} x_2^{-0{,}5} = 0{,}25\sqrt{\frac{1}{x_1 x_2}}$$

$$\frac{\partial \phi}{\partial x_1} = -1, \qquad \frac{\partial \phi}{\partial x_2} = -1$$

$$\begin{aligned}\Delta &= \frac{\partial^2 L}{\partial x_1^2}\cdot\left(\frac{\partial \phi}{\partial x_2}\right)^2 - 2\frac{\partial^2 L}{\partial x_1 \partial x_2}\cdot\frac{\partial \phi}{\partial x_1}\cdot\frac{\partial \phi}{\partial x_2} + \frac{\partial^2 L}{\partial x_2^2}\cdot\left(\frac{\partial \phi}{\partial x_1}\right)^2\Bigg|_{x_1^\star, x_2^\star, \lambda^\star} \\ &= -0{,}25\sqrt{\frac{50}{50^3}}(-1)^2 - 2\cdot 0{,}25\sqrt{\frac{1}{50^2}}(-1)(-1) - 0{,}25\sqrt{\frac{50}{50^3}}(-1)^2 \\ &= -1/50 < 0\end{aligned}$$

$\Rightarrow$ Maximaler Output $y^\star = \sqrt{x_1^\star x_2^\star} = 50$ an der Stelle $x_1^\star = x_2^\star = 50$

b) Veränderungsraten des Outputs im Optimum:

$$\left.\frac{\partial y}{\partial x_1}\right|_{x_1^\star,\, x_2^\star} = 0{,}5 x_1^{-0{,}5} x_2^{0{,}5}\Big|_{x_1^\star,\, x_2^\star} = 0{,}5\sqrt{\frac{50}{50}} = 0{,}5$$

$\Rightarrow$ Wird x_1 im Optimum um eine Einheit erhöht (verringert), so steigt (sinkt) der Output y um 0,5 Einheiten.

$$\left.\frac{\partial y}{\partial x_2}\right|_{x_1^\star,\, x_2^\star} = 0{,}5 x_1^{0{,}5} x_2^{-0{,}5}\Big|_{x_1^\star,\, x_2^\star} = 0{,}5\sqrt{\frac{50}{50}} = 0{,}5$$

$\Rightarrow$ Wird x_2 im Optimum um eine Einheit erhöht (verringert), so steigt (sinkt) der Output y um 0,5 Einheiten.

Partielle Elastizitäten im Optimum:

$$\eta(y|x_1)\Big|_{x_1^\star,x_2^\star} = \frac{\partial y}{\partial x_1}\cdot\frac{x_1}{y}\Big|_{x_1^\star,x_2^\star} = 0{,}5\cdot\frac{50}{50} = 0{,}5$$

$$\eta(y|x_2)\Big|_{x_1^\star,x_2^\star} = \frac{\partial y}{\partial x_2}\cdot\frac{x_2}{y}\Big|_{x_1^\star,x_2^\star} = 0{,}5\cdot\frac{50}{50} = 0{,}5$$

Beide Elastizitäten sind gleich (unelastisch): Verändert sich x_1 (x_2) im Optimum um 1%, so verändert sich der Output um 0,5%.

Lösung zu Aufgabe D2.9

a) $K = 1000I^{0,25}S^{0,75} \to \text{Max!}, \quad I,S \geq 0$
Nebenbedingung: $2I + 4S = 80$
$L(I,S,\lambda) = 1000I^{0,25}S^{0,75} + \lambda(80 - 2I - 4S)$

$$\text{(I)}: \quad \frac{\partial L}{\partial I} = 250\frac{S^{0,75}}{I^{0,75}} - 2\lambda \overset{!}{=} 0$$

$$\text{(II)}: \quad \frac{\partial L}{\partial I} = 750\frac{I^{0,25}}{S^{0,25}} - 4\lambda \overset{!}{=} 0$$

$$\text{(III)}: \quad 80 - 2I - 4S \overset{!}{=} 0 \Rightarrow I = 40 - 2S$$

$$\text{(I)} - 0{,}5\text{(II)}: \quad 250\left(\frac{S}{I}\right)^{0,75} - 375\left(\frac{I}{S}\right)^{0,25} = 0$$

$$\Rightarrow \left(\frac{S}{I}\right)^{3/4} = 1{,}5\left(\frac{I}{S}\right)^{1/4} \Rightarrow S = 1{,}5I$$

Eingesetzt in (III): $I = 40 - 3I \Leftrightarrow I = 10$

$\Rightarrow S = 15$

$\Rightarrow \lambda = 125\cdot 1{,}5^{0,75} \approx 169{,}4254$

$\Rightarrow K_{max} = 1000\cdot\sqrt[4]{10\cdot 15^3} \approx 13.554{,}0301$

$\Rightarrow$ Bauer Gurke wird die maximale Kartoffelernte (13.554 Stück) erzielen, wenn er sein Feld zehn mal gegen Kartoffelkäfer spritzt und 15 mal düngt.

b) $dL = \lambda\cdot 7 \approx 1.185{,}9778$
$\Rightarrow$ Der Verlust beträgt ungefähr 1.186 Kartoffeln.

D3. Integralrechnung

Aufgabe D3.1

Berechnen Sie folgende Doppelintegrale:

a) $\int_0^x \int_0^y \frac{1}{2}(4uv+1)\,dv\,du$, b) $\int_0^3 \int_1^x (2x+1)\,dy\,dx$,

c) $\int_{1,6}^{4} \int_{x^2-6x+9}^{-0,25x^2+x+1} 1\,dy\,dx$.

Aufgabe D3.2

Lösen Sie die bestimmten Mehrfachintegrale für folgende Funktionen jeweils in den Grenzen $0 \leq x \leq 2$, $0 \leq y \leq 1$!

a) $f(x,y) = xy$

b) $f(x,y) = (a+x)+(b+y)$

c) $f(x,y) = (a+x)(b+y)$

Aufgabe D3.3

a) Was stellt die folgende Funktion räumlich dar?

$$f(x,y) = 3 \text{ für } \begin{cases} 2 \leq x \leq 5, \\ 4 \leq y \leq 7. \end{cases}$$

b) Berechnen Sie das Volumen unter dieser Funktion in den angegebenen Grenzen!

Aufgabe D3.4

a) Berechnen Sie die von den Funktionen

$$f(x) = 2 - \sqrt{4-x^2} \text{ und } g(x) = x/2+1$$

in dem Intervall $[-1,2;\ 2]$ eingeschlossene Fläche!

(Hinweis: $\int_{-1,2}^{2} \sqrt{4-x^2}\,dx \approx 5,3886$)

b) Berechnen Sie den Schwerpunkt dieser Fläche!

Aufgabe D3.5

Berechnen Sie den Flächenschwerpunkt des parabolischen Flächenstücks aus der Aufgabe B1.17! (Hinweis: Symmetrie ausnutzen!)

Aufgabe D3.6

Ein Automobildesigner entwirft eine futuristische Karosserie, die – auf der (x,y)-Ebene stehend – durch die Funktion

$$f(x,y) = 2x + 2{,}4 \cdot \sqrt{2-2x-y^2} - 2$$

dargestellt werden kann.

a) An welcher Stelle hat die Karosserie ihren höchsten Punkt und wie lautet die maximale Höhe?

b) Wie lauten die Konturen der Horizontalschnitte in der Form $y = \pm g(x,z)$, wenn $z = f(x,y)$ fest vorgegeben ist?

c) Wie lauten die beiden extremen $x-$Werte dieser Konturen, die man für $y = 0$ erhält?

d) Berechnen Sie das Karosserievolumen!
(Hinweis: $\int \sqrt{a^2-u^2}\,du = \frac{1}{2}\left(u\sqrt{a^2-u^2} + a^2 \cdot \arcsin\frac{u}{a}\right) + C$)

e) Berechnen Sie die Höhe des Volumenschwerpunktes!

Aufgabe D3.7

Ein quaderförmiger Körper mit einer Länge von 30 cm, einer Breite von 10 cm und einer Höhe von 20 cm sowie mit einer spezifischen Dichte von 6 g/cm^3 wird um eine seiner senkrechten Kanten gedreht. Bestimmen Sie das Trägheitsmoment!

Aufgabe D3.8

Ein Ventilatorblatt mit der Breite 0,02 und der in der folgenden Graphik gezeigten Form sowie der Dichte ρ soll um seine vertikale Symmetrieachse rotiert werden. Berechnen Sie das Trägheitsmoment! Aus Symmetriegründen genügt es dabei zu wissen, dass der rechte obere Rand der Funktion

$$z = x^2 \cdot \sqrt{1-x} + 0{,}2 \cdot (1-x^3)$$

folgt.

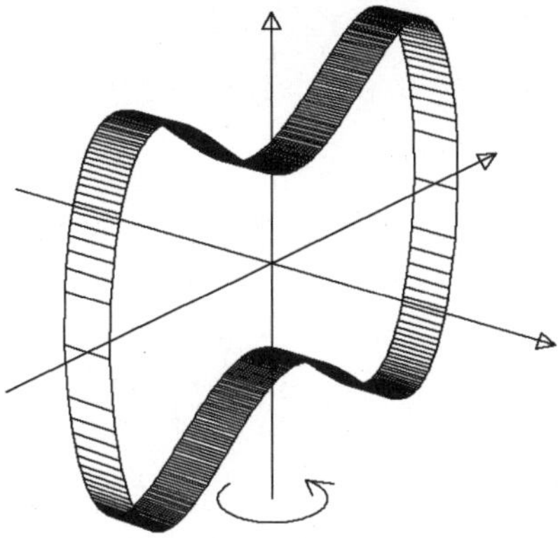

Lösungen zum Abschnitt D3

Lösung zu Aufgabe D3.1

a) $$\int_0^x \int_0^y 0{,}5\,(4uv+1)\,dv\,du = 0{,}5 \int_0^x \left[2uv^2+v\right]_0^y du = 0{,}5 \int_0^x (2uy^2+y)\,du$$
$$= 0{,}5\left[u^2y^2+uy\right]_0^x = 0{,}5x^2y^2+0{,}5xy$$

b) $$\int_0^3 \int_1^x (2x+1)\,dy\,dx = \int_0^3 \left[2xy+y\right]_1^x dx = \int_0^3 ((2x^2+x)-(2x+1))\,dx$$
$$= \int_0^3 (2x^2-x-1)\,dx = \left[\frac{2}{3}x^3-\frac{1}{2}x^2-x\right]_0^3 = 10{,}5$$

c) $$\int_{1,6}^{4} \int_{x^2-6x+9}^{-0,25x^2+x+1} 1\,dy\,dx = \int_{1,6}^{4} (-1,25x^2+7x-8)dx$$
$$= \left[-\frac{5}{12}x^3+\frac{7}{2}x^2-8x\right]_{1,6}^{4} = 2,88$$

Lösung zu Aufgabe D3.2

a) $$\int_0^1 \int_0^2 xy\,dx\,dy = \int_0^1 \left[\frac{1}{2}x^2y\right]_0^2 = \int_0^1 2y\,dy = \left[y^2\right]_0^1 = 1$$

b) $$\int_0^1\int_0^2 \big((a+x)+(b+y)\big)\,dx\,dy = \int_0^1 \left[ax+\frac{1}{2}x^2+bx+yx\right]_0^2 dy$$
$$= \int_0^1 2a+2b+2y+2\,dy$$
$$= \left[2ay+2by+y^2+2y\right]_0^1$$
$$= 2(a+b)+3$$

c) $$\int_0^1\int_0^2 (a+x)(b+y)\,dx\,dy = \int_0^1\int_0^2 ab+ay+bx+xy\,dx\,dy$$
$$= \int_0^1 \left[abx+axy+\frac{b+y}{2}x^2\right]_0^2 dy$$
$$= \int_0^1 2ab+2ay+2b+2y\,dy$$
$$= \left[2aby+ay^2+2by+y^2\right]_0^1$$
$$= 2ab+a+2b+1$$

Lösung zu Aufgabe D3.3

a) Quadratische Fläche über der x,y-Ebene

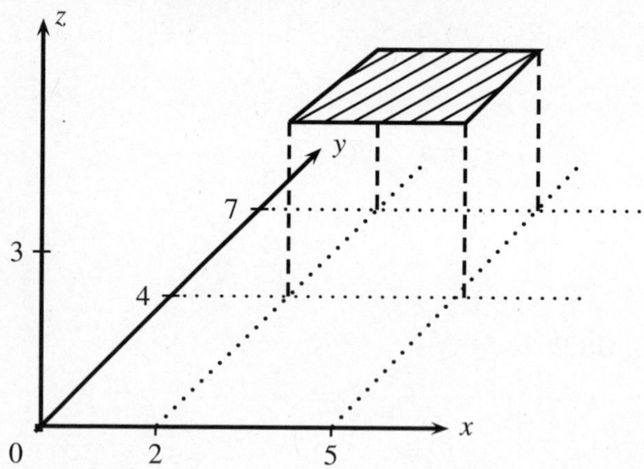

b) Der Inhalt des Würfels mit der Kantenlänge 3 beträgt $3^3 = 27$.

$$\int_4^7\int_2^5 3\,dx\,dy = \int_4^7 \left[3x\right]_2^5 dy = \int_4^7 9\,dy = \left[9y\right]_4^7 = 9(7-4) = 27$$

Lösung zu Aufgabe D3.4

a)
$$\begin{aligned} A &= \int_{-1,2}^{2}\int_{2-\sqrt{4-x^2}}^{x/2+1} dy\,dx \\ &= \int_{-1,2}^{2} x/2-1+\sqrt{4-x^2}\,dx \\ &\approx \left[-x+x^2/4\right]_{-1,2}^{2}+5{,}3886 = 2{,}8286 \end{aligned}$$

b)
$$\begin{aligned} S_x &= \frac{1}{A}\int_{-1,2}^{2}\int_{2-\sqrt{4-x^2}}^{x/2+1} x\,dy\,dx \\ &= \frac{1}{A}\int_{-1,2}^{2} x^2/2-x+x\sqrt{4-x^2}\,dx \\ &= \frac{1}{A}\cdot\left[\frac{x^3}{6}-\frac{x^2}{2}-\frac{1}{3}(4-x^2)^{3/2}\right]_{-1,2}^{2} \\ &\approx 0{,}60336 \end{aligned}$$

$$\begin{aligned} S_y &= \frac{1}{A}\int_{-1,2}^{2}\int_{2-\sqrt{4-x^2}}^{x/2+1} y\,dy\,dx \\ &= \frac{1}{A}\int_{-1,2}^{2}\left[y^2/2\right]_{2-\sqrt{4-x^2}}^{x/2+1} dx \\ &= \frac{1}{A}\int_{-1,2}^{2}\frac{1}{2}\left(\frac{x^2}{4}+x+1-4+4\sqrt{4-x^2}-4+x^2\right) dx \\ &= \frac{1}{A}\int_{-1,2}^{2}\frac{5}{8}x^2+\frac{x}{2}+2\sqrt{4-x^2}-\frac{7}{2}\,dx \\ &\approx \frac{1}{A}\left(\left[\frac{5}{24}x^3+\frac{x^2}{4}-\frac{7}{2}x\right]_{-1,2}^{2}+2\cdot 5{,}3886\right) \\ &\approx 0{,}79328 \end{aligned}$$

Lösung zu Aufgabe D3.5

$$A = \int_{-2}^{2} 2 - x^2/2\,dx = [2x - x^3/6]_{-2}^{2} = 16/3$$

$$S_y = \frac{1}{A}\int_{-2}^{2}\int_{0}^{2-x^2/2} y\,dy\,dx = \frac{3}{16}\int_{-2}^{2}[y^2/2]_0^{2-x^2/2}dx$$

$$= \frac{3}{16}\int_{-2}^{2} 2 - x^2 + x^4/8\,dx = \frac{3}{16}[2x - x^3/3 + x^5/40]_{-2}^{2} = 4/5$$

Lösung zu Aufgabe D3.6

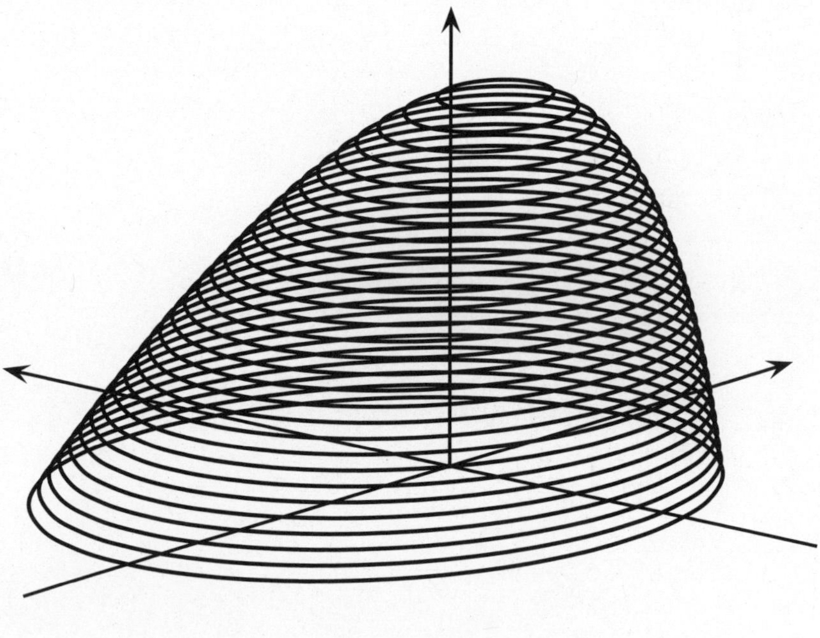

a) $$f_y(x,y) = \frac{-2,4y}{\sqrt{2-2x-y^2}} = 0 \iff y=0$$

$$f_x(x,y) = 2 - \frac{2,4}{\sqrt{2-2x-y^2}} \overset{y=0}{=} 2 - \frac{2,4}{\sqrt{2-2x}} = 0$$

$$\iff \sqrt{2-2x} = 1,2 \Rightarrow x = 0,28$$

$$f_{xx}(x,y) = \frac{-2,4}{\sqrt{2-2x-y^2}^3} < 0$$

$$f_{yy}(x,y) = \frac{-2,4\sqrt{2-2x-y^2} - 2,4y^2/\sqrt{2-2x-y^2}}{2-2x-y^2} < 0$$

$$f_{xy}(x,y) = \frac{-2,4y}{\sqrt{2-2x-y^2}^3} \overset{y=0}{=} 0$$

Die Maximalstelle lautet $(x;y) = (0,28;\ 0)$. $f(0,28;\ 0) = 1,44$.

b) $z = 2x + 2,4\sqrt{2-2x-y^2} - 2$

$$\iff y_{+/-} = \pm\sqrt{2-2x-\left(\frac{10+5z-10x}{12}\right)^2}$$

c) $y=0 \iff x_{+/-} = 0,5z - 0,44 \pm 1,2\sqrt{1,44-z}$

d) $$V = \int_0^{1,44}\int_{x_-}^{x_+}\int_{y_-}^{y_+} dy\,dx\,dz$$

$$= \int_0^{1,44}\int_{x_-}^{x_+} 2\cdot\sqrt{2-2x-\left(\frac{10+5z-10x}{12}\right)^2}\,dx\,dz$$

$$= \int_0^{1,44}\int_{x_-}^{x_+} \frac{5}{4}\cdot\sqrt{\underbrace{2,0736-1,44z}_{=:a^2} - \underbrace{(x-0,5z+0,44)^2}_{=:u^2}}\,dx\,dz$$

$$= \frac{5}{3}\int_0^{1,44} \frac{1}{2}\left[u\cdot\sqrt{a^2-u^2} + a^2\cdot\arcsin\frac{u}{a}\right]_{x=x_-}^{x_+} dz$$

$$= \frac{5}{6}\int_0^{1,44} a^2\cdot\pi\,dz$$

wegen $u = \pm a$ für $x = x_{+/-}$

$$= \frac{5}{6}\pi\cdot\left[2,0736z - 0,72z^2\right]_0^{1,44}$$

$$= \frac{5\cdot 1,44^3\cdot\pi}{12} \approx 3,908644$$

$$\text{e)}\quad S_z = \frac{1}{V}\cdot\int_0^{1,44}\int_{x_-}^{x_+}\int_{y_-}^{y_+} z\,dy\,dx\,dz$$

$$= \frac{1}{V}\cdot\int_0^{1,44} z\cdot\frac{5}{6}\pi\cdot(2{,}0736-1{,}44z)\,dz$$

$$= \frac{2}{1,44^3}\cdot\left[\frac{1,44^2}{3}\cdot z^3-\frac{1,44}{4}\cdot z^4\right]_0^{1,44}$$

$$= \frac{2}{1,44^3}\cdot\frac{1,44^5}{12} = \frac{1,2^4}{6} = 0,3456$$

Lösung zu Aufgabe D3.7

$$J_z = \rho\cdot\int_0^{30}\int_0^{10}\int_0^{20}(x^2+y^2)\,dz\,dy\,dx \quad \left[\tfrac{\mathrm{g}}{\mathrm{cm}^3}\cdot\mathrm{cm}^5\right]$$

$$= 6\cdot\int_0^{30}\int_0^{10} 20(x^2+y^2)\,dy\,dx$$

$$= 120\cdot\int_0^{30}[x^2y+y^3/3]_0^{10}\,dx$$

$$= 120\cdot\int_0^{30} 10x^2+1000/3\,dx$$

$$= 12\,000\,000 \quad [\mathrm{g}\cdot\mathrm{cm}^2]$$

Lösung zu Aufgabe D3.8

$$J_z = 8\rho\cdot\int_0^1\int_0^{0,01x^2\sqrt{1-x}+0,2(1-x^3)}\int_0 (x^2+y^2)\,dz\,dy\,dx$$

$$= 8\rho\cdot\int_0^1\int_0^{0,01}(x^2+y^2)\left(x^2\sqrt{1-x}+0,2(1-x^3)\right)dy\,dx$$

$$= 8\rho\cdot\int_0^1\left(x^4\sqrt{1-x}+0,2x^2(1-x^3)\right)\cdot 0,01\,dx$$

$$+\,8\rho\cdot\int_0^1\left(x^2\sqrt{1-x}+0,2(1-x^3)\right)\cdot\frac{0,000001}{3}\,dx$$

$$\begin{aligned}
&= 0{,}08\rho \cdot \int_0^1 x^4\sqrt{1-x} + 0{,}2x^2 - 0{,}2x^5\,dx \\
&\quad + \frac{0{,}000008}{3}\rho \cdot \int_0^1 x^2\sqrt{1-x} + 0{,}2 - 0{,}2x^3\,dx \\
&\overset{(*)}{=} 0{,}08\rho \cdot \left(\frac{2}{3} - \frac{8}{5} + \frac{12}{7} - \frac{8}{9} + \frac{2}{11} + \frac{1}{15} - \frac{1}{30}\right) \\
&\quad + \frac{0{,}000008}{3}\rho \cdot \left(\frac{2}{3} - \frac{4}{5} + \frac{2}{7} + \frac{1}{5} - \frac{1}{20}\right) \\
&\approx 0{,}008578
\end{aligned}$$

$(*)$ Substitution: $u = \sqrt{1-x}$, $\quad x = 1-u^2$, $\quad dx = -2u\,du$

$$\int x^4\sqrt{1-x}dx =$$

$$\begin{aligned}
&= -2\int (1-u^2)^4 u^2 du \\
&= -2\int u^2 - 4u^4 + 6u^6 - 4u^8 + u^{10}\,du \\
&= -\frac{2}{3}u^3 + \frac{8}{5}u^5 - \frac{12}{7}u^7 + \frac{8}{9}u^9 - \frac{2}{11}u^{11} + C \\
&= -\frac{2}{3}(1-x)^{3/2} + \frac{8}{5}(1-x)^{5/2} - \frac{12}{7}(1-x)^{7/2} + \frac{8}{9}(1-x)^{9/2} \\
&\quad - \frac{2}{11}(1-x)^{11/2} + C
\end{aligned}$$

$$\int x^2\sqrt{1-x}dx =$$

$$\begin{aligned}
&= -2\int (1-u^2)^2 u^2 du \\
&= -2\int u^2 - 2u^4 + u^6\,du \\
&= -\frac{2}{3}u^3 + \frac{4}{5}u^5 - \frac{2}{7}u^7 + C \\
&= -\frac{2}{3}(1-x)^{3/2} + \frac{4}{5}(1-x)^{5/2} - \frac{2}{7}(1-x)^{7/2} + C
\end{aligned}$$

Literaturempfehlungen

Erkundigen Sie sich jeweils nach der neuesten Auflage im Buchhandel!

Lehr- und Übungsbücher

1. AYRES, F. JR.: *Differential- und Integralrechnung.* New York; McGraw-Hill
2. BOEHME, G.: *Anwendungsorientierte Mathematik. 3 Bände: Algebra, Analysis 1, Analysis 2.* Springer; Berlin, Heidelberg
3. BOSCH, K.: *Mathematik für Wirtschaftswissenschaftler – Einführung.* Oldenbourg; München
4. BOSCH, K.: *Übungs- und Arbeitsbuch. Mathematik für Ökonomen.* Oldenbourg; München
5. CHIANG, A., WAINWRIGHT, K.: *Fundamental Methods of Mathematical Economics.* McGraw-Hill; Boston
6. DOBNER, H.-J., ENGELMANN, B.: *Analysis 1 – Grundlagen und Differentialrechnung.* Fachbuchverlag Leipzig-Köln
7. DÖRSAM, P.: *Mathematik anschaulich dargestellt – für Studierende der Wirtschaftswissenschaften.* PD-Verlag; Heidenau
8. GOHOUT, W.: *Mathematik für Wirtschaft und Technik.* Oldenbourg; München
9. HENZE, N., LAST, G.: *Mathematik für Wirtschaftsingenieure 1.* Vieweg; München
10. HOFFMANN, S.: *Mathematische Grundlagen für Betriebswirte.* Verlag Neue Wirtschafts-Briefe; Herne
11. HOY, M., LIVERNOIS, J., MCKENNA, C., REES, R., STENGOS, T.: *Mathematics for Economics.* MIT Press; Cambrigde, Massachusetts
12. HÜLSMANN, J., GAMERITH, W., LEOPOLD-WILDBURGER, U., STEINDL, W.: *Einführung in die Wirtschaftsmathematik.* Springer; Berlin

13. JENSEN, U.: *Mathematik für Wirtschaftswissenschaftler – Vorlesungsbegleittext zu Vorkurs, lineare Algebra und Analysis.* Oldenbourg; München

14. KARMANN, A.: *Mathematik für Wirtschaftswissenschaftler – Problemorientierte Einführung.* Oldenbourg; München

15. KNORRENSCHILD, M.: *Mathematik für Ingenieure 1.* Hanser; München

16. LÜTKEPOHL, H.: *Handbook of Matrices.* Wiley; New York, London

17. OHSE, D.: *Mathematik für Wirtschaftswissenschaftler I – Analysis.* Vahlen; München

18. OPITZ, O.: *Mathematik – Lehrbuch für Ökonomen.* Oldenbourg; München

19. OPITZ, O.: *Mathematik – Übungsbuch für Ökonomen.* Oldenbourg; München

20. PAPULA, L.: *Mathematik für Ingenieure und Naturwissenschaftler.* Band 1 und Band 2. Vieweg; München

21. PURKERT, W.: *Brückenkurs Mathematik für Wirtschaftswissenschaftler.* Teubner; Stuttgart

22. SCHMIDT, K.: *Mathematik – Grundlagen für Wirtschaftswissenschaftler.* Springer; München

23. SCHMIDT, K., TRENKLER, G.: *Moderne Matrix-Algebra – Mit Anwendungen in der Statistik.* Springer; Berlin, Heidelberg

24. SCHWARZE, J.: *Mathematik für Wirtschaftswissenschaftler – Elementare Grundlagen für Studienanfänger.* Verlag Neue Wirtschafts-Briefe; Herne

25. SCHWARZE, J.: *Mathematik für Wirtschaftswissenschaftler.* Band 1, 2 und 3. Verlag Neue Wirtschafts-Briefe; Herne

26. SCHWARZE, J.: *Aufgabensammlung zur Mathematik für Wirtschaftswissenschaftler.* Verlag Neue Wirtschafts-Briefe; Herne

27. SYDSÆTER, K., HAMMOND, P.: *Mathematik für Wirtschaftswissenschaftler.* Pearson Studium; München

28. SYDSÆTER, K., HAMMOND, P., SEIERSTAD, A., STRØM, A.: *Further Mathematics for Economic Analysis.* Pearson Education; Harlow, England

29. TIETZE, J.: *Einführung in die angewandte Wirtschaftsmathematik.* Vieweg; Braunschweig

30. TROCKEL, W.: *Ein mathematischer Countdown zur Wirtschaftswissenschaft.* Springer; Berlin

Formelsammlungen

1. BARTSCH, H.-J.: *Taschenbuch mathematischer Formeln.* Fachbuchverlag Leipzig-Köln
2. BRONSTEIN, I.N., SEMENDJAJEW, K.A.: *Taschenbuch der Mathematik.* Harri Deutsch; Frankfurt/M.
3. GOHOUT, W., REIMER, D.: *Formelsammlung Mathematik für Wirtschaft und Technik.* Harri Deutsch; Frankfurt/M.
4. LUDERER, B., NOLLAU, V., VETTERS, K.: *Mathematische Formeln für Wirtschaftswissenschaftler.* Teubner; Leipzig
5. PAPULA, L.: *Mathematische Formelsammlung für Ingenieure und Naturwissenschaftler.* Vieweg; München
6. SIEBER, H., HUBER, L.: *Sammlung mathematischer Formeln.* Klett; Stuttgart
7. STÖCKER, H. (Hrsg.): *Taschenbuch mathematischer Formeln und moderner Verfahren.* Harri Deutsch; Frankfurt/M.